漢方処方

保険で使える全種類まるごと解説

著 **長瀬眞彦** 吉祥寺中医クリニック院長
順天堂大学医学部医学教育研究室

田中耕一郎 東邦大学医療センター大森病院
東洋医学科准教授

編著 **入江祥史** 入江漢方内科クリニック吉祥寺院長

中外医学社

はじめに

　漢方処方「完全解説本」をつくりました.

　保険適用内で使える全148処方について網羅してあります.

　誰でもそうでしょうが,指定テキストや各種試験対策本以外であれば,本は「欲しい,買いたい」と思うものしか買いませんよね（まあ,義理で買う場合,買わされる場合もありますが…）.

　私もこれまでに20冊ほど本を書いてきましたが,自分が「欲しい,買ってでも読みたい」と思うものを書いてきたつもりです（できばえは棚に上げておくとして,ですが）.

　本書でも,もちろんそれを狙いました.

　さて,どんな漢方処方の本なら,欲しいと思うでしょうか.自分に書けるでしょうか.

　自分で知っていること・調べて知ったこと以外のものは書けません.

　ある日,

　「そうだ！みんなで書けばいいんだ！」

　と思いついてつくったのが,前作「漢方処方　定石と次の一手」でした.

　病態や疾患別に,全国各地で漢方診療の前線に立っている8名のドクターに執筆を依頼して,予想以上によいものができたと自負しています.

　また,そのときの著者の田中耕一郎先生とは,一緒に「漢方一問一答　99の素朴なギモンに答えます！」という別の本をつくることもできました.

　さて,東京・吉祥寺というところは,狭いエリアで漢方診療に当たっている医師が多いという,全国でも珍しいところではないかと思います.

　田中先生,長瀬眞彦先生ともよく顔を合わせて漢方の話などやっていますが,この3人で意気投合して本書の企画を立ち上げました.バリバリの中医・長瀬先生,バリバリの大学教官・田中先生,バリバリの（つもりの）開業医・入江が,それぞれの持ち味を最大限に発揮しながら,それでもまとまった本を作ってみました.

　本書は「である」調の文章で比較的堅めに仕上げましたが,実際は3人で飲み食いしながら談義した部分,というより談義を目的に飲み食いしながらできた部分も少なくありませんので,気楽にお読みいただければ幸いです.

　　2018年春

　　　　　　　　　　　　　　　　　　著者を代表して　入江　祥史

目　次

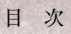

- 安中散（あんちゅうさん）……………………………〈田中耕一郎〉2
- 胃苓湯（いれいとう）…………………………………〈田中耕一郎〉4
- 茵蔯蒿湯（いんちんこうとう）………………………〈入江祥史〉6
- 茵蔯五苓散（いんちんごれいさん）…………………〈田中耕一郎〉8
- 温経湯（うんけいとう）………………………………〈入江祥史〉10
- 温清飲（うんせいいん）………………………………〈田中耕一郎〉12
- 越婢加朮湯（えっぴかじゅつとう）…………………〈長瀬眞彦〉14
- 黄耆建中湯（おうぎけんちゅうとう）………………〈入江祥史〉16
- 黄芩湯（おうごんとう）………………………………〈長瀬眞彦〉18
- 黄連解毒湯（おうれんげどくとう）…………………〈田中耕一郎〉20
- 黄連湯（おうれんとう）………………………………〈長瀬眞彦〉22
- 乙字湯（おつじとう）…………………………………〈入江祥史〉24
- 葛根加朮附湯（かっこんかじゅつぶとう）…………〈田中耕一郎，入江祥史〉26
- 葛根湯（かっこんとう）………………………………〈長瀬眞彦〉28
- 葛根湯加川芎辛夷（かっこんとうかせんきゅうしんい）………〈長瀬眞彦〉30
- 加味帰脾湯（かみきひとう）…………………………〈入江祥史〉32
- 加味逍遙散（かみしょうようさん）…………………〈長瀬眞彦〉34
- 甘草湯（かんぞうとう）………………………………〈田中耕一郎〉36
- 甘麦大棗湯（かんばくたいそうとう）………………〈田中耕一郎〉38
- 桔梗石膏（ききょうせっこう）………………………〈長瀬眞彦〉40
- 桔梗湯（ききょうとう）………………………………〈長瀬眞彦〉42
- 帰脾湯（きひとう）……………………………………〈入江祥史〉44
- 芎帰膠艾湯（きゅうききょうがいとう）……………〈入江祥史〉46
- 芎帰調血飲（きゅうきちょうけついん）……………〈入江祥史〉48
- 九味檳榔湯（くみびんろうとう）……………………〈長瀬眞彦〉50
- 荊芥連翹湯（けいがいれんぎょうとう）……………〈田中耕一郎〉52
- 桂枝加黄耆湯（けいしかおうぎとう）………………〈入江祥史〉54

v

- ●桂枝加葛根湯（けいしかかっこんとう）‥‥‥‥‥‥‥‥〈入江祥史〉56
- ●桂枝加厚朴杏仁湯（けいしかこうぼくきょうにんとう）‥‥‥〈入江祥史〉58
- ●桂枝加芍薬大黄湯（けいしかしゃくやくだいおうとう）‥‥‥〈入江祥史〉60
- ●桂枝加芍薬湯（けいしかしゃくやくとう）‥‥‥‥‥‥‥‥〈入江祥史〉62
- ●桂枝加朮附湯（けいしかじゅつぶとう）‥‥‥‥‥‥‥‥‥〈入江祥史〉64
- ●桂枝加竜骨牡蛎湯（けいしかりゅうこつぼれいとう）‥‥‥‥〈入江祥史〉66
- ●桂枝加苓朮附湯（けいしかりょうじゅつぶとう）‥‥‥‥‥‥〈入江祥史〉68
- ●桂枝湯（けいしとう）‥‥‥‥‥‥‥‥‥‥‥‥‥‥‥‥〈入江祥史〉70
- ●桂枝人参湯（けいしにんじんとう）‥‥‥‥‥‥‥‥‥‥〈田中耕一郎〉72
- ●桂枝茯苓丸（けいしぶくりょうがん）‥‥‥‥‥‥‥‥‥〈田中耕一郎〉74
- ●桂枝茯苓丸加薏苡仁（けいしぶくりょうがんかよくいにん）

  ‥‥‥‥‥‥‥‥‥‥‥‥‥‥‥‥‥‥‥‥‥‥〈田中耕一郎〉76
- ●桂芍知母湯（けいしゃくちもとう）‥‥‥‥‥‥‥‥‥‥〈田中耕一郎〉78
- ●啓脾湯（けいひとう）‥‥‥‥‥‥‥‥‥‥‥‥‥‥‥‥〈長瀬眞彦〉80
- ●桂麻各半湯（けいまかくはんとう）‥‥‥‥‥‥‥‥‥‥‥〈入江祥史〉82
- ●香蘇散（こうそさん）‥‥‥‥‥‥‥‥‥‥‥‥‥‥‥〈田中耕一郎〉84
- ●五虎湯（ごことう）‥‥‥‥‥‥‥‥‥‥‥‥‥‥‥‥‥〈長瀬眞彦〉86
- ●五積散（ごしゃくさん）‥‥‥‥‥‥‥‥‥‥‥‥‥‥‥〈入江祥史〉88
- ●牛車腎気丸（ごしゃじんきがん）‥‥‥‥‥‥‥‥‥‥‥〈田中耕一郎〉90
- ●呉茱萸湯（ごしゅゆとう）‥‥‥‥‥‥‥‥‥‥‥‥‥‥〈長瀬眞彦〉92
- ●五淋散（ごりんさん）‥‥‥‥‥‥‥‥‥‥‥‥‥‥‥〈田中耕一郎〉94
- ●五苓散（ごれいさん）‥‥‥‥‥‥‥‥‥‥‥‥‥‥‥〈田中耕一郎〉96
- ●柴陥湯（さいかんとう）‥‥‥‥‥‥‥‥‥‥‥‥‥‥‥〈長瀬眞彦〉98
- ●柴胡加竜骨牡蛎湯（さいこかりゅうこつぼれいとう）‥‥‥‥〈長瀬眞彦〉100
- ●柴胡桂枝乾姜湯（さいこけいしかんきょうとう）‥‥‥‥‥‥〈長瀬眞彦〉102
- ●柴胡桂枝湯（さいこけいしとう）‥‥‥‥‥‥‥‥‥‥‥‥〈長瀬眞彦〉104
- ●柴胡清肝湯（さいこせいかんとう）‥‥‥‥‥‥‥‥‥‥‥〈長瀬眞彦〉106
- ●柴朴湯（さいぼくとう）‥‥‥‥‥‥‥‥‥‥‥‥‥‥‥〈長瀬眞彦〉108
- ●柴苓湯（さいれいとう）‥‥‥‥‥‥‥‥‥‥‥‥‥‥‥〈長瀬眞彦〉110

- ●三黄瀉心湯（さんおうしゃしんとう）‥‥‥‥‥‥‥‥‥〈入江祥史〉112
- ●酸棗仁湯（さんそうにんとう）‥‥‥‥‥‥‥‥‥‥‥〈入江祥史〉114
- ●三物黄芩湯（さんもつおうごんとう）‥‥‥‥‥‥‥〈田中耕一郎〉116
- ●滋陰降火湯（じいんこうかとう）‥‥‥‥‥‥‥‥‥〈入江祥史〉118
- ●滋陰至宝湯（じいんしほうとう）‥‥‥‥‥‥‥‥‥〈入江祥史〉120
- ●紫雲膏（しうんこう）‥‥‥‥‥‥‥‥‥‥‥‥‥‥〈長瀬眞彦〉122
- ●四逆散（しぎゃくさん）‥‥‥‥‥‥‥‥‥‥‥‥‥〈長瀬眞彦〉124
- ●四君子湯（しくんしとう）‥‥‥‥‥‥‥‥‥‥‥〈田中耕一郎〉126
- ●梔子柏皮湯（ししはくひとう）‥‥‥‥‥‥‥‥‥〈田中耕一郎〉128
- ●七物降下湯（しちもつこうかとう）‥‥‥‥‥‥‥‥〈入江祥史〉130
- ●四物湯（しもつとう）‥‥‥‥‥‥‥‥‥‥‥‥‥〈田中耕一郎〉132
- ●炙甘草湯（しゃかんぞうとう）‥‥‥‥‥‥‥‥‥‥〈入江祥史〉134
- ●芍薬甘草湯（しゃくやくかんぞうとう）‥‥‥‥‥‥〈入江祥史〉136
- ●芍薬甘草附子湯（しゃくやくかんぞうぶしとう）‥‥‥〈入江祥史〉138
- ●十全大補湯（じゅうぜんたいほとう）‥‥‥‥‥‥‥〈田中耕一郎〉140
- ●十味敗毒湯（じゅうみはいどくとう）‥‥‥‥‥‥‥〈田中耕一郎〉142
- ●潤腸湯（じゅんちょうとう）‥‥‥‥‥‥‥‥‥‥‥〈入江祥史〉144
- ●小建中湯（しょうけんちゅうとう）‥‥‥‥‥‥‥‥〈入江祥史〉146
- ●小柴胡湯（しょうさいことう）‥‥‥‥‥‥‥‥‥‥〈長瀬眞彦〉148
- ●小柴胡湯加桔梗石膏（しょうさいことうかききょうせっこう）
  ‥‥‥‥‥‥‥‥‥‥‥‥‥‥‥‥‥‥‥‥‥‥‥‥〈長瀬眞彦〉150
- ●小青竜湯（しょうせいりゅうとう）‥‥‥‥‥‥‥‥〈長瀬眞彦〉152
- ●小半夏加茯苓湯（しょうはんげかぶくりょうとう）‥‥‥〈田中耕一郎〉156
- ●消風散（しょうふうさん）‥‥‥‥‥‥‥‥‥‥‥‥〈長瀬眞彦〉158
- ●升麻葛根湯（しょうまかっこんとう）‥‥‥‥‥‥‥‥〈入江祥史〉162
- ●四苓湯（しれいとう）‥‥‥‥‥‥‥‥‥‥‥‥‥〈田中耕一郎〉164
- ●辛夷清肺湯（しんいせいはいとう）‥‥‥‥‥‥‥‥〈長瀬眞彦〉166
- ●参蘇飲（じんそいん）‥‥‥‥‥‥‥‥‥‥‥‥‥‥〈長瀬眞彦〉168
- ●神秘湯（しんぴとう）‥‥‥‥‥‥‥‥‥‥‥‥‥‥〈長瀬眞彦〉170

- ●真武湯（しんぶとう）・・・・・・・・・・・・・・・・・・・・・・・・・・・・・〈田中耕一郎〉172
- ●清上防風湯（せいじょうぼうふうとう）・・・・・・・・・・・・〈長瀬眞彦〉174
- ●清暑益気湯（せいしょえっきとう）・・・・・・・・・・・・・・・〈田中耕一郎〉176
- ●清心蓮子飲（せいしんれんしいん）・・・・・・・・・・・・・・・・〈長瀬眞彦〉178
- ●清肺湯（せいはいとう）・・・・・・・・・・・・・・・・・・・・・・・・・・・・〈入江祥史〉180
- ●川芎茶調散（せんきゅうちゃちょうさん）・・・・・・・・・〈長瀬眞彦〉182
- ●疎経活血湯（そけいかっけつとう）・・・・・・・・・・・・・・・・〈長瀬眞彦〉184
- ●大黄甘草湯（だいおうかんぞうとう）・・・・・・・・・・・・・・〈入江祥史〉186
- ●大黄牡丹皮湯（だいおうぼたんぴとう）・・・・・・・・・・・・〈入江祥史〉188
- ●大建中湯（だいけんちゅうとう）・・・・・・・・・・・・・・・・・〈田中耕一郎〉190
- ●大柴胡湯（だいさいことう）・・・・・・・・・・・・・・・・・・・・・・・〈長瀬眞彦〉192
- ●大柴胡湯去大黄（だいさいことうきょだいおう）・・・・・・〈長瀬眞彦〉194
- ●大承気湯（だいじょうきとう）・・・・・・・・・・・・・・・・・・・・〈入江祥史〉196
- ●大防風湯（だいぼうふうとう）・・・・・・・・・・・・・・・・・・・〈田中耕一郎〉198
- ●竹茹温胆湯（ちくじょうんたんとう）・・・・・・・・・・・・・・〈入江祥史〉200
- ●治打撲一方（ぢだぼくいっぽう）・・・・・・・・・・・・・・・・・・〈長瀬眞彦〉202
- ●治頭瘡一方（ぢづそういっぽう）・・・・・・・・・・・・・・・・・・〈長瀬眞彦〉204
- ●調胃承気湯（ちょういじょうきとう）・・・・・・・・・・・・・・〈入江祥史〉206
- ●釣藤散（ちょうとうさん）・・・・・・・・・・・・・・・・・・・・・・・・〈入江祥史〉208
- ●腸癰湯（ちょうようとう）・・・・・・・・・・・・・・・・・・・・・・・・〈長瀬眞彦〉210
- ●猪苓湯（ちょれいとう）・・・・・・・・・・・・・・・・・・・・・・・・・〈田中耕一郎〉212
- ●猪苓湯合四物湯（ちょれいとうごうしもつとう）・・・・・・〈田中耕一郎〉214
- ●通導散（つうどうさん）・・・・・・・・・・・・・・・・・・・・・・・・・・〈入江祥史〉216
- ●桃核承気湯（とうかくじょうきとう）・・・・・・・・・・・・・〈田中耕一郎〉218
- ●当帰飲子（とうきいんし）・・・・・・・・・・・・・・・・・・・・・・・・〈入江祥史〉220
- ●当帰建中湯（とうきけんちゅうとう）・・・・・・・・・・・・・・〈入江祥史〉222
- ●当帰四逆加呉茱萸生姜湯（とうきしぎゃくかごしゅゆしょうきょうとう）
  ・・・〈入江祥史〉224
- ●当帰芍薬散（とうきしゃくやくさん）・・・・・・・・・・・・・〈田中耕一郎〉226

- 当帰芍薬散加附子（とうきしゃくやくさんかぶし）………〈田中耕一郎〉228
- 当帰湯（とうきとう）……………………………………〈入江祥史〉230
- 二朮湯（にじゅつとう）…………………………………〈長瀬眞彦〉232
- 二陳湯（にちんとう）……………………………………〈田中耕一郎〉234
- 女神散（にょしんさん）…………………………………〈入江祥史〉236
- 人参湯（にんじんとう）…………………………………〈田中耕一郎〉238
- 人参養栄湯（にんじんようえいとう）…………………〈田中耕一郎〉240
- 排膿散及湯（はいのうさんきゅうとう）………………〈入江祥史〉242
- 麦門冬湯（ばくもんどうとう）…………………………〈田中耕一郎〉244
- 八味地黄丸（はちみじおうがん）………………………〈田中耕一郎〉246
- 半夏厚朴湯（はんげこうぼくとう）……………………〈田中耕一郎〉248
- 半夏瀉心湯（はんげしゃしんとう）……………………〈長瀬眞彦〉250
- 半夏白朮天麻湯（はんげびゃくじゅつてんまとう）………〈田中耕一郎〉252
- 白虎加人参湯（びゃっこかにんじんとう）……………〈入江祥史〉254
- 茯苓飲（ぶくりょういん）………………………………〈田中耕一郎〉256
- 茯苓飲合半夏厚朴湯（ぶくりょういんごうはんげこうぼくとう）
  ………………………………………………………………〈田中耕一郎〉258
- 附子理中湯（ぶしりちゅうとう）………………………〈田中耕一郎〉260
- 平胃散（へいいさん）……………………………………〈田中耕一郎〉262
- 防已黄耆湯（ぼういおうぎとう）………………………〈田中耕一郎〉264
- 防風通聖散（ぼうふうつうしょうさん）………………〈長瀬眞彦〉268
- 補中益気湯（ほちゅうえっきとう）……………………〈田中耕一郎〉270
- 麻黄湯（まおうとう）……………………………………〈長瀬眞彦〉272
- 麻黄附子細辛湯（まおうぶしさいしんとう）…………〈長瀬眞彦〉274
- 麻杏甘石湯（まきょうかんせきとう）…………………〈長瀬眞彦〉276
- 麻杏薏甘湯（まきょうよくかんとう）…………………〈入江祥史〉278
- 麻子仁丸（ましにんがん）………………………………〈入江祥史〉280
- 木防已湯（もくぼういとう）……………………………〈入江祥史〉282
- 薏苡仁湯（よくいにんとう）……………………………〈長瀬眞彦〉284

- ●抑肝散（よくかんさん）・・・・・・・・・・・・・・・・・・・・・・・・・・・・・・・・〈長瀬眞彦〉286
- ●抑肝散加陳皮半夏（よくかんさんかちんぴはんげ）・・・・・・・・・〈長瀬眞彦〉288
- ●六君子湯（りっくんしとう）・・・・・・・・・・・・・・・・・・・・・・・・・・・・〈田中耕一郎〉290
- ●立効散（りっこうさん）・・・・・・・・・・・・・・・・・・・・・・・・・・・・・・・・〈入江祥史〉292
- ●竜胆瀉肝湯（りゅうたんしゃかんとう）・・・・・・・・・・・・・・・・・・・〈入江祥史〉294
- ●苓甘姜味辛夏仁湯（りょうかんきょうみしんげにんとう）・・・・〈長瀬眞彦〉296
- ●苓姜朮甘湯（りょうきょうじゅつかんとう）・・・・・・・・・・・・・・・〈田中耕一郎〉298
- ●苓桂朮甘湯（りょうけいじゅつかんとう）・・・・・・・・・・・・・・・・・〈入江祥史〉300
- ●六味丸（ろくみがん）・・・・・・・・・・・・・・・・・・・・・・・・・・・・・・・・・・〈田中耕一郎〉302

全体への参考文献・・304

生薬・処方一覧・・305

事項索引・・313

Column・・〈入江祥史〉
- ①漢方処方の出典について（1）・・・・・・・・・・・・・・・・・・・・・・・・・・・17
- ②漢方処方の出典について（2）　本朝経験方とは・・・・・・・・・・・・・59
- ③エキスにない名方・・・・・・・・・・・・・・・・・・・・・・・・・・・・・・・・・・・・・・61
- ④御屠蘇と七味唐辛子と漢方薬・・・・・・・・・・・・・・・・・・・・・・・・・・・・83
- ⑤カレーと漢方薬・・・・・・・・・・・・・・・・・・・・・・・・・・・・・・・・・・・・・139
- ⑥最強の漢方薬はどれだ？（1）便秘編・・・・・・・・・・・・・・・・・・145
- ⑦漢方薬の利点─小青竜湯と現代薬─・・・・・・・・・・・・・・・・・・・・155
- ⑧最強の漢方薬はどれだ？（2）冷え症編・・・・・・・・・・・・・・・・161
- ⑨感染症治療と漢方薬・・・・・・・・・・・・・・・・・・・・・・・・・・・・・・・・・163
- ⑩漢方は，どこからきて，どこへいくのか？・・・・・・・・・・・・・・・207
- ⑪疲れに効く漢方薬・・・・・・・・・・・・・・・・・・・・・・・・・・・・・・・・・・・267
- ⑫歯科と漢方・・293

漢方処方
保険で使える
全種類
まるごと解説

安中散
あんちゅうさん

ツムラ（5），コタロー（5），クラシエ（5）

◎ 主な効果・効能

やせ型で腹部筋肉が弛緩する傾向にあり，胃痛または腹痛があって，ときに胸やけ，げっぷ，食欲不振，はきけなどを伴う次の諸症: 神経性胃炎，慢性胃炎，胃アトニー．

◎ 生薬構成（g）

桂皮 4.0，縮砂 1.0，延胡索 3.0，甘草 1.0，牡蛎 3.0，良姜 0.5，茴香 1.5．

◎ 一般的な使い方・使用目標

市販の漢方胃腸薬に配合されているように，胃痛の薬である．
「やせ型で腹部筋肉が弛緩する傾向」とは，脾虚の傾向を示している．生薬の配合からは補気剤とはいい難いが，脾虚のある・なしに関わらず使用可能である．全体的には温性の理気の生薬が多いため，寒証に適する．そのため，「冷えて痛い」ことが目標となる．

・私はこういうときに，こう使っている・

宋の時代の『和剤局方』の出典であるため，一定のマニュアル化がされ，経験に基づく生薬の組み合わせが複数採用されている．そのため適用範囲は広い．安中散の生薬の内容は独特で，配合の読み取りが必要である．東洋医学における"カレーパウダー"と言ってもよいくらい，桂皮（シナモン），茴香（フェンネル），ショウガ科の縮砂，良姜といったスパイスやハーブが用いられ，辛味の刺激性と芳香成分によって腸管を温め（温裏），運動を促進（理気）する．

他にユニークな生薬配合として，延胡索がある．気滞と瘀血による鎮痛作用を有している．温めるだけではない安中散の特徴を生み出している生薬である．

　「気滞と瘀血」の病態が絡んでいるといえば，消化管に限らない．

　例えば，月経痛はよい目標である．**芍薬甘草湯**と安中散の組み合わせは，気滞と瘀血の病態が密接に関係する月経痛にも有効である．

　不眠に対しても用いることがある．『黄帝内経』素問＜逆調論篇＞に「胃不和則臥不安」という記載がある．胃腸が安定しないと落ち着いて眠りに入ることができないというものであり，睡眠障害の病理としてはあまり科学的に検討されていない領域である．安中散は名前の通り，中焦を安定させる方剤なので安眠効果を期待できる．

　さらに牡蛎は安中散には制酸作用を期待して配合されている．しかし，牡蛎には一層重要な働きがある．それは，平肝潜陽・安神という作用である．精神活動を主る心神（精神活動の中枢とされる概念）が興奮していたり，肝（感情の処理を担当する系統）が高ぶっていたりすると，眠りに入ることができない．牡蛎は"硬さ"と"重さ"を有し，"気"が強く収斂した存在形態をしている．この重さは"重鎮安神作用"気の上昇を鎮め，心神を収斂させ安定させる．

　スパイス，ハーブ群の生薬の中にあって，牡蛎は隠し味と言えるかもしれない．不眠に用いる場合は比較的軽症の方ではあるが好まれる方も多い方剤である．

〈田中耕一郎〉

安中散

胃苓湯
いれいとう

ツムラ (115)

◎ 主な効果・効能

水瀉性の下痢・嘔吐があり，口渇，尿量減少を伴う次の諸症：食あたり，暑気あたり，冷え腹，急性胃腸炎，腹痛．

◎ 生薬構成（g）

厚朴 2.5，蒼朮 2.5，沢瀉 2.5，猪苓 2.5，陳皮 2.5，白朮 2.5，茯苓 2.5，桂皮 2.0，生姜 1.5，大棗 1.5，甘草 1.0．

◎ 一般的な使い方・使用目標

平胃散と**五苓散**の合方である．冷飲食により胃もたれ，下痢などを生じたものに用いる．両方剤の症状を目標に用いる．

・私はこういうときに，こう使っている・

五苓散加味とは言え，五苓散とは随分印象が異なる作用があり，平胃散の加減法と捉えて用いている．一つは五苓散の構成成分にあたる生薬量が少ないこと，二つは平胃散（甘草など）が加わることで，五苓散の本来の方意が変化して胃薬となってしまうことに起因すると考えられる．平胃散に口渇，嘔吐，下痢，尿量減少といった五苓散証が加わった胃薬である．五苓散は水分代謝異常を是正する方剤である．吸収（⇔嘔吐），排泄（⇔尿量減少）という入口，出口を管理し，体内では細胞内外の体液バランスを管理して，浮腫など水分の偏在を是正して，有効な循環血漿量と細胞内液量を確保する．消化管に適応が限定してしまったが，体液バランスの是正という五苓散証は維持しているのである．

「水分は摂取するものの，口渇が取れずに胃が不快で尿量が少ない」というようにも，まとめられる．

日頃，平胃散証のものが，夏季に冷飲食が重なり，食欲不振，胃もたれなど胃不調を呈した場合に胃苓湯に変更する．

また，五苓散証の頭痛のものが，梅雨に入り効果が減弱した場合に，五苓散の生薬量を増やすために五苓散合胃苓湯とする．臨床上は，一定の効果はあるものの，症状に対する切れ味を観察すると，平胃散の構成生薬が五苓散の効果を減弱しているように感じている．

原典には芍薬を含むもの（保険エキス製剤はこちら），芍薬を含むものがある．芍薬の目的の一つは腹痛に対応したものであり，芍薬甘草湯を1日治療量の1/3混ぜるのもよい．

もう一つの芍薬の目的は利水作用である．**真武湯**に芍薬が配合されているのと同様の解釈である．芍薬の利水作用とは，この場合，利小便，止瀉である．芍薬は水の分別機能があると考えられてきた．腸管から流出してしまう水（下痢）を，腸管から三焦（東洋医学用語を用いれば）を通じて，尿路に回して，生理的に排出するというものである．血管，リンパ管など解剖学的にはどのような流れになるかは説明しがたいが，芍薬はその動態を変化させているというのである．そもそも芍薬は血管を含む骨格筋，平滑筋を問わない弛緩作用をもつ．その作用は全体でなく局所に作用する．下痢の際の腸管膜の血管は，腸管運動の失調とともに攣縮しているのであろうか？　芍薬は腸管膜などの血管を弛緩させ，利小便，止瀉するという．実際にそうだとすれば，非常に生理的な治療法であり，興味深い観点である．

〈田中耕一郎〉

茵蔯蒿湯
いんちんこうとう

ツムラ（135），コタロー（135），クラシエ（402）

◎ 主な効果・効能

尿量減少，やゝ便秘がちで比較的体力のあるものの次の諸症：黄疸，肝硬変症，ネフローゼ，じんましん，口内炎．

◎ 生薬構成（g）

茵蔯蒿 4.0，大黄 1.0，山梔子 3.0．

◎ 一般的な使い方・使用目標

茵蔯蒿湯は『傷寒論』に載っているが，「陽明病，発熱，汗出者，此為熱越，不能発黄也．但頭汗出，身無汗，剤頸而還，小便不利，渇引水漿者，此為瘀熱在裏，身必発黄，茵蔯蒿湯主之」，「傷寒七八日，身黄如橘子色，小便不利，腹微満者，茵蔯蒿湯主之」とある．黄疸が出た場合に投与するのだが，これらは今でいう急性肝炎であろう．現在では，肝硬変（すなわち慢性疾患）にも用いられるが，茵蔯蒿湯には清熱利湿・利胆退黄作用，すなわち肝機能改善作用，肝庇護作用などがあるようだ．茵蔯蒿がその主役を担うが，山梔子は主に尿から，大黄が主に便から，熱を排出する．現代医学的にも理にかなっていて，わかりやすい作用である．

・私はこういうときに，こう使っている・

　黄疸をきたす疾患，実際にはほぼ肝硬変に限定されるが，これに用いることはしばしばある．他の黄疸をきたす疾患に対しては，現代医学的にやるべきことがあるからだが，そういうものと併用する場合，あるいはそういうものが使えない状況では，茵蔯蒿湯は使いやすい処方であろう[1,2]．肝硬変では，減黄効果があり，しかも便秘を避けることができる茵蔯蒿湯は，これ1剤で肝性脳症の予防にもなりうる．

　そのほか，蕁麻疹，口内炎で便秘を伴う場合には，効果がかなり期待できる．便秘を伴わない場合であっても，大黄の量が1.0 gなのでさほど気にしなくてもよいかもしれないが，下痢を避ける意味では**茵蔯五苓散**にするとよい．

　なお，山梔子＋大黄の組み合わせは，湿熱を尿と便からそれぞれ排泄させる良い組み合わせだが，山梔子には最近，副作用としては稀であるが，腸間膜静脈硬化症の発生報告があがっている．これを避けたい場合には**茵蔯五苓散＋大黄末**にするとよい．五苓散成分は大黄とは便に対して真逆の作用を持つが，仕方がないかもしれない．もちろん，便秘がない場合は大黄が不要なので，茵蔯五苓散でもよい．

文献

1) Watanabe S, Yokohama Y, Oda K, et al. Choleretic effect of inchinkoto, a herbal medicine, on livers of patients with biliary obstruction due to bile duct carcinoma. Hepatol Res. 2009; 39: 247-55.
2) Mizutani T, Yokohama Y, Kokuryo T, et al. Does inchinkoto, a herbal medicine, have hepatoprotective effects in major hepatectomy? A prospective randomized study. HPB (Oxford). 2015; 17: 461-9.

〈入江祥史〉

茵蔯五苓散
いんちん ご れいさん

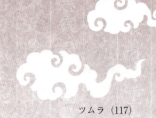

ツムラ (117)

◎ 主な効果・効能

口渇し，尿が少ないものの次の諸症状: 嘔吐，蕁麻疹，二日酔いのむかつき，浮腫．

◎ 生薬構成（g）

沢瀉 6.0，蒼朮 4.5，猪苓 4.5，茯苓 4.5，茵蔯蒿 4.5，桂皮 2.5．

◎ 一般的な使い方・使用目標

熱証で五苓散証，または日頃の五苓散証が化熱した場合に用いる．利胆作用があるとされ，肝胆の疾患に対しては，標準治療に支持療法として用いるとよい．

・私はこういうときに，こう使っている・

五苓散証と共通するが寒熱が逆であり，清熱作用があるため温病に使える．また，五苓散よりも五苓散分の生薬量が 1.5 倍と多く，利水力が強い．口渇，小便不利は五苓散証と同様，感度の高い所見であるが，日常臨床ではここまで症状の強いものは少ない．

鬱熱，瘀熱，結熱という発散せずに停滞した熱邪を取り去る方剤である．

類似処方の表裏，強弱として，**梔子柏皮湯**（肌表）＜**茵蔯五苓散**＜**茵蔯蒿湯**の順に瘀熱を清する力が強く，深く作用する．茵蔯五苓散と茵蔯蒿湯の他の違いは，湿邪と熱邪の比重の違いである．茵蔯五苓散では湿＞熱，茵蔯蒿湯では湿＜熱である．

茵蔯蒿の特徴として，帰経が肝胆脾胃と守備範囲が広域であることである．
　夏の終わりに，身体が熱感を持ち，熱が逃げて行かない状態に用いることができる．
　皮膚疾患で湿疹，蕁麻疹，アトピー性皮膚炎にもよく用いる．反応しない場合は，梔子柏皮湯と併用して，熱邪の浅深をみるとよい．
　もともと黄疸の方剤が，現代では，主目的としてあまり使われなくなった．黄疸を"鬱滞した熱邪＋湿邪"と読み替えて治療されているが，病理がなかなか見えにくい．「胆汁が皮膚に溢れ出る」というのは，現代医学の眼から見れば，閉塞性黄疸や肝機能障害，肝硬変，溶血性貧血など限定的である．検査上，診断はつかないがビリルビンがやや高値のものに用いてみるのもよいかもしれない．

〈田中耕一郎〉

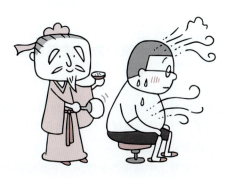

茵蔯五苓散

温経湯
うんけいとう

ツムラ（106），コタロー（106）

◎ 主な効果・効能

手足がほてり，唇がかわくものの次の諸症：月経不順，月経困難，こしけ，更年期障害，不眠，神経症，湿疹，足腰の冷え，しもやけ．

◎ 生薬構成（g）

麦門冬 4.0，阿膠 2.0，人参 2.0，半夏 4.0，牡丹皮 2.0，川芎 2.0，当帰 3.0，芍薬 2.0，桂皮 2.0，呉茱萸 1.0，生姜 1.0，甘草 2.0．

◎ 一般的な使い方・使用目標

温経湯は『金匱要略』に載っている．「問曰，婦人年五十所，病下利，数十日不止，暮即発熱，少腹裏急，腹満，手掌煩熱，唇口乾燥，何也．師曰，此病属帯下．何以故．曾経半産，瘀血在少腹不去．何以知之．其症唇口乾燥，故知之．当以温経湯主之」

つまり，中高年の女性が，下寒症状として慢性下痢，上熱症状として手や口の乾燥を呈している．その原因は，ここに書いてあるように流産による瘀血かどうか，本当のところはわからないが，とにかくこのような症状があれば用いてよいだろう．若い頃と比べて陰虚が目立ってきているので，末端が乾燥して皮膚症状を呈するようになっているものによい．

・私はこういうときに，こう使っている・

最近は不妊症に first choice で用いることが多い．不妊症とはいっても，器質的異常のないもの，もしくは男性不妊でないもの，である．ほとんどのケースで冷え（基礎体温が低い）がみられるので，温経湯の温める作用がよいようである．足りなければ**ブシ末**で補う．

あるいは，卵子の成熟が悪い場合，すなわち漢方で腎虚が疑われる場合というのがある．最近，晩婚化に伴って，高齢での妊娠希望者が増えている．顕微授精を行うものも少なくないので，卵胞の発育状況，子宮内膜の状態などに加え，以前はわからなかった卵子の状態（グレード）などがデータとしてあがってくるようになったため，これらを参考に漢方的にも積極的に補腎ができるようになった．そういう意味で，**八味丸（八味地黄丸）**を温経湯に併用する場合も増えている．

Ushiroyama らによれば，温経湯は黄体機能不全，排卵障害を改善するという[1,2]．

また，更年期症候群に対してもその効果が知られている．Ushiroyama らは，更年期女性の下肢の冷えにもよいという報告をしている[3]．この場合は上半身はのぼせや発汗など陰虚火旺の症状をきたしているので，それも同時に治療できることが多い．麦門冬・阿膠・牡丹皮などがその任に当たっている．

いずれの場合も，胃腸が弱い人の場合は，**五積散**へ変えることが多い．

文献
1) Ushiroyama T, Ikeda A, Higashio S, et al. Unkei-to for correcting luteal phase defects. J Reprod Med. 2003; 48: 729-34.
2) Ushiroyama T, Ikeda A, Sakai M, et al. Effects of unkei-to, an herbal medicine, on endocrine function and ovulation in women with high basal level of luteinizing hormone secretion. J Reprod Med. 2001; 46: 451-6.
3) Ushiroyama T, Sakuma K, Nosaka S, et al. Comparison of effects of vitamin E and wen-jing-tang (unkei-to), an herbal medicine, on peripheral blood flow in post-menopausal women with chilly sensation in the lower extremities: a randomized prospective study. Am J Chin Med. 2006; 34: 969-79.

〈入江祥史〉

温清飲
うんせいいん

ツムラ (57), コタロー (57), クラシエ (57)

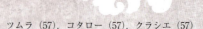

◎ 主な効果・効能

皮膚色つやが悪く，のぼせるものに用いる．月経不順，月経困難，血の道症，更年期障害，神経症．

◎ 生薬構成 (g)

地黄 3.0, 芍薬 3.0, 川芎 3.0, 当帰 3.0, 黄芩 1.5, 黄柏 1.5, 黄連 1.5, 山梔子 1.5.

温清飲

◎ 一般的な使い方・使用目標

黄連解毒湯と四物湯の合方である．黄連解毒湯は湿熱を除去，四物湯は血虚をするために，熱証患者の慢性的な炎症の治療に用いられている．月経の諸問題では，ほてり，のぼせ，肥満，過食傾向で熱を有しやすいものに使用される．

・私はこういうときに，こう使っている・

薬量から見れば，**四物湯**の方が**黄連解毒湯**よりも，重点が置かれている．そのため，温清飲の清熱の部分はあまり強くない．炎症の火種となる熱を緩徐に清し，補血することで組織の回復力を高めようとする構成になっている．

炎症という言葉は，通常，身体の組織に対して用いられる言葉である．しかし，東洋医学では，精神活動の"炎症"（"熱"と表現する活動亢進・興奮にあたる所見）も同様のロジックで考えている．血は精神活動においても物質的なバックアップ機能を果たしているとされる．温清飲には，緩徐な鎮静作用がある．臨床上，精神状態と身体の炎症はお互いに関係し合っているため，温清飲

は双方に働きかけることができる．特に慢性の皮膚疾患，熱証患者のアトピー性皮膚炎にベースとして処方している．

温清飲は，特定の臓腑系統に偏らず，全身に働くようになっているために，あまり詳しく弁証しすぎると，反って出てこない処方である．

更年期のホットフラッシュには，**加味逍遙散**，**温経湯**が用いられることが多いが，清熱作用は弱い．また，腎陰虚が関わっていることが多く，六味丸も合わせられる．しかし，温清飲は全体的に上記処方よりも清熱作用が強く，四物湯成分には地黄，当帰も入っており，緩徐に補血や補腎作用を有するため良い選択である．

温清飲は，一貫堂医学の解毒証体質の基本処方である．これに**小柴胡湯**を加減したものが，幼少期の**柴胡清肝湯**，青年期の**荊芥連翹湯**，壮年期の**竜胆瀉肝湯**（註：この処方は一貫堂では小柴胡湯加減ではなく，清熱祛湿が主体となっている．臨床上は小柴胡湯を加えた方がよい場合がある）である．

解毒証体質では，加齢，腎虚に伴い，感染部位は上焦から下焦へと移行していくという考え方がある．乳幼児期には，中耳炎，扁桃炎が多いのに対して，壮年期に移行するにしたがって，泌尿器・生殖器という下腹部に慢性炎症の座が移るというものである．腎虚が影響していると考えられ，黄連解毒湯に四物湯が配合されている理由とされている．

そのため，虚熱が遷延しているものの，腎虚もある場合を目標とするのもよい．

〈田中耕一郎〉

温清飲

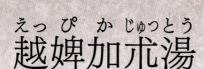
越婢加朮湯
えっぴかじゅっとう

ツムラ（28），コタロー（28）

◎ 主な効果・効能

浮腫と汗が出て小便不利のあるものの次の諸症：腎炎，ネフローゼ，脚気，関節リウマチ，夜尿症，湿疹．

◎ 生薬構成（g）

麻黄 6.0，石膏 8.0，蒼朮 4.0，大棗 3.0，生姜 1.0，甘草 2.0．

◎ 一般的な使い方・使用目標

裏水の者は，一身面目黄腫し，其脈沈，小便不利す，故に水を病ましむ，仮令小便自利すれば，此に津液を亡う，故に渇せしむるなり，越婢加朮湯之を主る．

・私はこういうときに，こう使っている・

越婢加朮湯はその構成生薬からみても，体内の比較的浅い部分（皮膚と皮下組織の間くらい）に溜まって炎症を起こしている水を，麻黄で汗として出させながら，石膏で炎症を取るという狙いがあることは明らかである．蕁麻疹やアトピー性皮膚炎で，この方剤の正証である人には有効である．特に眼瞼の浮腫を伴う者によく効く印象がある．また，この応用で，花粉症がある人で，アレルギー性結膜炎の症状が強く，流涙が多く，眼瞼の腫脹が強い場合によく効く印象がある．

よく知られているかもしれないが，**大青竜湯**を使いたいような表寒内熱がある症例に対しては，**麻黄湯**に越婢加朮湯を加えると大青竜湯に近似の方意となる[1]．しかしながら，私の経験では，特に，花粉症やアレルギー性鼻炎ではそのような例は少なく，**小青竜湯**に越婢加朮湯を加えていることが多い．また，**葛根湯加川芎辛夷**に越婢加朮湯を加えることもある．

　時に，アトピー性皮膚炎に，蕁麻疹も伴っている者がおり，その場合には，証に合わせて，**温清飲**，**柴胡清肝湯**，（一貫堂の）**竜胆瀉肝湯**，もしくは**消風散**に，越婢加朮湯を加えている．

　石膏が8gとやや多目なので（ちなみにエキス剤で最も石膏を多く含むのは**白虎加人参湯**の15gである）胃腸が虚弱な人には投与量を減量するか，食後内服にするなどの工夫が必要である場合がある．

　関節リウマチなどの関節腫脹には，これ単剤では効果は期待できないように感じている．大棗，生姜，甘草が入っているので，おそらく急性感染症に伴うバリエーションの一つとしての浮腫，関節腫脹などの症状を呈する，急性腎炎症候群やリウマチ熱のような疾患を狙って作られた方剤であろうと思われる．古人の臨床的な観察眼や知恵にはいつも感心させられる．

文献
　1）加島雅之．合方の実際―私の使用経験〈2〉．中医臨床．2013; 34: 22-6.

〈長瀬眞彦〉

黄耆建中湯
おう ぎ けんちゅうとう

ツムラ（98）

◎ 主な効果・効能

身体虚弱で疲労しやすいものの次の諸症：虚弱体質，病後の衰弱，ねあせ．

◎ 生薬構成（g）

黄耆 4.0，芍薬 6.0，桂皮 4.0，大棗 4.0，甘草 2.0，生姜 1.0，膠飴 10.0．

◎ 一般的な使い方・使用目標

出典の『金匱要略』では，「虚労裏急，諸不足，黄耆建中湯主之」と非常に簡潔な記載がある．そもそも，黄耆建中湯とは，小建中湯＋黄耆であって，小建中湯がすっぽりと含有されている．だから小建中湯の作用は全部持っている（→**小建中湯**の項: p.146 を参照）．それに黄耆の持つ作用（固表止汗，補気昇陽，托毒排膿，利水消腫）がさらに加わったものが黄耆建中湯ということになる．

・私はこういうときに，こう使っている・

具体的には，小建中湯証よりもさらに虚した人に使う．くどいようだが，本処方は小建中湯の作用は全部備えているので，大変虚弱な人を体質ごと改善するときに用いる．補気・固表ということで，慢性皮膚疾患（だいたいはアトピー性皮膚炎）によく用いている．カサカサで血虚著しいもので，**四物湯**などで補血すると胃を壊すような場合によい．作用不足のときは**コウジン末**を足している．

〈入江祥史〉

COLUMN ❶

漢方処方の出典について（1）

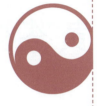

　それぞれの漢方処方は，なにがしかの文献に記載されている．
　葛根湯，五苓散，麻黄湯などは『傷寒論』が，桂枝茯苓丸，半夏厚朴湯などは『金匱要略』が出典とされている．
　これらの2大医書は，ともに張仲景（2〜3世紀？）の作とされ，両方に登場する漢方処方も少なくない．現在使われている保険収載漢方エキス製剤の4割程度が，これらを出典としている．
　このほか『和剤局方』，『万病回春』を出典とするものが多い．
　『和剤局方』は正式名を『太平恵民和剤局方』といい，中国・北宋時代に，政府が企画してできた．標準処方マニュアルのような構成で，傷寒論のようなストーリー性がまったくなくて，読んでいてワクワクドキドキしないが，十全大補湯，四君子湯，四物湯などの重要処方がたくさん載っている．歴史的にきわめて重要な書物である．
　『万病回春』も似た性格の書物であるが，こちらは明の時代に龔廷賢によって書かれた．通導散，温清飲，六君子湯などの出典となっている．
　『傷寒』，『金匱』は解説書がたくさん出ているので，容易にその内容に触れることができる．『局方』，『回春』も和訳が出ているが，大昔に書かれたために散逸してしまった『傷寒』，『金匱』よりも時代が下っている分，現代中国語に近いと思われるので，諸賢ならば原文でも何とか読めるのではないかと思う．ぜひチャレンジしてみてほしい．

〈入江祥史〉

黄芩湯
おうごんとう

三和（35）

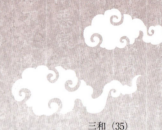

◎ 主な効果・効能

腸カタル，消化不良，嘔吐，下痢．

◎ 生薬構成（g）

黄芩 4.0，大棗 4.0，甘草 3.0，芍薬 3.0．

◎ 一般的な使い方・使用目標

太陽と少陽との合病，自下痢の者は黄芩湯を与う．

・私はこういうときに，こう使っている・

　基礎的な知識であるが，合病とは，三陽病のうち二つ以上が同時に起こったものであると定義されている．

　藤平健は，右記のように説明している．「合病は一薬方証のみの存在であるにも拘らず，その薬方証の一部の症状が，形を変えて他病位類似となって現われているために，あたかも二病位または三病位にそれぞれの薬方証が併存するが如き観を呈する病態である．したがってその治療は一薬方のみで事足り，若しも誤まって他薬方を合方するようなことをすれば，かえって治癒をさまたげることになる」[1]．このような場合で，太陽と少陽の症状を同時に呈し，覚えずして下る人（自下痢）に黄芩湯を用いろと『傷寒論』には書いてある．黄芩湯が適応する症状は少陽が主となっているようである[2]．

　しかし，なかなかこれでは個人的には臨床に応用，他の方剤と鑑別しづらいので，構成生薬を見てみる．

名前が黄芩湯であるように黄芩が主役（主薬）であるので，黄芩の薬効を考えると，狙いは清熱燥湿であると推察される[3]．かつ，薬味が少ない（他は，大棗，甘草，芍薬）．東洋医学的には，経験上，薬味が少ない方剤はシャープに効く傾向があると言われている．また生薬全体として，消化器系に効果を及ぼすものが多い．よって，急性期の熱性消化器疾患（湿熱による炎症症状が強く，下痢が中心）に短期間使っている．長くても10日くらいである．

　このような急性疾患にシャープに効く方剤は，他剤と併用することは少なく一剤で使っていることが多い．

　甘草が3gとやや多いのは，"水分の保持"という意味合いがあるのかもしれず[4]，下痢して水分が損なわれる病態にうまく対応しているのであろう．昨今，偽性アルドステロン症の副作用にスポットライトが当てられがちな甘草であるが，このような大きなメリットもあることを強調しておきたい．点滴という脱水を補う治療手段がない古代では，貴重な薬効であったに違いない．

　欠点としては，院外処方箋にしている私のような場合では，取り扱っている薬局がかなり少ないことである．使用する可能性がある場合は前もって，近隣の薬局に取り寄せておいてもらう必要がある．そうでないと患者を困らせることになる．

文献
1) 藤平　健. 合病と併病との相違について. 日本東洋医学雑誌. 1983-1984; 34: 109-14.
2) 劉渡舟. 中国傷寒論解説. 千葉: 東洋学術出版社; 2001，p.171-4.
3) 神戸中医学研究会，訳編. 漢薬の臨床応用. 東京: 医歯薬出版; 2002，p.97-8.
4) 三浦於菟.「新装版」実践漢薬学. 千葉: 東洋学術出版社; 2011，p.313-4.

〈長瀬眞彦〉

黄連解毒湯
おうれんげどくとう

ツムラ（15），コタロー（15），クラシエ（15）

◎ 主な効果・効能

比較的体力があり，のぼせ気味で，いらいらする傾向のあるものの次の諸症．喀血，吐血，脳溢血，高血圧，心悸亢進，ノイローゼ，皮膚瘙痒症，胃炎．

◎ 生薬構成（g）

黄芩 3.0，山梔子 2.0，黄連 2.0，黄柏 1.5．

◎ 一般的な使い方・使用目標

東洋医学的に熱証と推定される身体，精神症状や各種炎症症状に用いられる．
① 自覚症状
　熱感を伴う口渇，多汗，ほてり
　　怒り，焦りなど精神的な興奮，煩躁，不眠
② 他覚所見
　黄疸，湿疹（発赤，熱感の強いもの），皮膚化膿，
　　小便不利＋尿褐色，黄色，便秘，舌色紅，脈数，口臭，体臭，出血

・私はこういうときに，こう使っている・

もともと湿熱の邪に頻用されていた処方は，**三黄瀉心湯**であった．しかし，金元時代に寒涼派の張完素が頻用して，清熱祛湿の代表方剤となった．

元祖黄連解毒湯には大黄が入っていて，清熱以外に降気，駆瘀血効果が加わり効果が高い．一方，現在の黄連解毒湯の場合，効果は緩徐となるものの，下痢の心配がなく，より広い層の患者に対して使用しやすい．

現在では，黄連解毒湯は諸々の清熱祛湿処方の基本骨格であり，代表方剤である[1]．生薬数が少なく，シンプルで効果がある．

非常に苦みが強く，お湯に溶かしても非常に黄色い．見た目の色と，解毒という名前に抵抗のある患者には，メーカーによってカプセル剤もあるので，そちらを用いてもよい．ただ苦みそのものが鎮静作用を増強させるために舌で直接味わう方が臨床効果が出やすい．

黄連解毒湯は，本邦では陰陽五行，臓腑などの理論を用いる後世派で用いられ，特に体質改善医学とされる一貫堂医学での定番処方である．その中の「解毒証」とは，身体的にはアレルギー症状，精神的には神経症の傾向のある体質に当たる．「解毒証」の体質改善として，**小柴胡湯**と黄連解毒湯の組み合わせを加減したもの（具体的には，**柴胡清肝湯**，**荊芥連翹湯**）が用いられている．柴胡清肝湯，荊芥連翹湯を強化し，かつコンプライアンスを下げないために，さらに黄連解毒湯を眠前に追加処方するのもよい．

黄連解毒湯は，診断のつかない熱証の不明熱にも用いることができる．CRP，IL-6 が基準値内で，NSAIDs，ステロイド点滴が無効な不明熱に対して，黄連解毒湯は有効であったことがある[2]．

黄連解毒湯は，現在ではまだ明らかでないような独特の抗炎症機序を有していると考えられ，今後の科学的検証が課題である．

文献

1) 三浦於菟. 実践漢薬学. 千葉: 東洋学術出版社; 2011.
2) Tanaka K, Nara K, Nishimura T, et al. Fever of unknown origin successfully treated by oren-gedoku-to (huanglian-jie-du-tang). Int J Gen Med. 2013; 6: 829-32.

〈田中耕一郎〉

黄連湯
おうれんとう

ツムラ（120），コタロー（120）

◎ 主な効果・効能

胃部の停滞感や重圧感，食欲不振のあるものの次の諸症: 急性胃炎，二日酔，口内炎．

◎ 生薬構成（g）

黄連 3.0，半夏 6.0，人参 3.0，乾姜 3.0，桂皮 3.0，大棗 3.0，甘草 3.0．

◎ 一般的な使い方・使用目標

傷寒，胸中熱あり，胃中邪気あり，腹中痛み，嘔吐せんと欲する者は，黄連湯之を主る．

・私はこういうときに，こう使っている・

　半夏瀉心湯の黄芩を桂枝に変えた方剤であるというのが，よく言われる黄連湯の方意の説明である．よって，**半夏瀉心湯**の清熱作用を弱め，温熱作用を強めたものという見方[1]は確かにできると思う．さらに，『傷寒論』では，黄連の量が半夏瀉心湯の 3 倍になっている．

　私が纏めた黄連湯の個人的なメモには，①上熱下寒: 半夏瀉心湯と比較して腹痛がメイン，②胃にくるタイプの common cold，③心下でなく胸中に熱邪（黄連が半夏瀉心湯比で 3 倍になっている理由であろうか？）と書いてある．黄連湯について言及している多くのテキストの説明もおおむねこのようであるし，そして確かに私もそのように使っている．また，半夏瀉心湯の証と判断しても上手くいかないケースで，黄連湯に変方していることが多いように思う．

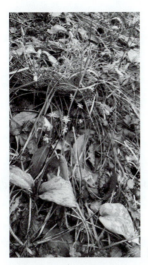
黄連．新潟角田山に自生する．

しかしながら，浅田宗伯は「半夏瀉心湯の黄芩を桂枝に変えてはいるが，その効果は大いに異なり，甘草，乾姜，桂枝，人参と組みたる趣意は，桂枝人参湯に近い」と述べている[2]．これは，私がメモした②の使い方であろう．このあたりは，「桂枝湯の加減法に於いて，芍薬の有無によってその薬効は全然違うのだ[3]」，という流れにも似て，非常に興味深いところではある．

また，漢方方剤を一つのキャラクター（人格？　薬格？）と捉えると，処方する側からの評価や好みもまちまちなのであろう．ある日本漢方の大家が，講演の中で，「この〇〇湯は△△にはあまり効かない」と言っているのを直に聞いたこともある一方で，「その〇〇湯は△△によく効く」と別の専門家が豪語しているのを聞いたこともある．そんな discussion などどこ吹く風と，黄連の花は，神農本草経に記載される以前からずっと，美しい花を咲かせ続ける．

文献
1) 松本克彦．今日の医療用漢方製剤―理論と解説．京都: メディカルユーコン; 1997. p.172.
2) 長谷川弥人．勿誤薬室「方函」「口訣」釈義．京都: 創元社．1985; 195-196.
3) 福田佳弘．傷寒・金匱を学んで．福田佳弘論考集．東京: 医聖社; 2015, p.326-42.

〈長瀬眞彦〉

乙字湯
おつじとう

ツムラ (3), コタロー (3), クラシエ (3)

◎ 主な効果・効能

病状がそれほど激しくなく，体力が中位で衰弱していないものの次の諸症：キレ痔，イボ痔．

◎ 生薬構成 (g)

当帰 6.0，甘草 2.0，柴胡 5.0，升麻 1.0，黄芩 3.0，大黄 0.5．

◎ 一般的な使い方・使用目標

　江戸時代の原南陽『叢桂亭医事小言』に，甲字湯，乙字湯，丙字湯，丁字湯という処方が列挙されているが，乙字湯とは柴胡・黄芩・升麻・大黄・甘草・大棗・生姜の7味からなる処方だった．「理痔疾脱肛痛楚，或下血腸風，或前陰痒痛者…乙字湯主之」とある．痔疾・脱肛の処方である．

　これを浅田宗伯が現在の形に「編集」したらしい．オリジナルのほうが**小柴胡湯**に似ていて，肛門から突出する痔核を升麻で引き挙げ，大黄で活血しながら排便しやすくして肛門への負担を軽くするという意味がよく伝わるだろう．前陰痒痛，すなわちいわゆる陰部の痛みを伴うかゆみにもよいと書いてある．

　ちなみに，甲字湯というのは**桂枝茯苓丸**＋生姜＋甘草である．桂枝茯苓丸を飲みやすくしたような内容である．丙字湯は，当帰，地黄，黄芩，山梔子，滑石，沢瀉，甘草で，清熱利湿の処方である．**五淋散**に近く，「諸淋ヲ治ス」と書いてある．

　丁字湯は，牡蛎，茯苓，呉茱萸，橘皮，朮，枳実，甘草，生姜，人参からなり，「茯苓飲合呉茱萸湯加牡蛎」とでもいったところだろうか．胃に良さそうな内容である．

・私はこういうときに，こう使っている・

　私も乙字湯はもっぱら痔にしか使わない．以前，原南陽よろしく「前陰痒痛」を訴える患者に用いたこともあったが，ほとんど効果がなく，**五淋散**に転方したほうがよく効いたということがある．

　乙字湯を用いて効果がある場合も，これだけで改善することはあまりなく[1]，漢方処方ならば**桂枝茯苓丸**を併用して活血力を増している．

　痔核の挙上・痔出血の抑制には，**補中益気湯**を併用することで柴胡・升麻を追加できる．こうして益気昇陽を図る．便秘がない場合は乙字湯を使うと下痢することがあるので，この際も**補中益気湯**にする．

　あるいは便秘が強くて乙字湯では改善しない場合には，**桃核承気湯**や**通導散**などの大黄入り活血剤を併用するとよい．これに外用薬として**紫雲膏**を併用することが多い．

　繰り返すが，これだけで改善することはあまりないので，江戸時代と違って私たちは現代医学が使えるのであるから，早目に外科的処置を施すのがよいだろう．

文献

1) 加藤典博, 加藤久仁之, 細井義行. ALTA（硫酸アルミニウムカリウム・タンニン酸）硬化療法と痔核結紮切除術の併用療法における乙字湯の効果. 医学と薬学. 2008; 60: 747-53.

〈入江祥史〉

葛根加朮附湯
かっこんかじゅつぶとう

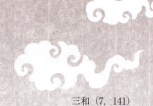

三和（7, 141）

◎ 主な効果・効能

悪寒発熱して，頭痛があり，項部・肩背部に緊張感あるものの次の諸症：肩こり，肩甲部の神経痛，上半身の関節リウマチ．

◎ 生薬構成（g）

葛根 4.0，麻黄 3.0，桂皮 2.0，大棗 3.0，芍薬 2.0，生姜 1.0，甘草 2.0，蒼朮 3.0，加工附子 0.5．

◎ 一般的な使い方・使用目標

吉益東洞『方機』には，**葛根湯**に続いて「若悪寒劇，起脹甚，而一身腫脹或疼痛者，葛根加朮附湯，紫円主之」とある．ここでは，葛根湯の使用目標でありながら，浮腫がひどく全身が痛む場合に，利水＋温通経脈を狙って用いている（余談だが，「紫円」は瀉下剤である）．葛根加朮附湯は葛根湯＋蒼朮・附子である．これは**桂枝湯→桂枝加朮附湯**と同じ考え方で，祛風湿目的で四肢の疼痛などに用いる加味法である．

葛根加朮附湯を感冒に用いる場合は，悪寒・頸背部の疼痛が葛根湯証よりも強く，陽虚が目立つ場合に用いる（cf. **麻黄附子細辛湯**）．祛風湿に用いる場合は，四肢の体表部，筋肉・関節の緊張・疼痛が目標となるが，とくに寒冷や湿気で増悪するもの（寒湿痺）によい．後者の方が本処方の利点を活かせる．

桂枝加朮附湯との鑑別は，頸背部の症状により効果がある点と，温性が強く，温裏・散寒作用が強いことである[1]．

・私はこういうときに，こう使っている・

　葛根湯は感冒に多く用いられるのに対し，こちらは肩こり，神経痛に多く用いられる．感冒症状で浮腫がきていたら，当然ながら現代では別の疾患を疑う．

　葛根加朮附湯には温性の強い附子が配合されており，寒邪のつよい冬に適する一方で，夏の冷房も一種の寒邪である．特に首筋は寒邪を受けやすいため，夏にも葛根加朮附湯はよい適応になることがある．しかしこの目的では**葛根湯＋ブシ末**のほうがはるかに有用で，利水薬が蒼朮だけでは心もとないから，茯苓も入った**葛根湯＋真武湯**でもよいかもしれない．

　麻黄や附子の入った処方は他にもあるが，麻黄に葛根が加わった処方は，麻黄の副作用が若干出にくいのがその強みである．

文献
1）三浦於菟．実践漢薬学．千葉：東洋学術出版社; 2011．

〈田中耕一郎　入江祥史〉

葛根湯
かっこんとう

ツムラ（1），コタロー（1），クラシエ（1）

◎ 主な効果・効能

自然発汗がなく頭痛，発熱，悪寒，肩こり等を伴う比較的体力のあるものの次の諸症: 感冒，鼻かぜ，熱性疾患の初期，炎症性疾患（結膜炎，角膜炎，中耳炎，扁桃腺炎，乳腺炎，リンパ腺炎），肩こり，上半身の神経痛，じんましん．

◎ 生薬構成（g）

葛根 4.0，麻黄 3.0，桂皮 2.0，芍薬 2.0，大棗 3.0，生姜 2.0，甘草 2.0．

葛根湯

◎ 一般的な使い方・使用目標

太陽病，項背強ること几几として，汗なく悪風するは，葛根湯之を主る．太陽と陽明の合病，必ず自下痢す，葛根湯之を主る．

・私はこういうときに，こう使っている・

葛根湯は，あまりによく知られた処方であり，その汎用性ゆえ，葛根湯ばかり処方する「葛根湯医者」という落語の噺があるくらいである（そしてこの落語についても非常によく言及されるくらいである）．

私は，恩師の谷美智士が開発した BAT（Bioactive Therapy）療法の原則を基に，葛根湯の効果をさらに増強させた下記のような処方内容で使っている．その処方は，葛根湯，**平胃散**，ロキソニン，クロルフェニラミンマレイン酸塩，ロートエキス，カフェインを混和したものである．ロキソニン以降の西洋医学的な薬は成人の通常投与量の 1/3～1/4 ほどの量である．BAT 療法とは，漢方薬に微量の化学薬品を加えた薬剤の投与により，生体を活性化し，体

質改善を目指し，治療の可能性を高める療法である[1]．

　上記の処方は，風邪，風邪の引き始め，肩こり，肩こりからくる頭痛（筋肉緊張性頭痛でも片頭痛でも），アレルギー性鼻炎，また疲労や，さらには気分の落ち込みなどに，ほぼ証を考えることなく処方でき，個人的な印象であるが，約6〜7割の患者に有効である．著効例もしばしばみられる．基本的に屯用で用いるが，症状が強い人には，分2もしくは分3で定期内服してもらう．しかしながら，この処方は比較的標治の処方であるため，標の症状が改善したら中止し，本治の漢方薬に切り替えている．

　ロキソニンにアレルギーがある者や，やや虚弱な体質の人にはロキソニンをアセトアミノフェンに変更している．また，カフェインに過敏な体質の人や，抗コリン薬が使えない人（緑内障など）には，それぞれその成分を抜いている．平胃散を併用する目的は，胃気の減弱もこれらの症状の原因の一つであると思われるので，それを増強することである[2]．

　これに近似させる薬を作ろうとするならば，葛根湯と平胃散に PL 顆粒®（ペレックス顆粒®）を常用量の 1/3 から 1/5 ほど混ぜればよい．この方法は，他の疾患，例えばアレルギー性鼻炎や花粉症などに応用可能である．**小青竜湯**や**葛根湯加川芎辛夷**を処方し，明らかに証が合っていそうなのに効果がイマイチという印象がある場合にも，平胃散，PL 顆粒®（もしくはペレックス顆粒®）を常用量の 1/3 から 1/5 ほど混ぜてみると良い[3]．

文献

1) Mori H, Tani M. Clinical experience of Bioactive Therapy (BAT) using herb tea and herbal medicine for rheumatoid arthritis patients. Eastern Medicine. 2012; 28: 55-64.
2) 菅沼　栄，菅沼　伸．いかに弁証論治するか．千葉: 東洋学術出版社; 1998.
3) 中川良隆．漢方と診療．2015; 5: 335-7.

〈長瀬眞彦〉

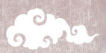

葛根湯加川芎辛夷
かっこんとうかせんきゅうしんい

ツムラ (2), コタロー (2), クラシエ (2)

◎ 主な効果・効能

鼻づまり，蓄膿症，慢性鼻炎．

◎ 生薬構成 (g)

葛根 4.0, 麻黄 3.0, 桂皮 2.0, 芍薬 2.0, 甘草 2.0, 大棗 3.0, 生姜 2.0, 辛夷 2.0, 川芎 2.0.

◎ 一般的な使い方・使用目標

比較的体力のある人で，鼻閉，鼻漏，後鼻漏などの鼻症状を訴え，これら症状がとくに慢性化した場合に用いる．頭痛，頭重，項背部のこわばりなどを伴う場合．

・私はこういうときに，こう使っている・

　本朝経験方の一つである．本朝経験方には他に，**柴朴湯**，**柴陥湯**，**治頭瘡一方**，**猪苓湯合四物湯**，**茯苓飲合半夏厚朴湯**，**抑肝散加陳皮半夏**などがある[1]．
　日常臨床の中で，常日頃，エキス剤一剤で明らかに感じられる効果を出すのは，余程その正証でないと（ズバリ，葛根湯加川芎辛夷の証のように）なかなか困難なのではないかと感じている．この処方は，その構成生薬からみても，後背部（特に後頸部）の冷えがあり，肩がこり，鼻がつまる場合によく適応し，それらの症状がみられる感冒や，またアレルギー性鼻炎，花粉症，副鼻腔炎，気管支喘息に用いられるのであるが，実際はこの一剤だけでは対応が難しい場合も多い．その場合は，私は下記のような併用を行っている[2]．

①水様性の鼻水を伴う場合: **小青竜湯**を併用している．比較的，胃弱のものは，この 2 剤の併用は麻黄の重複により消化器症状を起こす可能性があるため，小青竜湯ではなく**苓甘姜味辛夏仁湯**との併用にしている．

②冷えが強い場合: 単に冷えが強いのみなら，**附子末**を併用し，また，平素の風邪の症状が，明らかに少陰病的であれば，**麻黄附子細辛湯**を併用している．

③寒熱錯雑の場合: 慢性期や重症例になると，どの疾患でもそうであるが，単純な寒や熱というものはなく，寒熱が混ざった状態になってくる．例えば，後背部は冷えていても，鼻は炎症が強く，鼻閉がひどく，黄色く粘稠性の鼻汁を呈する状態である．この場合は，熱に伴う症状に合わせて，**辛夷清肺湯，荊芥連翹湯，柴胡清肝湯**のいずれかを併用している．

④鼻腔の乾燥が強い場合: この場合は炎症が強く津液を損傷しているものと推察される．よって，**麦門冬湯**を併用している．もしくは，**桔梗石膏**を併用する場合もある．

⑤それでも結構，症状が強いとき: 躊躇することなく抗アレルギー薬などの西洋薬を併用している．西洋薬を併用していると，どちらが効いているかわからないという批判もあるが，あくまで個人的な経験では，重症化して西洋薬を増量することを防げている印象がある．

また，葛根湯加川芎辛夷を処方し，明らかに証が合っていそうなのに効果がイマイチという印象がある場合には，クロルフェニラミンマレイン酸を通常成人投与量の 1/3～1/4 ほど混ぜてみても良い．筆者は使用経験がないが，燥熱状態の花粉症に，麦門冬湯と**三物黄芩湯**を併用し，さらに PL 顆粒®（ペレックス顆粒®）を常用量の 1/3 から 1/5 加えた処方が有効であったという報告もある[3]．

文献

1) 秋葉哲生．活用自在の処方解説．東京: ライフ・サイエンス出版; 2009，289-90.
2) 菊谷豊彦．医療用漢方製剤の使い方を考える．東洋医学ランチョンレクチャー講演録．小太郎漢方製薬．2007; 60-77.
3) 中川良隆．東静漢方研究室．2005; 28: 39-49.

〈長瀬眞彦〉

加味帰脾湯
かみきひとう

ツムラ（137），クラシエ（49）

◎ 主な効果・効能

虚弱体質で血色の悪い人の次の諸症：貧血，不眠症，精神不安，神経症．

◎ 生薬構成（g）

柴胡 3.0，山梔子 2.0，黄耆 3.0，竜眼肉 3.0，遠志 2.0，酸棗仁 3.0，当帰 2.0，大棗 2.0，人参 3.0，白朮 3.0，甘草 1.0，茯苓 3.0，生姜 1.0，木香 1.0．

◎ 一般的な使い方・使用目標

加味帰脾湯は，出典がいくつか示唆されているが，『内科摘要』には「加味帰脾湯，即前方（＝帰脾湯）加柴胡，山梔」とある．つまり，帰脾湯に柴胡・山梔子を加えたものである．

「脾」の文字によるのか，貧血に対して脾臓における造血作用を期待して用いられることもあるようだ[1,2]．

・私はこういうときに，こう使っている・

脾虚で血虚をかねている人の不定愁訴，不眠症，とくに中途覚醒・浅眠に用いることが多い．この場合就寝前に 1 包では効果が薄いようで，2 包服用してもらう．

短時間作用型ベンゾジアゼピン系睡眠導入剤からの離脱にもよく用いている．ただし，**酸棗仁湯**と比べると，酸棗仁の配合量が圧倒的に少ないので，入眠導入用としては加味帰脾湯はそれほど適しておらず，やはり酸棗仁湯のほうがよい．

私の場合，"眠りの質を上げる"意味で加味帰脾湯を用いる.

　また，加味帰脾湯は朝・昼・眠前各1包としても安眠できることが少なくない.

　さて，加味帰脾湯には若干少なめではあるが**四君子湯**がすっぽりと含まれている. このため，補気・補脾作用があるのと，とくに強い催眠作用があるわけでもないので，日中にも使えるし，車の運転などにも差し支えがないと考えている.

　血に対する作用としては，当帰が含まれているだけで，とくに見るべきものはない. むしろ，補気作用から間接的に得られる補血作用を期待すべきである.

　先にも述べたように，これで日中眠くなることもないので，これはこれでベンゾジアゼピン系抗不安薬（とくにエチゾラム）からの離脱に使っている.

文献
1) 金井成行. 骨粗鬆症に対する加味帰脾湯の効果. 日本東洋医学雑誌. 1998; 49: 59-66.
2) 井上滋夫, 桑原仁美, 加藤淑子, 他. 抗癌剤による血小板減少, 白血球減少に対する加味帰脾湯の効果. Biotherapy. 1998; 12: 1071-6.

〈入江祥史〉

加味逍遙散
かみしょうようさん

ツムラ (24), コタロー (24), クラシエ (24)

◎ 主な効果・効能

体質虚弱な婦人で肩がこり，疲れやすく，精神不安などの精神神経症状，ときに便秘の傾向のある次の諸症: 冷え症，虚弱体質，月経不順，月経困難，更年期障害，血の道症．

◎ 生薬構成 (g)

柴胡 3.0, 芍薬 3.0, 蒼朮 3.0, 当帰 3.0, 茯苓 3.0, 山梔子 2.0, 牡丹皮 2.0, 甘草 1.5, 生姜 1.0, 薄荷 1.0.

◎ 一般的な使い方・使用目標

血虚労倦，五心煩熱，肢体疼痛，頭目昏重，心忪頬赤，口燥咽乾，発熱盗汗，減食嗜臥，及び血熱相搏ち，月水調わず，臍腹脹痛，寒熱瘧の如くなるを治す．又室女血弱，陰虚して栄衛和せず，痰嗽潮熱，肌体羸痩，漸く骨蒸と成るを治す．

加味逍遙散

・私はこういうときに，こう使っている・

加味逍遙散は，いわゆる婦人科3大処方（他には，**桂枝茯苓丸**，**当帰芍薬散**）の中でも，更年期や月経周期に伴う精神神経症状や hot flush により使われることでよく知られており，実際証が合えば効くのであるが，これ以外に，原型である「逍遙散」が適応する肝気横逆（ストレスによる消化器系の不調）に用いる方剤としての見方も重要であるように思う．よって男性にもしばしば使っている．言うまでもなく，「逍遙散」に山梔子と牡丹皮の二味が加えられたので

「加味」逍遙散と呼ばれる．（もっとわかりやすい，丹梔逍遙散という別名もある）[1]．

私は，次の 3 通りの使い分けをしている．

①婦人科疾患に対して．加味逍遙散は，どのような婦人科疾患であれ，気滞血瘀があれば用いるが，これ単剤ではやはり弱い場合がある．駆瘀血作用を増強するために，桃仁を含む**桂枝茯苓丸**を併用している．桂枝茯苓丸には，芍薬，茯苓，牡丹皮も含まれており，加味逍遙散が本来持つ効果も増強してくれる．瘀血に加えて，衝任脈の冷えや軽い陰虚などが目立つ場合は，温経湯を併用することもある．これらの組み合わせは，PMS（月経前緊張証）や更年期症候群の中に多く適応症例がある．また，更年期症候群で，hot flush が強い場合には，加齢に伴う腎陰虚（そしてそれによる陰虚火旺）が背景にある症例があり，この場合には**六味丸**を併用している．

②消化器系疾患に対して．ストレスによる消化器症状（胃潰瘍，十二指腸潰瘍，過敏性腸症候群など）には，胃の湿（胃もたれなど）が目立てば，証に合わせて，**平胃散**もしくは**半夏厚朴湯**を併用し，脾胃の湿が目立てば（胃の症状＆下痢など）**六君子湯**もしくは**香蘇散**を併用し，また腸の症状が目立てば，**啓脾湯**もしくは**桂枝加芍薬湯**を併用している．ストレスが強く，疼痛も強く，なかなか症状が改善しない場合には，四逆散を併用することもある．

③精神神経疾患に対して．症状からの見方であるが，イライラのみや，落ち込みのみだけでなく（これらの場合には，それぞれ，**柴胡加竜骨牡蛎湯**，また**柴胡桂枝乾姜湯**もしくは抑肝散いずれか単剤で対応可能であるが），イライラと落ち込みが共にある場合がある．この場合，加味逍遙散の肝火上炎を抑える効果に加えて，肝血を補い，血虚生風を抑える治療が必要になる．そういったときには，抑肝散，もしくは消化器系の湿も目立てば，**抑肝散加陳皮半夏**を併用している[2]．また，イライラが異常に強い場合には，加味逍遙散に，柴胡加竜骨牡蛎湯を併用することもある．

文献

1) 神戸中医学研究会，編著．中医臨床のための方剤学．東京: 医歯薬出版; 1992. p.112-3.
2) 入江祥史，編著．漢方処方 定石と次の一手．東京: 中外医学社; 2016. p.270-87.

〈長瀬眞彦〉

甘草湯
かんぞうとう

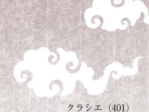

クラシエ（401）

◎ 主な効果・効能

激しい咳，咽喉痛の緩解．

◎ 生薬構成（g）

甘草 8.0．

◎ 一般的な使い方・使用目標

単独での甘草の使用法は，咽頭痛，咳嗽である．

・私はこういうときに，こう使っている・

　甘草は，東洋医学では甘味としての飲みやすさ，胃腸保護としても用いられている．一方で，解毒作用があり，麻黄，附子，大黄など薬効の強い生薬の作用の緩和に用いられている．単独で使用する場合は，咽頭の抗炎症剤としての役割である．

　咽頭痛でも，急性，一過性で，乾燥感，発赤がある場合がよいと思われる．炎症が強ければ，**桔梗石膏**を用いる．

　甘草は，現在のモンゴル国，中国の内モンゴル，新疆自治区からシルクロードを伝ってロシア南部，イラン，トルコと中東を経てヨーロッパに達する乾燥地帯に生育している．西洋のローマ，ギリシアでも用いられていた．テオフラステスは『植物誌』で喘息や胸の疾患に用いるとしている．現代医学の眼で見れば，喘息発作を甘草単独で止めるのは難しい．しかし，誘因となりうる感冒の初期に早めに内服しているとよいと考える．

甘草は，ドイツのハーブの効能に関する公的評価委員会（E委員会）で承認された生薬で，喉や鼻の消炎剤，また胃や十二指腸潰瘍の痛みの鎮静剤によいとされている．

　ヘリコバクター・ピロリからの胃粘膜保護作用があるとの報告もある．アーユルベーダでも胃腸疾患そのものによく用いてきた．東洋医学でいう"胃腸の保護"というのは，インド，ヨーロッパでは甘草の主作用であり，積極的に用いられてきた．

　そのため，筆者はピロリの除菌の際に併用している．抗菌薬から脾胃を守るためである．7日間の使用であれば，偽アルドステロンは出現していない．もちろん日頃から浮腫がちであるもの，内服により浮腫傾向を生じた場合は，すぐに内服を中止して頂くようにお話ししている．

　『神農本草経』では，「五臓六腑の寒熱邪気を除き，筋骨を固くし，肌肉を成長させ，力を倍増させ，創傷や足の腫れる病気に良く，解毒作用があり，長期間にわたって服用すれば身体を軽快にし，寿命を延ばす」とあり，補気剤であることがわかる．

　甘草の副作用に偽アルドステロン症がある．しかし，補液のない時代には，体液の貯留傾向をもたらす生薬は，脱水を緩和し，急性期の体液量の調節に必要であった．量を適正にして用いれば，補液としての"補益"にも使える．

　体液を適正に維持することが精神安定につながるのか，甘草そのものの直接的向精神作用なのか，まだ明らかではないが，甘草が精神安定の目的で使用されてきた．"狐つき"という今でいう解離性転換障害（"ヒステリー"）様の疾患概念には，甘草瀉心湯が用いられてきた．半夏瀉心湯に甘草を増量したものだが，保険内では**半夏瀉心湯**に甘草湯を合わせると同様の生薬構成となる．やはり甘草量が多くなるために，数日間，または屯用の内服が望ましい．

〈田中耕一郎〉

甘草湯

甘麦大棗湯
かんばくたいそうとう

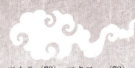

ツムラ（72），コタロー（72）

◎ 主な効果・効能

比較的体力の低下した人（虚証）で，精神興奮がはなはだしく，不安，不眠，ひきつけなどのある場合に用いる．

◎ 生薬構成（g）

小麦 20.0，大棗 6.0，甘草 5.0．

◎ 一般的な使い方・使用目標

甘麦大棗湯は，『金匱要略』の条文に，「婦人の蔵躁，しばしば悲傷して哭せんと欲し，かたち神霊のなす所の如く，しばしば欠呻（あくび）す．甘麦大棗湯これを主る」（訳：とあるように，一種の情動失禁に関係がある方剤である．感情の迸り（ほとばしり）を特徴とする症状である．

現代の口訣として，益田総子「涙が勝手にながれて止まらない」，谷留美子「辛さにどっぷり浸かっている自分を客観視しにくい状況にいる人向け」「精神的視野狭窄」[1)]などがあり，処方上非常に参考となる．

・私はこういうときに，こう使っている・

臓躁とは何であろうか？

私は，甘麦大棗湯を，近親者の死別から，恋人，友人との別れなどの喪失体験によく用いている．親しい交友関係とは，心が通い合う，つまり心気の通じ合う関係である．日常では，"こころの栄養"とも言われているものである．それが失われてしまうことで，孤独という避けがたい悲しみを心に突きつけられ

ることになる.

東洋医学で, 心は"君主"に喩えられる. 心（しん）とは, 循環器としての側面とともに精神活動を統括している高次機能を指している. 哲学的な自我, 精神分析学で言えば, 自我, 超自我を含んだ概念と言えるかもしれない.

君主（心）は城の一番奥に住んで, 理性を以て, 孤独に国家（人体）のかじ取りをしている. 人生の中で孤独を紛らわしてくれるのは, 親しい人間関係である. 君主が孤独にさいなまれ, 城を飛び出してしまったらどうなるであろう？ 精神活動は理性的な統制を失ってしまう. この"君主が城を飛び出した"状態は, "心（しん）が理性的な統制を失ってしまった"状態である. この病態を東洋医学では, 臓躁と呼んでいる. 感情は秩序を失い, 迸（ほとばし）る.

このときに, 東洋医学では甘味を用いる. 甘味とは地上の果実（成果物）の味である. "甘緩"という東洋医学の用語は, 甘さによって精神・身体を緩めるという意味である.

この甘味を以て, 君主は落ち着きを取り戻し, 城に戻る過程を経ていく. 東洋医学の五味と同様に, 人生では, 甘い経験, 苦い経験, 酸っぱい経験などを経る. 東洋医学ではそれぞれに意味がある. 甘い経験は現実生活を活気づけ, 楽しみをもたらし, 癒し, 励ます力となる. 甘味は現実世界に生きる力ともいえる.

甘麦大棗湯の中には, 小麦（小麦の果実）, 大棗（ナツメの果実）と甘草が入っている. 甘草は乾燥地帯の中で, 地下水を求めて異常な勢いで地下茎を張り巡らせる. この生死をかけた成長の中で, 地下茎にグリチルリチンが合成されていく. この過酷な運命がないと, 甘草は十分なグリチルリチンを産生しない. 生き抜く中での苦難によって, 初めて薬効は生みだされる. 甘草の苦労は人の健康に役立つこととなる. 自然界において, 「自分の苦労が人の役に立つ」という訳である.

喪失体験は, 生理的な経過を辿れば, 御本人の経験値となって人としての成長に導く. その悲しみの感情を鈍らせずに, 本人に甘さを以て, 心を力づける. 臨床上の対話が主となる領域だが, 甘麦大棗湯はその支えに十分なりうるのである.

文献
1) 岡 留美子. 私が伝えたい漢方. 第14回日本小児漢方懇話会. 漢方と診療. 2015; 6: 52-5.

〈田中耕一郎〉

桔梗石膏
きききょうせっこう

コタロー (324)

◎ 主な効果・効能

咳嗽あるいは化膿するもの．

◎ 生薬構成 (g)

桔梗 3，石膏 10．

◎ 一般的な使い方・使用目標

喀痰の排出困難時，咽頭痛．

・私はこういうときに，こう使っている・

　咳嗽あるいは化膿するものというよりは，咽頭痛に対して用いている．主として，急性上気道炎や気管支炎などの上気道感染で咽頭痛を伴う場合である．
　単独で使うことは，咽頭炎の軽症例を除けばほぼない．
　私は，**麻杏甘石湯**，**五虎湯**もしくは**小青竜湯**と併用していることが多い．前二者の場合は，咽頭痛の軽減はもちろんであるが，石膏の量が増えるので，抗炎症作用の増強が期待できるし，また後者の場合は，基本的には水様性の鼻汁や痰など寒冷症状が強い状態ではあるが，咽頭の炎症が強い場合があり，そのようなときに併用している．

一方で，上記の傷寒病より，温病の上気道感染に使う頻度の方が高いように思う．この場合，**荊芥連翹湯**に桔梗石膏を併用すると，銀翹散の方意になり，それを好んで使っている．花粉症でも咽頭痛を伴う場合があり，その場合，温病の場合が多く，この併用は有用であることが多い[1]．

　桔梗石膏はまた，妊婦やNSAIDsアレルギーなど，西洋医学的な薬が飲めない状態の咽頭痛にも使えるので便利である．

文献
1) 平馬直樹, 他. 花粉症の中医学的治療. 伝統医学臨床情報センター. 2002; 5: 1-7.

〈長瀬眞彦〉

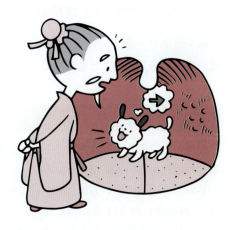

桔梗湯
ききょうとう

ツムラ（138）

◎ 主な効果・効能

咽喉がはれて痛む次の諸症：扁桃炎，扁桃周囲炎．

◎ 生薬構成（g）

桔梗 2.0，甘草 3.0．

◎ 一般的な使い方・使用目標

咽・喉部の炎症で，疼痛，腫脹，発赤がある場合に用いる．軽度の発熱，咳嗽，喀痰，嚥下困難などを伴うことが多い．

・私はこういうときに，こう使っている・

桔梗石膏を使うべき状態であるが，胃腸が虚弱など，石膏による副作用を起こす可能性が高い人に用いている．

私の桔梗石膏の使い方は，桔梗石膏の項（p.40）を参照のこと．これ以外では，『傷寒論』の 311 条に「少陰病二三日，咽痛む者は甘草湯を与うべし．差えずば桔梗湯を与う」とあるので，同じく少陰病に用いる**麻黄附子細辛湯**の証で，咽頭痛が強い人に併用することもある．

桔梗湯を特徴付ける，他の漢方エキス製剤とやや異なる服用方法として，桔梗湯を溶かした液で患部を直接潤わせながらゆっくり飲んだり，しばらくうがいをし，潤しながらゴックンと飲んだりすることより効果的だと良く言われている．

浅田宗伯も「薔薇花を加えて含薬（うがい薬）とする時は，肺萎，喉痛赤爛する者を治す」と記している[1].
　余談であるが，外台秘要方にも桔梗湯という同じ名前の方剤があるが，この構成生薬は，桔梗，地黄，当帰，甘草，敗醤草，桑白皮，薏苡仁，木香であり，かなり異なる方意となっている[2].

文献
1) 長谷川弥人. 勿誤薬室「方函」「口訣」釈義. 大阪: 創元社; 1994. p.568-70.
2) 矢数道明. 臨床応用漢方処方解説. 大阪: 創元社; 1966. p.611.

〈長瀬眞彦〉

桔梗湯

帰脾湯
き ひ とう

ツムラ (65)

◎ 主な効果・効能

虚弱体質で血色の悪い人の次の諸症: 貧血, 不眠症.

◎ 生薬構成 (g)

黄耆 3.0, 竜眼肉 3.0, 遠志 2.0, 酸棗仁 3.0, 当帰 2.0, 大棗 2.0, 人参 3.0, 白朮 3.0, 甘草 1.0, 茯苓 3.0, 生姜 1.0, 木香 1.0.

◎ 一般的な使い方・使用目標

帰脾湯は, 出典の『済生方』に「治思慮過度, 労傷心脾, 健忘怔忡」とある. 思は五情（驚・喜・怒・悲・思）のひとつで, 過ぎると脾を傷めやすい. 労傷は心脾を傷める. そこで脾虚として下痢, 食思不振, 倦怠感などが生じる. また, 心神に失養が起こり, 健忘や不眠, 動悸が起こる. これらを治すのが帰脾湯である. つまり補脾養心の処方である.

処方構成をみると, 黄耆・竜眼肉・遠志・酸棗仁・当帰・大棗が主に養血・養心安神に作用し, 大棗・人参・白朮・甘草・茯苓・生姜・木香が主に補脾益気に働く. 後者の薬群は, **四君子湯**＋木香である.

この帰脾湯に柴胡・山梔子といった疏肝清熱薬を加えたものが, **加味帰脾湯**である. こちらのほうがよく用いられる.

・私はこういうときに，こう使っている・

　帰脾湯を使うようなケースでは，たいてい肝鬱化熱を抱えている人が多いので，おのずと**加味帰脾湯**になることが多いが，もちろん純粋な心脾両虚，心神失養の人もいて，そういう人に帰脾湯を使ったこともある．

　Higashi らは，帰脾湯がアルツハイマー型認知症の改善に有効であると報告している[1]．私も 1 例だけ用いたことがあったが，感触ではドネペジルと同等の改善効果が一時的にみられただけのように感じた．以後，使う機会はないが，アルツハイマー型認知症にはやはり**加味帰脾湯**ではなかろうか．周辺症状（BPSD）にも柴胡・山梔子は有用だからである．

　ほかには，悪性腫瘍の化学療法で骨髄機能低下を起こす患者に，次のクール前に帰脾湯を投与しておいたところ，さほどの機能低下をきたさなかった例がある．

　しかし，帰脾湯は貧血によいのかといわれればさほどでもなく，やはり"ほぼ完璧な"気血双補剤である**十全大補湯**には及ばない印象がある．

　このほか，変わった例では，慢性下痢症の人に帰脾湯を用いたことがある．まさに思慮過度，労傷心脾，健忘怔忡で眠りが浅いという人だったが，この人はときに尿が白濁し，精査の結果，起立性蛋白尿と診断されていたのだが，帰脾湯を用いることで下痢も蛋白尿も治まった経験がある．このような場合には，類似処方である**補中益気湯**や**啓脾湯**でもよいのかもしれないが，これらでは養心安神効果は期待できない．そうはいいながらも，補中益気湯で眠れるようになったり，不整脈が治まった人も何名かいる．

文献

1) Higashi K, Rakugi H, Yu H, et al. Effect of kihito extract granules on cognitive function in patients with Alzheimer's-type dementia. Geriatrics & Gerontology International. 2007; 7: 245-51.

〈入江祥史〉

芎帰膠艾湯
きゅうききょうがいとう

ツムラ（77），コタロー（77）

◎ 主な効果・効能

痔出血．

◎ 生薬構成（g）

当帰 4.0，芍薬 4.0，川芎 3.0，地黄 5.0，阿膠 3.0，艾葉 3.0，甘草 3.0．

◎ 一般的な使い方・使用目標

　芎帰膠艾湯は『金匱要略』に載っているが，「師曰，婦人有漏下者，有半産後，因続下血都不絶者，有妊娠下血者，仮令妊娠腹中痛，為胞阻．膠艾湯主之」とあり，もともとは妊娠中の子宮出血に用いたようだ[1]．

　現在は，妊娠中でなくても，とにかく子宮出血であれば適応を検討する．また，痔出血にも用いられる（保険適用は痔出血のみ）．報告では顕微鏡的血尿の止血にも用いられるようである[2]．

・私はこういうときに，こう使っている・

　芎帰膠艾湯は，子宮からの出血[1]に用いることがいちばん多い．その大半は子宮筋腫によるものではないか．もちろん，痔出血・下血にも用いるが，潰瘍性大腸炎やクローン病の患者にも用いている．クローン病にはこれまで数名の経験しかないが，潰瘍性大腸炎は軽度のものであれば効果があることが多い．報告によれば芎帰膠艾湯は切迫流産にもよいらしい[3]．

本処方の止血効果[1]は，主に阿膠，艾葉が担っているものであろう．煎じ薬でこれらを加減するとそれがよくわかる．これだけで不十分な場合は，**補中益気湯**で昇提作用と固摂作用を追加することをよくやる．下方からの出血という意味ではこれでよい．あるいは黄耆だけを加えたりもする(オウギ末)．炎症性出血の場合は，**黄連解毒湯**を追加している．血熱を抑えることで，追血盲行を防ぐ．

　さて，芎帰膠艾湯の止血効果は，鼻出血など上方からのものにはあまり効果がよろしくないようである．筆者にもそれほど経験がないが，上方からの出血は，熱の上行によるものが多いので**黄連解毒湯**で対処することがほとんどであり，それで済んでしまうというのもある．

　芎帰膠艾湯は，**四物湯**をすっぽり含んでいるので，四物湯の適応になるような血虚の人に向いている．実際，子宮からの出血で貧血（鉄欠乏性）になっているような場合にもよいようである．もちろん，鉄剤を適宜併用する．

　甘草が多いのが難点である．単独でも1日3gであり，先ほどの補中益気湯との合方などとすれば，4g，5gと増えてしまい，偽アルドステロン症の発生頻度が高くなってしまうので注意を要する．

文献

1) 岩淵慎助. 芎帰膠艾湯による機能性子宮出血の止血効果—西洋薬止血剤との比較—. 日本東洋医学雑誌. 2000; 50: 883-90.
2) 吉川裕康，池内隆夫，甲斐祥生，他. 特発性顕微鏡的血尿に対する芎帰膠艾湯と柴苓湯の臨床効果. 漢方と最新治療. 1997; 6: 55-8.
3) Ushiroyama T, Araki R, Sakuma K, et al. Efficacy of the kampo medicine xiong-gui-jiao-ai-tang, a traditional herbal medicine, in the treatment of threatened abortion in early pregnancy. Am J Chin Med. 2006; 34: 731-40.

〈入江祥史〉

芎帰調血飲
きゅう き ちょうけついん

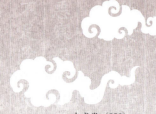

太虎堂（230）

◎ 主な効果・効能

産後の神経症，体力低下，月経不順．

◎ 生薬構成（g）

川芎 2.0，当帰 2.0，地黄 2.0，牡丹皮 2.0，益母草 1.5，烏薬 2.0，香附子 2.0，白朮 2.0，茯苓 2.0，陳皮 2.0，大棗 1.5，生姜 1.0，甘草 1.0．

◎ 一般的な使い方・使用目標

　芎帰調血飲は『万病回春』に「産後諸疾，以末治之，大補気血為主也」とあり，「芎帰補血湯」の名称で「治産後一切諸病，気血虚損，脾胃怯弱，或悪露不行，或去血過多，或飲食失節，或怒気相衝，以致発熱悪寒，自汗口乾，心煩喘急，心腹疼痛，脇肋脹満，頭暈眼花，耳鳴，口噤不語，昏憒等症」と書かれている．出産というのは気血を大いに損耗するので，補気＋補血が必要である．芎帰調血飲は，当帰・地黄で補血し，川芎・牡丹皮・益母草で瘀血を去る．烏薬・香附子は，理気止痛する．白朮・茯苓・大棗・生姜・甘草で補気する．

　授乳[1]はやはり気血を損失するので，補気補血が大切である．

　また，産後にはうつ状態になる（マタニティ・ブルー）[2]ことがあるが，芎帰調血飲は理気薬＋補気薬でこれを乗り切る処方でもある．

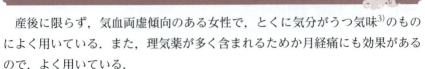
・私はこういうときに，こう使っている・

産後に限らず，気血両虚傾向のある女性で，とくに気分がうつ気味[3]のものによく用いている．また，理気薬が多く含まれるためか月経痛にも効果があるので，よく用いている．

気血両虚そのものであれば，補気の人参・黄耆や補血の芍薬などが入った**十全大補湯**がよい．ただし，十全大補湯はうつには対応しきれないので，**香蘇散**や**柴胡加竜骨牡蛎湯**などを足して用いている．あるいは芎帰調血飲に**コウジン末**を追加するだけでもかなり違ってくる．私は，母乳の出が悪い母親に，芎帰調血飲＋**四君子湯**としてよく用いている．

精神症状が目立つ場合は**加味逍遙散**でもよいと思うが，こちらは補益性に若干欠けるので，**茯苓飲**や**六君子湯**など理気剤兼補気剤のようなものを追加すると，バランスのとれた処方になる．

『万病回春』には芎帰調血飲の加減処方が多く記されている．とくによく用いられる**芎帰調血飲第一加減**は，芎帰調血飲に芍薬・桂皮・桃仁・紅花・牛膝・枳実・木香・延胡索といった活血薬，理気薬が追加され，さらに分厚い処方となっている．煎じ薬で用いる．補益性は元のままなので，さらに補気薬を追加して一層の加減をすることもできる．

文献

1) Ushiroyama T, Sakuma K, Souen H, et al. Xion-ui-tiao-xue-yin (kyuki-chouketsu-in), a traditional herbal medicine, stimulates lactation with increase in secretion of prolactin but not oxytocin in the postpartum period. Am J Chin Med. 2007; 35: 195-202.
2) Ushiroyama T, Sakuma K, Ueki M, et al. Efficacy of the Kampo medicine xion-ui-tiao-xue-yin (kyuki-chouketsu-in), a traditional herbal medicine, in the treatment of maternity blues syndrome in the postpartum period. Am J Chin Med. 2005; 33: 117-26.
3) Ushiroyama T, Sakuma K, Souen H, et al. Therapeutic effects of kyuki-chouketsu-in in restoring postpartum physical condition. Am J Chin Med. 2003; 31: 437-44.

〈入江祥史〉

九味檳榔湯
くみびんろうとう

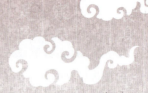

コタロー（311）

◎ 主な効果・効能

心悸亢進，肩こり，倦怠感があって，便秘の傾向があるもの．脚気，高血圧，動脈硬化，およびこれらに伴う頭痛．

◎ 生薬構成（g）

檳榔子 4.0，大黄 1.0，厚朴 3.0，生姜 1.0，桂皮 3.0，木香 1.0，橘皮 3.0，紫蘇葉 1.5，甘草 1.0，呉茱萸 1.0，茯苓 3.0．

◎ 一般的な使い方・使用目標

脚気腫満，短気および心腹痞積して気血凝滞する者を治す．

・私はこういうときに，こう使っている・

　以前は脚気に対して用いられていたとのことだが[1]，もちろん現在ではそのような状態に使われることは無い．
　利気によって利水を図る方意であるので，私はこの方剤を，気滞かつ浮腫などの水毒（津液停滞）がある人で，色々と試行錯誤して工夫して，何度も所見を総合的に再考したり，弁証をし直したりしても上手く行かない状態に用いている．九味檳榔湯を処方する前に，**五苓散**，**柴苓湯**，**猪苓湯**，**真武湯**など多くの利水剤をすでに用いていることが多い．また，九味檳榔湯に，上記の利水剤を併用するケースも中にはある．

気の五つの生理作用，推動作用，温煦作用，防御作用，固摂作用，気化作用のうち，推動作用もしくは気化作用の低下によって水（津液）の代謝が上手くいかない状態に用いるということである[2]．（現時点の意味での）科学的には解明されていないが，ある程度，東洋医学的な生理を頭に入れておくことは，応用も効くし，より良い漢方診療を提供するためには大切であるように思う．

微量ではあるが，大黄が入っているので，その点ご注意あれ．

余談だが，エキス剤の九味檳榔湯は，元は原南陽が創ったものを浅田宗伯がアレンジしたものである．原南陽は「余が学ぶ所は方に古今無し，其の験あるものを用ゆ」「腑わけと受胎の事などを論ずるは紅毛を第一とす」などと述べ，『傷寒論』など古典の理論に習熟した上で，新しい処方でも効果のあるものは流派に捉われずに用いるべきことや，西洋医学が必要な場合は使えと提唱したという，現代の医師にも参考になる診療姿勢を示した江戸時代後期の医師である[3]．

文献

1) 矢数道明．臨床応用漢方処方解説．大阪: 創元社; 1966．p.108-12.
2) 神戸中医学研究会，編著．中医学入門．東京: 医歯薬出版; 1981．p.9-12.
3) 坂口 弘．親試実験の医人原南陽．漢方の臨床．1962; 9: 794-802.

〈長瀬眞彦〉

荊芥連翹湯
けいがいれんぎょうとう

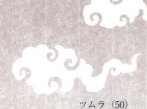

ツムラ（50）

◎ 主な効果・効能

体力中等度前後の人で，皮膚の色が浅黒く，副鼻腔，扁桃などに炎症を起こしやすい場合に用いる．顔面（ざ瘡など），咽喉，上気道などに発する慢性の炎症性諸疾患．

◎ 生薬構成（g）

黄芩 1.5，黄柏 1.5，黄連 1.5，桔梗 1.5，枳実 1.5，荊芥 1.5，柴胡 1.5，山梔子 1.5，地黄 1.5，芍薬 1.5，川芎 1.5，当帰 1.5，薄荷 1.5，白芷 1.5，防風 1.5，連翹 1.5，甘草 1.0．

◎ 一般的な使い方・使用目標

一貫堂の解毒証体質の青年期のものに用いる．慢性的な鼻炎，皮膚炎など頭部から上腹部までの身体の炎症や精神症状に用いる．

・私はこういうときに，こう使っている・

解毒証を見抜くのは意外に難しい．父母の片方が解毒証でも，片方が違うと子はさほど所見上，典型的に見えないことがある．女性の場合，化粧が盲点になることがある．そのため腹診をしようとして，解毒証とはっと気づくことがある．解毒証の腹部は筋肉が発達，緊張していて浅黒いからである．

また外見上，解毒証でも，脾虚が強かったり，寒証に見えてしまったりする場合があり，処方をためらうことがある．典型的な解毒証は，細身，筋肉質で浅黒く，動きは敏捷，精神的には敏感で感じやすい．アーユルベーダではバータ（風）に少しピッタ（火）が合わさった体質概念である．

　主訴が何であろうと，解毒証ではないかと感じた場合，荊芥連翹湯を少量でもよいので使い始めるとよい．

　脳梗塞後の片麻痺で冷えを感じるという方に，荊芥連翹湯を処方したことがある．問診上は寒証の所見が多かったのであるが，冷えという自覚症状に奏効した．解毒証体質であったのである．黄連解毒湯は配合されているものの，全体的に薬量が少なく，飲んでいて冷えてきたということもほとんど見られない．強い薬効はないぶん，解毒証の有無は見ておいた方が良い．

　また，解毒証に関わらず，咽頭痛に非常によい処方である．山田[1]の解説が参考になるが，声楽者の声のケアに対して処方することがある．鬱熱が強くなく，胸部の気滞の傾向が強ければ**柴朴湯**としている．

　薬量が少なく，上記以外ではシャープな薬効を期待しにくいが，大きな反応も少なく安全に処方できるという利点もある．

文献
1）山田明広．扁桃炎，咽頭炎．In: 入江祥史，編著．漢方処方 定石と一問一答．東京: 中外医学社; 2016. p.20-29.

〈田中耕一郎〉

桂枝加黄耆湯
けいしかおうぎとう

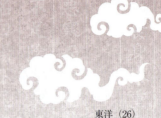

東洋（26）

◎ 主な効果・効能

体力が衰えているもののねあせ・あせも．

◎ 生薬構成（g）

桂枝 4.0＊，芍薬 4.0，大棗 4.0，生姜 4.0＊＊，甘草 2.0，黄耆 2.0
＊局外ケイシ（東洋薬行）．＊＊生の生姜（東洋薬行）．

◎ 一般的な使い方・使用目標

　原典の『金匱要略』では，「黄汗之病，両脛自冷，仮令発熱，此属歴節．食已汗出，又身常暮盗汗出者，此労気也．若汗出已，反発熱者，久久其身必甲錯，発熱不止者，必生悪瘡．若身重汗出已，輒軽者，久久必身瞤，瞤即胸中痛，又従腰以上必汗出，下無汗，腰髋弛痛，如有物在皮中状，劇者不能食，身疼重，煩燥，小便不利，此為黄汗．桂枝加黄耆湯主之」とある．

　つまり，**桂枝湯**がよさそうな人が浮腫んで，黄色い汗が上半身のみに出て，尿が出にくい場合に用いるとある．

　桂枝湯は表虚証を，営衛調和で解決し，黄耆は補気（固表止汗）作用がある．

桂枝加黄耆湯

・私はこういうときに，こう使っている・

　はっきり言ってあまり使わない処方である．

　使用目標は汗であるが，これも桂枝湯証のように衛気不足による自汗（普通にしていても勝手に出てくる），もしくは盗汗である．黄耆は固表止汗作用があるが，桂枝加黄耆湯には2ｇと少ない．

　私はこういう場合は**黄耆建中湯**にしている．

　黄耆建中湯は構成生薬として桂枝加黄耆湯に膠飴（脾胃安定）を加えたものだ．黄耆も多くなっているし，芍薬も多い．芍薬は収斂作用があるから，黄耆「建中湯」で脾胃を立て直す薬であることは百も承知だが，桂枝加黄耆湯の合う人には脾胃を立て直す必要が間違いなくある．

〈入江祥史〉

桂枝加葛根湯
けいしかかっこんとう

東洋（027）

◎ 主な効果・効能

身体虚弱なものの感冒の初期で，肩こりや頭痛のあるもの．

◎ 生薬構成（g）

葛根 6.0，桂枝 4.0＊，芍薬 4.0，大棗 4.0，生姜 4.0＊＊，甘草 2.0．
＊局外ケイシ（東洋薬行）．＊＊生の生姜（東洋薬行）．

◎ 一般的な使い方・使用目標

　桂枝加葛根湯は，**桂枝湯**から派生したマイナーな処方なので，まずは「**桂枝湯（p.70）**」と「**葛根湯（p.28）**」の項目を読んでからここへ戻ってきてほしい．
　『傷寒論』には「太陽病，項背強，几几，反汗出，悪風者，桂枝加葛根湯主之」とあり，汗の出ている太陽病表寒証で項背部がキンキンに強ばっているものによい．桂枝加葛根湯は桂枝湯＋葛根であり，桂枝湯の使用目標である「虚弱なものの感冒」で，肩こり・頭痛のある場合に使う．葛根が頭痛・肩こりによいというわけだ．
　これは葛根湯の「太陽病，項背強几几，無汗，悪風者，葛根湯主之」という条文と比較されるが，葛根湯というのは桂枝加葛根湯＋麻黄である．麻黄が入ると「麻黄＋桂皮」ペアができ上がって，温まるし，しかもガンガン発汗するのだ．逆にいえば，葛根湯から麻黄を抜いたものが桂枝加葛根湯である．

・私はこういうときに，こう使っている・

　葛根湯を使いたいような感冒・頭痛・肩こりだけれども，麻黄が入ると血圧上昇や覚醒作用を発揮したりして，葛根湯だと眠れないような場合，妊婦や授乳中の女性，などに用いている．

　もちろん，緑内障とか排尿障害を抱えている人にも，葛根湯ではなく桂枝加葛根湯のほうがよい．麻黄はこれらの人には原則として用いない．

　あるいは桂枝湯を用いるような感冒で，肩も凝る，けれども葛根湯にするにはやはり麻黄が邪魔だ，というときに使っている．

　「麻黄抜き葛根湯」なので，大して切れ味はよくないものではあるが，上記のように葛根湯が使えないけれども葛根湯に近い効果を出したい，というときには次善の策にはなりうる．

〈入江祥史〉

桂枝加葛根湯

桂枝加厚朴杏仁湯
けいしかこうぼくきょうにんとう

東洋（28）

◎ 主な効果・効能

身体虚弱なもののせき．

◎ 生薬構成（g）

桂枝 4.0*，芍薬 4.0，大棗 4.0，生姜 4.0**，甘草 2.0，厚朴 4.0，杏仁 4.0
*局外ケイシ（東洋薬行）．**生の生姜（東洋薬行）．

◎ 一般的な使い方・使用目標

原典の『傷寒論』では，「太陽病，下之微喘者，表未解故也．桂枝加厚朴杏子湯主之」とあり，対象は桂枝湯の適用になるような人である．しかし原文では，間違って瀉下したところ喘鳴がするようになったという．現在では感冒で桂枝湯の証で咳が出ているものに使うとよい．厚朴・杏仁が降気止咳作用をもつ．

・私はこういうときに，こう使っている・

これもはっきり言ってあまり使わない処方である．

気とは，下降して肺に収まるのがふつうである（→肺の粛降作用）．このためには肺以外に腎も協調的に作用している（→腎の納気作用）．しかし，この粛降や納気がうまくいかないと気が降りず，逆流して咳となる．咳を止める処方には厚朴・杏仁のいずれかまたは両方が大概入っている．**半夏厚朴湯**，**麻黄湯**，**神秘湯**などがよい例であるから，ふつうはこれらの，より強力な処方を使う．

〈入江祥史〉

COLUMN ❷

漢方処方の出典について（2）
本朝経験方とは

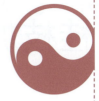

　漢方処方の出典をみていると，「本朝経験方」というのがしばしば出てくる．

　「本朝経験方」というのは，そういう名前の書物があるのではない．文字通り本朝，つまりわが国の経験方，すなわちいろんな医師たちが経験の上で編み出した処方，という意味なのである．葛根湯加川芎辛夷，柴朴湯，抑肝散加陳皮半夏，柴陥湯，小柴胡湯加桔梗石膏，猪苓湯合四物湯などがそれにあたる．

　さて，これらの処方をよくみてみると，いずれも傷寒論他に出てくる既存の処方に何かをプラスしたもの，もしくは既存の処方どうしを合体させたものである（ここにあげた例に限っていえるだけで，すべてがそうではない）．

　ちなみに，柴朴湯＝小柴胡湯＋半夏厚朴湯，柴陥湯＝小柴胡湯＋小陥胸湯である（小陥胸湯はエキス製剤にはなっていないが，黄連・半夏・栝楼根から成る，きわめて有名な傷寒論収載処方である）．

　蛇足ではあるが，複数の処方を合体させたものを合方という．あるいは合体させる行為のことも「合方する」などという．

　…ということは，われわれが日々の臨床で複数のエキス製剤を"約束処方"のように固定して処方する場合，これが多くの医師に使われ，効果が再現性をもって認められ，呼ぶのが便利なように処方名がつけられ，人口に膾炙していけば，それもやがては本朝経験方になるのだ．

　頑張ってあらたな本朝経験方を作ってみようではないか！

〈入江祥史〉

桂枝加厚朴杏仁湯

桂枝加芍薬大黄湯
けいしかしゃくやくだいおうとう

ツムラ（134）

◎ 主な効果・効能

比較的体力のない人で，腹部膨満し，腸内の停滞感あるいは腹痛などを伴うものの次の諸症：①急性腸炎，大腸カタル．②常習便秘，宿便，しぶり腹．

◎ 生薬構成（g）

芍薬 6.0，桂皮 4.0，大棗 4.0，甘草 2.0，生姜 1.0，大黄 2.0．

◎ 一般的な使い方・使用目標

出典の『傷寒論』では，「本太陽病，医反下之，因爾腹満時痛者，属太陰也．桂枝加芍薬湯主之．大実痛者，桂枝加大黄湯主之」とあり，前半は桂枝加芍薬湯である．桂枝加芍薬湯が適していそうで，便秘して非常に腹痛がする場合に，桂枝加大黄湯（桂枝加芍薬大黄湯のこと）にするのである．

・私はこういうときに，こう使っている・

ほとんど使わない処方である．便を出すだけならば大黄単独（ダイオウ末）で用いればよい．

桂枝加芍薬大黄湯を使う理由は，慢性便秘で腹力が虚弱な人によいからということなのだろうが，それならば**小建中湯・大建中湯**などでじっくりと腹力をつけ，自力で排便できるようにし，必要に応じて大黄を追加すればよい．

〈入江祥史〉

COLUMN ③

エキスにない名方

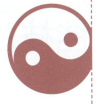

　ご存知の通り，わが国の保険収載漢方エキス製剤は147＋1処方である（1は外用剤の紫雲膏）．
　これは漢方処方のベスト147（148）かというとそうでもない．選抜した方々には申し訳ないが，なぜこれが入らなかったのか，逆になぜこんなのが入っているのか，という処方はいくつかある．
　日本漢方では，傷寒・金匱を大事にしているが，ならば傷寒・金匱の頻出処方でもあるのになぜエキスにないのか，という処方にまず四逆湯があげられよう．乾姜・附子・甘草の3味からなり，現在でいうショック状態に用いられたようで，傷寒論でも登場回数は非常に多い（登場回数1位は桂枝湯）．
　梔子鼓湯（山梔子・香鼓）もない．小陥胸湯（黄連・半夏・栝楼根）もなければ，小承気湯（大黄・厚朴・枳実）もない．いずれも葛根湯，麻黄湯，小青竜湯などよりもよく登場する処方ばかりだ．効果も鋭い名方である．
　時代を下れば，夥しい処方が生み出されるが，個人的には玉屏風散（防風・黄耆・白朮）や玉女煎（石膏・地黄・麦門冬・知母・牛膝），生脈散（人参・麦門冬・五味子）などはぜひエキスで使いたい．メーカーさん，なんとか製品化をお願いできないものだろうか…．
　ところが，新しい保険収載エキス漢方製剤はもう登場しないのではないかと言われている．昔からあっても制度上は「新薬」になるため，臨床試験が必須になるから，というのがその理由だそうだ．残念！

〈入江祥史〉

桂枝加芍薬湯
けいしかしゃくやくとう

ツムラ（60），コタロー（60），クラシエ（60）

◎ 主な効果・効能

腹部膨満感のある次の諸症：しぶり腹，腹痛．

◎ 生薬構成（g）

芍薬 6.0，桂皮 4.0，大棗 4.0，甘草 2.0，生姜 1.0．

◎ 一般的な使い方・使用目標

　出典の『傷寒論』では，「本太陽病，医反下之，因爾腹満時痛者，属太陰也，桂枝加芍薬湯主之」とあり，太陽病で桂枝湯を使うような感冒に，ヤブ医者が瀉下をかけてしまい，腹部膨満痛が出たときに用いている．

　しかし，いまどきの医師はそういう瀉下治療はしないので，桂枝加芍薬湯は腹部膨満痛全般に用いられている．近年では過敏性腸症候群によく用いられている[1]．

　現代医学的な使い方として次の例がある．糖尿病治療薬アカルボース（α-グルコシダーゼ阻害薬の一種）の副作用に，服用後の消化器症状（腹部膨満感）がある．その軽減に桂枝加芍薬湯併用は有用との報告がある[2]．

　さて，構成をみると，桂枝加芍薬湯は桂枝湯の芍薬を増量したもの，つまり，桂枝加芍薬湯はもともと桂枝湯である．だが，単に芍薬を増やしているだけではない．全く別の作用をもつような印象の処方になっている．

・私はこういうときに，こう使っている・

桂枝加芍薬湯はもともと桂枝湯なのだから，桂枝湯のような感冒のときに使ってもよい．感冒で胃腸にきやすい場合にも使ってよい．

私は，最近多い「空気嚥下症」によるいわゆる「ガス腹」によく使っている．ガス腹は，嚥下した空気が腸管内に溜まって，あるいは腸内細菌の異常発酵によって起こる．その都度ゲップや排ガスで対処すればよいのだが，職場などではそうもいかないのだろうか，だいたい昼食後〜夕方にかけて仕方なくこういう現象を呈してしまう．ガスは腹痛（疝痛）を起こすこともあり，激痛に悩まされることもある．

また，ガスは精神不安定，頭重感，イライラ，食思不振などの不定愁訴のもととなることもある．これらの改善目的にも，桂枝加芍薬湯は有用である．

しかし，過敏性腸症候群も含めて，これらの消化器異常の原因は多分にメンタルなものである．桂枝加芍薬湯にはメンタルに作用する生薬は含まれないので，あくまで対症療法ということになる．現代医学のジメチコン（商品名：ガスコン®）の作用に似ていなくもない．

過敏性腸症候群は下痢タイプが多いので，私は桂枝加芍薬湯ではなく，もっぱら**啓脾湯**を使っている．

本治を目指すなら桂枝加芍薬湯では無理だろう．

なお，桂枝湯の芍薬を増やすだけで腹痛の薬になるのであれば，さらに膠飴を加えて腹痛対策を盤石にした**小建中湯**のほうを使うのがベターであろう．

文献

1) 佐々木大輔，上原　聡，樋渡信夫，他．過敏性腸症候群に対する桂枝加芍薬湯の臨床効果—多施設共同無作為割付群間比較臨床試験—．臨床と研究．1998; 75: 1136-52.
2) 長谷部啓子，町田道郎，矢田真理子，他．アカルボースと桂枝加芍薬湯併用療法の有用性について—消化器症状の軽減効果の検討—．基礎と臨床．1997; 31: 3179-86.

〈入江祥史〉

桂枝加朮附湯
けいしかじゅつぶとう

ツムラ（18），コタロー（18）

◎ 主な効果・効能

関節痛，神経痛．

◎ 生薬構成（g）

桂皮 4.0，芍薬 4.0，蒼朮 4.0，大棗 4.0，生姜 0.5，甘草 2.0，附子 0.5．

◎ 一般的な使い方・使用目標

　これは**桂枝湯**（p.70）の変法（加法）であるから，桂枝湯の知識を得てから読んでほしい．

　出典は『傷寒論』ではなく，吉益東洞の『方機』である．「湿家，骨節疼痛する者，或は半身不遂，口眼喎斜する者，或は頭疼み重き者，或は身体麻痺する者，或は頭痛劇しき者，桂枝加朮附湯之を主る」とある．風寒湿邪に襲われたもの，あるいは普段から湿を抱えるものの，関節痛，麻痺，頭痛によいという．記載からは，脳卒中を起こしたものにも用いたようである．

　ちなみに，風寒湿邪ではなくて風寒邪によるものであれば，桂枝湯で十分ということになる．桂枝加朮附湯では，桂枝湯で表寒邪に対応し，湿の対処に蒼朮が，寒が強いので附子が，それぞれ加えられていると考える．

・私はこういうときに，こう使っている

　桂枝湯類法の中で，これは汎用性が高い．原因によらず「冷えて痛む」ものには使える，という印象を私は持っている．筋肉にも関節にも神経にも使える．

神経痛では，高齢者の坐骨神経痛，帯状疱疹後の神経痛，術後の創傷痛（いわゆる古傷）などに非常に使える[1]．もとが桂枝湯だから，胃に優しいのも利点である．

　関節痛では，高齢者の膝関節痛や関節リウマチにも用いることがしばしばある．ほかで述べるように，麻黄の入った類似処方（ex. **越脾加朮湯**，**麻杏薏甘湯**，**葛根加朮附湯**）を使いたいけれども，麻黄が余計だという場合もあるから，そういうときに重宝する処方がこれである．

　申し遅れたが，桂枝加朮附湯単独では附子の配合量が少ない．冷えの関与が強い場合には，たいてい**附子**（ブシ末）を1～1.5g追加している．

　麻痺については使用経験がそれほど多くないが，吉益東洞の記述と違い，中枢性には効果がないか，もしくは薄いようだ．むしろ**続命湯**（保険適用外）や**当帰湯**などのほうが良い印象がある．したがって私の場合，桂枝加朮附湯はもっぱら末梢神経麻痺に用いている．

　桂枝加朮附湯は，疼痛がない人にももちろん使える．例えば，**八味丸**（**八味地黄丸**）の適応であるけれども，地黄が胃に障って飲めない人がいる．そういう人では，私はしばしば桂枝加朮附湯に切り替えている．桂枝湯ベースで胃腸への負担が少ない処方なので，どちらでも良さそうな場合は桂枝加朮附湯にしている．あるいはこれに**真武湯**を足して用いることが少なくない．

　他には，膠原病によくみられるRaynaud現象（寒冷刺激やストレスなどによる手の白変・血流低下）によいことがある．

　桂枝加朮附湯の加法に**桂枝加苓朮附湯**があるが，別の項（p.68）でお話しする．

文献
1）井齋偉矢．開胸術後の疼痛と発汗に対する漢方製剤の効果．痛みと漢方．1997; 7: 29-32.

〈入江祥史〉

桂枝加竜骨牡蛎湯
けいしかりゅうこつぼれいとう

ツムラ（26），コタロー（26），クラシエ（26）

◎ 主な効果・効能

下腹直腹筋に緊張のある比較的体力の衰えているものの次の諸症：小児夜尿症，神経衰弱，性的神経衰弱，遺精，陰萎．

◎ 生薬構成（g）

桂皮 4.0，芍薬 4.0，大棗 4.0，生姜 1.5，甘草 2.0，竜骨 3.0，牡蛎 3.0．

◎ 一般的な使い方・使用目標

原典の『金匱要略』では「脈得諸芤動微緊者，男子則失精，女子則夢交，桂枝竜骨牡蛎湯主之」となっている．脈がとても虚弱であり，もし風邪を引いたらいかにも桂枝湯が合いそうな大変虚弱な人が，日中は大人しくてむしろ元気がないのだけれども，夢の中ではタガが外れて（？）夢精あるいは夢の中で性交しているような，一種の精神神経障害〜睡眠障害に用いられるとある．

桂枝湯に竜骨・牡蛎という2つの生薬を足したものである．感冒薬に向精神薬を足したような構成だが，実際にそういう用いられ方はしない．現在は，性的な症状のあるなしに関わらず，また感冒症状のあるなしにも関わらず，神経が参った状態であれば昼夜関係なく使える．

桂枝湯部分は感冒薬ではなく，この処方の中では表虚証を治すという意味で用いられる．いうまでもなく，表虚証だから衛気が少なくて，すぐに汗が漏れ出てしまうのである．竜骨・牡蛎とくに後者には汗を収斂させる作用もあり，そういう意味では**桂枝加黄耆湯**にも似ているが，桂枝加黄耆湯には心神への効果はほとんどない．

・私はこういうときに，こう使っている・

竜骨も牡蛎も，ともに重鎮安神薬で，カルシウムをたっぷりと含み精神安定作用がある．もっとも，カルシウムだけでは薬効の説明はつかない．桂枝湯が使えそうな虚弱者で精神不安があれば使える．風邪を引いたとしたらいかにも桂枝湯ではなくて麻黄湯がよさそうなもので，精神不安があれば，**柴胡加竜骨牡蛎湯**にするとよい．

桂枝加竜骨牡蛎湯は，日中のさまざまな不安，パニック障害，緊張，緊張による手の震えや発汗，入眠障害，中途覚醒，寝汗などにも用いている．頓用でもよいが，長期的にじっくりと用いて安定を図ることが多い．

また，芍薬・牡蛎には収斂作用があり，「もらさない」働きがあるので，汗でも尿でも，何でもよいからとにかく漏らしてはいけない場合に用いる．子どもの夜尿症や，夢精に用いるのはこのためである．

脱毛症にもよく用いられる．毛髪は漢方的には「血の余り」であり，**四物湯**などで補血するのが順当な治療である．その前に髪がぼそっと物理的に抜けてしまうのを防ぐのは，収斂作用をもつ芍薬・牡蛎の仕事である．実際には四物湯＋桂枝加竜骨牡蛎湯と，合方して用いることが多い．

筆者は，卵管閉塞による不妊症で，焦りまくってメンタルにきて脱毛症になってしまった人に用いたことがある．緊張が激しくて冷汗をかくことも多い．さて，桂枝加竜骨牡蛎湯で不安や脱毛はもちろん軽快したが，卵管も開通したのには驚いた．牡蛎の軟堅散結作用によって，癒着したというよりは機能的に拡張しにくかった卵管が拡張したのではないかと考えている．以後，同様な方には桂枝加竜骨牡蛎湯，または牡蛎を粉末（**ボレイ末**）で用いたりしている．

〈入江祥史〉

桂枝加竜骨牡蛎湯

桂枝加苓朮附湯
けいしかりょうじゅつぶとう

クラシエ (18)

◎ 主な効果・効能

関節痛, 神経痛.

◎ 生薬構成 (g)

桂皮 4.0, 芍薬 4.0, 大棗 4.0, 生姜 1.0, 甘草 2.0, 茯苓 4.0, 白朮 4.0, 附子 0.5.

◎ 一般的な使い方・使用目標

　桂枝加苓朮附湯は, **桂枝加朮附湯**と同じく, 吉益東洞『方機』を出典とする. 「湿家にして眼目明らかならざる者（応鐘或は紫円或は七宝）, 或は耳聾し或は肉瞤筋惕する者は, 桂技加苓朮附湯之を主る.」とあるが, 桂枝加朮附湯に茯苓を足したものである. つまり茯苓のもつ利水滲湿・健脾作用を追加したものである.

　余談だが, 応鐘（応鐘散・芎黄散）は川芎＋大黄の散剤. 紫円は代赭石・赤石脂・巴豆・杏仁から成る丸剤. 七宝（七宝丸）は牛膝・軽粉（塩化水銀（Ⅰ）. 甘汞ともいう）・土茯苓・大黄・丁子から成る丸剤. いずれも「万病一毒説」を唱えた吉益東洞らしい瀉下剤である.

・私はこういうときに，こう使っている・

　桂枝加苓朮附湯・桂枝加朮附湯は，茯苓のあるなしの違いがあり，臨床的効果もこれを反映しているかと思いきや，関節痛，神経痛に対しては2処方の効果に大差はないと私は感じている．

　医療用エキス製剤では，クラシエとオースギだけが桂枝加苓朮附湯を販売しており，後のメーカーは桂枝加朮附湯である．両者を併売しているメーカーはない．クラシエの桂枝加苓朮附湯には分2用と分3用とがあり，後者には錠剤もあるので，処方の幅が多少広がる利点があるくらいである．

　しかしこれは関節痛や神経痛専用の処方ではない．

　よくみるとこの中には**苓桂朮甘湯**がスッポリと入っていることに気づくであろう．その通りで，苓桂朮甘湯を使いたいような患者で，さらにお腹が弱くて冷えが強い人にも使える処方なのである．

　具体的にはめまい，痛み，耳鳴りなどがあって，多分に神経症的な症状をもつ人が，下痢や冷えを伴っている場合にこれ1剤で対応できてしまうのである．

　保険適用症だけからは，こういう使いかたはなかなか見えてこない．痛み＋α の，α の部分に注目するとよいというのは，なにもこの処方の使い方に限ったことではない．

〈入江祥史〉

桂枝湯
けいしとう

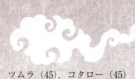

ツムラ（45），コタロー（45）

◎ 主な効果・効能

体力が衰えたときの風邪の初期.

◎ 生薬構成（g）

桂皮 4.0，芍薬 4.0，大棗 4.0，生姜 1.5，甘草 2.0.

桂枝湯

◎ 一般的な使い方・使用目標

桂枝湯は，出典である『傷寒論』には，「太陽中風…嗇嗇悪寒，淅淅悪風，翕翕発熱，鼻鳴乾嘔，桂枝湯主之」，「太陽病，頭痛，発熱，汗出，悪風，桂枝湯主之」と書いてある．感冒の初期，すなわち風寒の邪に襲われたばかりの，悪風・発熱・頭痛があり（以上を「表寒証」という），じわりと汗が出ているもの（これを「表虚証」という）によい．

感冒というのは「風の邪が体表にとりついたもの」と漢方では考える．したがって，初期にはサッと汗をかかせて邪を追い出すというのが漢方流の治し方だが，桂皮・生姜が発汗作用をもっている．

桂枝湯が向いている風邪の引き方をする人は，じつはあまり丈夫な人ではない．だから汗をかかせ過ぎてはいけない．このブレーキ役として芍薬（収斂・発汗抑制）が配合されている．

また，桂枝湯は胃腸への悪影響が少ないため使いやすい．むしろ，大棗，生姜，甘草は胃腸を守るほうに作用する．

さて，桂枝湯は表寒証の治療に用いるが，問題になるのが**麻黄湯**や**葛根湯**との使い分けである．麻黄湯や葛根湯は麻黄＋桂枝という「強烈発汗生薬ペア」を含むので，悪風・発熱・頭痛がし（「表寒証」）しかも汗が出ていない（これ

を「表実証」という）ため，しっかり発汗させて邪を追い出したいとき用いる．だいたいこういう麻黄湯・葛根湯が向いている風邪の引き方をする人は，普段は丈夫な人が多い．ブレーキの芍薬は麻黄湯には入っていない．

麻黄湯と葛根湯の使い分けについては他項に譲る．

・私はこういうときに，こう使っている・

漢方の感冒治療薬に共通していえることであるが，普通の総合感冒薬などのような解熱鎮痛作用はほとんどない．逆に発熱を促進させ，侵入したばかりのウイルスを死滅させるように作用するものが多い．このほうが，一時的には症状が悪化するものの，結果的に早く治癒するので，そういう治し方でも構わないという人に用いる（現代人は忙しいから，とにかく症状が早く治まるなら解熱剤でもよいという人が多いのは，かえって経過が長引くので残念なことだ！）．

さて，桂枝湯は虚弱な人の感冒に使えるのだが，実はそれほど使うチャンスがない．オリジナルの煎じ薬はまだしも，エキスだと効果をさほど感じないからだ．筆者は高血圧があって麻黄が使えない場合か，いろんな薬が飲めない妊婦くらいにしか使っていない．

桂枝湯

応用編として，筋肉痛・関節痛の緩和にも用いることができる．しかし，それほど作用が強くない．他の処方（**麻黄湯**，**附子末**など）を併用するか類似処方（**桂枝加朮附湯**，**桂枝加芍薬湯**など）を用いることが多い．

副作用としては，甘草を含むため一部に浮腫・高血圧などがくることがある（**芍薬甘草湯**の項：p.136 を参照）が，筆者は大きな問題になるような例に出くわしたことがない．

結局，桂枝湯（エキス）は実用面というより，漢方薬の成り立ちを勉強するほうにうんと役立つ処方だと思う．

〈入江祥史〉

桂枝人参湯
けいしにんじんとう

ツムラ（82），クラシエ（82）

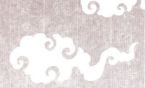

◎ 主な効果・効能

胃腸が弱い人の次の諸症：頭痛，動悸，息切れ，神経性心悸亢進，慢性胃腸炎，胃アトニー．

◎ 生薬構成（g）

桂皮 4.0，甘草 3.0，蒼朮 3.0，人参 3.0，乾姜 2.0．

◎ 一般的な使い方・使用目標

ネーミングでは**桂枝湯**に人参が加わったように思えるが，実際は**人参湯**（＝理中湯）加桂枝（エキス製剤では桂皮）である．表と裏の寒邪を共に改善する処方で，虚証の表裏双解剤である．典型的には，表寒証（頭痛，発熱，悪寒），裏寒証（唾液過多，下痢，腹痛，心下痞硬，温かい飲物を好む）の両方を認める．

もともとは感染症の治療に瀉下法を使用しすぎて，表証は治癒せず，裏は虚して心下痞硬（消化活動の失調），表裏ともに邪に侵された病態である．感染症の積極的な治療法に身体が持ちこたえられず，病状が増悪した際の救済処方であった．

臨床の場では，心陽虚証によく用いる．動悸でも非器質的なもの，心房細動など原因はあるものの，標準治療で症状が軽減しないものに，証に合わせて使用するとよい[1]．

・私はこういうときに，こう使っている・

小山によれば，桂枝人参湯の桂枝が薬効上最も重要とされ，桂皮末（保険適応）を加えるのもよいとしている[1]．

『古方薬嚢』[1]によれば,「熱が有り悪寒して下痢」「胸のあたりのつまる感じ」が主症状としてあれば効果が期待できる. 普段, 心陽虚, 脾陽虚証のものにも良い適応である. この証のもので感染性胃腸炎がこじれたもの, また**半夏瀉心湯**で増悪するような場合に考えるとよい.

桂皮と甘草の組み合わせは気の上衝を治める. この組み合わせだけを取れば**苓桂朮甘湯**など他の選択肢もある. しかし, この処方の強みは, 気の温煦作用と推動作用を同時に高めることにある.

どのようなイメージをつくりあげればよいだろうか.

もともと陽虚証のものが, 責任職についてさまざまな案件を決定していく中で, 心陽は虚していく. 責任とはそのようなパワー(つまり, 情"熱", "熱"意である)を必要とする. **帰脾湯**は類似処方であるが, 補脾気と補心血が主体で, 温煦作用を高めるには弱い. その際には桂枝人参湯がよい.

心は五臓の中心的な駆動力を発揮する. 肝と心を比較してみよう. 肝は移ろいやすい感情というものの"疏泄"を良くする. 肝の強い方は軽やかに, 肝の疏泄が容量オーバーすれば, 怒りをもって外に他罰的に放出し, 疏泄を維持しようとする. 心は自己責任として処理する傾向がある. 自罰的なのである. 心陽を温める生薬として桂皮, 附子がある.

桂枝(若枝), 桂皮(肉桂:樹皮)は本来同一植物の異なる部位を使っていて, 薬効も異なるものと考えられているが, ここではそこは議論しない.

桂枝は, 傷寒論では発汗作用があり, かつ発汗を行き過ぎないように調節する作用がある. 大量に発汗すると動悸が起こる. 『黄帝内経』でも汗と心との関係を強調している. 体表部で発汗を調整して心を守る. これは桂枝が発汗調節という表における"心陽を防御する作用である. 桂皮は温裏剤である. 心, 腎などの臓腑に熱産生を鼓舞して機能を高める. 熱は身体面では物質の代謝活動を助けるエネルギーであり, 精神面では意志, 感情を強くする熱意, 情熱となる.

心陽を守る日常の処方は何であろうか? その一つは, 信頼という暖かさである. 瀉方を得意としたおそらく金元四大家の張従正も言ったであろう.「心は喜びをもって本治となる」と.

文献
1) 小山誠次. 古典に生きるエキス漢方方剤学. 京都: メディカルユーコン; 2014.

〈田中耕一郎〉

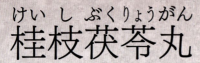

桂枝茯苓丸
けいしぶくりょうがん

ツムラ（25），コタロー（25），クラシエ（25）

◎ 主な効果・効能

　比較的体力があり，ときに下腹部痛，肩こり，頭重，めまい，のぼせて足冷えなどを訴えるものの次の諸症：月経不順，月経異常，月経痛，更年期障害，血の道症*，肩こり，めまい，頭重，打ち身（打撲症），しもやけ，しみ，湿疹・皮膚炎，にきび

　*血の道症とは，月経，妊娠，出産，産後，更年期など女性のホルモンの変動に伴って現れる精神不安やいらだちなどの精神神経症状および身体症状のことである．

桂枝茯苓丸

◎ 生薬構成（g）

　桂皮 3.0，芍薬 3.0，茯苓 3.0，桃仁 3.0，牡丹皮 3.0．

◎ 一般的な使い方・使用目標

　『金匱要略』では子宮筋腫，それに伴う出血に用いられてきた．桃仁，牡丹皮の組み合わせを有する駆瘀血剤の元祖として，日本漢方では頻用されている．現代医学の概念に照らせば，"末梢循環の改善薬"である．

　桃仁は3g入っているものの，実臨床では副作用で下痢になることは少ない．そのため，他の駆瘀血剤の大黄牡丹皮湯，桃核承気湯などに比べて，便秘のない方にも使いやすい．

　子宮，卵巣機能障害による月経，更年期の諸症状，下腹部の腸管の血行障害，炎症に用いることができる．産婦人科疾患だけでなく，下腹部の内科・外科疾患にも用いることができる．

・私はこういうときに，こう使っている・

　子宮筋腫に伴う過多月経，月経困難症に対して桂枝茯苓丸はよく用いられ，一定の効果が得られるとの報告がある．反応群と非反応群を決める明確な臨床所見はまだなく，東洋医学的に瘀血の所見の多少が鑑別となる．子宮筋腫が血管を引き込んでいたり，筋腫内に血流が豊富な場合があるために，瘀血として治療することが多い．実際には，気滞，痰飲も絡んでいるとして処方を決めることが多い．

　桂枝茯苓丸はその名の通り，桂枝と茯苓が大切である．単なる瘀血の方剤ではなく，瘀血の原因治療を考慮しているのである．血の停滞に対しては，温通薬である桂枝を用いて，気を動かしている．血が停滞すれば水も停滞する．いずれも体液であるからである．それに対して利水作用のある茯苓を用いている．

　少なくとも子宮筋腫の退縮効果は大きさには依存しているようである．桂枝茯苓丸単独では，手拳大以上までになっていると効果があまり期待できない[1]．そのため，産婦人科臨床では比較的小さい初期から用いていた方がよいと考えられる．

　GnRHアゴニストなどの内分泌療法と桂枝茯苓丸を併用すると退縮効果が得られるとされる．そのために，手拳大以上でも術前，または閉経が近い場合には内分泌療法とともに用いるとよい．「閉経期逃げ込み戦略」[1]と提唱している．

　卵巣嚢腫に関しては，駆瘀血薬を駆使して，軽度退縮し，少なくとも拡大させないようにすることは可能である．

　下腹部を中心とした内科，外科系の腹痛症にも用いることができる．目標としては，憩室炎，憩室症，術後の腸管癒着予防，腸管癒着による腹痛などである．虫垂炎の待機術に抗菌薬と併用することも漢方医の中では以前は行われていた．手術を回避できることは，医療経済的にも有意義であり，今後安全性を確認しながら，臨床研究が期待される分野である．

桂枝茯苓丸

文献
1) 坂本　忍, 鈴木浩基, 岡部　瞳, 他. 子宮筋腫に対する内分泌漢方戦略. 漢方医学. 2015; 39, 255-7.

〈田中耕一郎〉

桂枝茯苓丸加薏苡仁

ツムラ (125)

◎ 主な効果・効能

比較的体力があり，ときに下腹部痛，肩こり，頭重，めまい，のぼせて足冷えなどを訴えるものの次の諸症：月経不順，血の道症，にきび，しみ，手足のあれ．

◎ 生薬構成（g）

桂皮 4.0，芍薬 4.0，茯苓 4.0，桃仁 4.0，牡丹皮 4.0，薏苡仁 10.0．

◎ 一般的な使い方・使用目標

適応は**桂枝茯苓丸**に類似する．薏苡仁の痰飲・湿の処理能力，そして排膿の作用が加わっているために，瘀血に加えて，浮腫，滲出液を含む炎症，膿瘍などが加わった慢性的な皮膚疾患が一つの目標である．もう一つは，下腹部の瘀血，痰飲による痛みである．腸管は，腸管膜に豊富な血管が走行しているが，血流全てが均等に分配されているわけではない．動脈硬化などにより血流も障害を受ける．これは東洋医学的な瘀血の病理と関係する．また，腸管には憩室や虫垂など残渣が溜まりやすく，雑菌が繁殖しやすい場所がある．これは痰飲と関係がある．瘀血も痰飲も炎症を惹起しやすい．

・私はこういうときに，こう使っている・

本家・桂枝茯苓丸に比べて，薏苡仁が加味されていること以外に，全体的な生薬量が各々 3 から 4 g へと増加していることが特徴であり，利点である．生薬内容からは**腸癰湯**（桃仁，牡丹皮，薏苡仁，冬瓜子）の類似処方となってきている．方意を強化するために併用するのもよい．

逆に桂枝茯苓丸加薏苡仁で便秘になる方がいる．薏苡仁の祛湿作用によるものと考えられる．腸の粘滑さが失われ，腸燥便秘のようになる．自覚症状としては，「何かすっきり出ない」という訴えとなる．その場合には桂枝茯苓丸の方が良い．

女性生殖器系の疾患にもよく用いられる．女性生殖器は，女性ホルモンのコントロール下にあり，微細な血管も豊富である．かつ精神的負荷など外的な刺激にも非常に敏感に反応する．月経痛に対して，**芍薬甘草湯**が奏効する場合も多いが，末梢血管の攣縮による微小循環不全の関与が考えられる．疼痛時の芍薬甘草湯は疼痛緩和に加え，繊細な生殖器の機能維持にも貢献している可能性がある[1]．疼痛は芍薬甘草湯でコントロールしながら，桂枝茯苓丸加薏苡仁を日々継続することで瘀血，痰飲などの器質的変化を防止する．

卵巣嚢腫はよい適応である．増大しないかを婦人科のエコーで確認しながら，半年から1年の期間で評価する．月経痛（気滞・瘀血など），経血量（血虚），血塊（瘀血）の改善も診ていくと，御本人の目標も明確となり，継続に導きやすい．

桂枝茯苓丸加薏苡仁は，膠原病を基礎疾患にもつ方の皮膚症状にも良い．発赤や滲出液の軽減を目標に使用する．膠原病は血の病で血虚，瘀血，虚熱を引き起こしやすい．本治として**四物湯**加減がよく用いられるのはそのためである．瘀血という病態の一つに酸化ストレス関与の報告もある[1]．

アトピー性皮膚炎の苔癬化した皮膚に，必要に応じてステロイド外用を行いながら，使用することもある．活動性のある炎症時には向かないが，慢性期に硬く色素沈着した皮膚に数か月の単位で使用することがある．

他に大塚敬節氏は，肝斑，打撲傷に用いている[2]．**治打撲一方**は，大黄を含むとはいえ，急性期には1日3回使用しても，さほど問題なく軟便の際も自己調節で使用可能である．脾虚傾向が強ければ，大黄の配合されていない桂枝茯苓丸加薏苡仁はよい選択肢である．

文献

1）松原陽佑，松本隆志，関口協二．ラット血中酸化ストレス代謝物に対する桂枝茯苓丸加薏苡仁の作用と血中抗酸化成分の同定．日本皮膚科学会雑誌．2017; 127: 1174.
2）大塚敬節．漢方診療医典．東京: 南山堂; 2001.

〈田中耕一郎〉

桂芍知母湯
けいしゃくちもとう

三和（180）

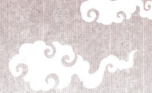

◎ 主な効果・効能

関節痛，身体やせ，脚部腫脹し，めまい，悪心のあるものの次の諸症：神経痛，関節リウマチ．

◎ 生薬構成（g）

桂皮 3.0，知母 3.0，浜防風 3.0，生姜 1.0，芍薬 3.0，麻黄 3.0，白朮 4.0，甘草 1.5，附子 1.0．

◎ 一般的な使い方・使用目標

寒熱錯雑証の関節痛，関節炎．「諸々の肢節疼痛，身体尫羸（おうるい：猫の背のように痩せる），脚腫れて脱するが如く，頭眩して短気（息切れ）し，温温として（むかむかして）吐せんと欲す」『金匱要略』

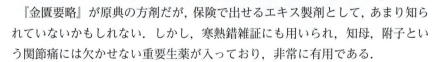
・私はこういうときに，こう使っている・

『金匱要略』が原典の方剤だが，保険で出せるエキス製剤として，あまり知られていないかもしれない．しかし，寒熱錯雑証にも用いられ，知母，附子という関節痛には欠かせない重要生薬が入っており，非常に有用である．

生薬構成は，桂枝加朮附湯去大棗加麻黄・知母・防風である．麻黄・知母・防風はいずれも痺証（手足の関節，筋の疼痛，しびれ）に用いられる生薬である．**桂枝加朮附湯**の強化バージョンとして捉えるとよい．

温熱性の桂枝加朮附湯の構成に，清熱作用のある知母が入ることで，寒熱錯雑証にも用いることができる．知母は関節腫脹（湿邪）を取る力はないが，増殖性の炎症で熱感がある場合によい．ここは，桂芍知母湯の大きな特徴である．そのため，関節部の熱感がある場合にも使用可能である．

白朮と附子には祛湿作用があり，関節の腫脹によい．しかし，祛湿作用の強い蒼朮ではなく，健脾に強い白朮となっていることから，強い腫脹（湿邪）には向かない．腫脹が少ないために，関節周囲がやせてみえるような所見となる．

熱邪の程度によって石膏末（保険適応）を 3 g 程度から合わせ始めるとよい．

補血，補腎薬は配合されていないので，本来は関節炎でも初期の抗炎症薬として用いるのがよいであろう．

山本巌氏は『東医雑録』で，炎症症状や痛みも強くない大関節に用いるとよいとしている．また，「**越婢加朮湯**が慢性化して萎縮が加わると**続命湯**になる．**白虎加桂枝湯**のような湿の少ないタイプが慢性化すると，桂芍知母湯になる」「関節に炎症があり，熱をもって熱い．関節膜は肥厚しているが，関節の内部に水は少ない」「消耗性発熱で午後に決まって熱が出るのによい」「こわばり現象がある」などの特徴をあげている．

関節の炎症以外に，神経痛，筋痛など四肢の疼痛，しびれなどの症状に広く用いることができる．ただ脾胃が弱い場合，麻黄が嘔気，食欲不振などの胃腸症状が出る場合があるので，注意が必要である．

〈田中耕一郎〉

啓脾湯
けいひとう

ツムラ（128）

◎ 主な効果・効能

やせて，顔色が悪く，食欲がなく，下痢の傾向があるものの次の諸症: 胃腸虚弱，慢性胃腸炎，消化不良，下痢．

◎ 生薬構成 （g）

蒼朮 4.0，山査子 2.0，茯苓 4.0，沢瀉 2.0，山薬 3.0，陳皮 2.0，人参 3.0，蓮肉 3.0，甘草 1.0．

◎ 一般的な使い方・使用目標

食を消し瀉を止め，吐を止め疳を消し，黄を消し脹を消し，腹痛を定め脾を益し胃を健やかにす．

・私はこういうときに，こう使っている・

慢性化した，主として機能的な下痢に対してはこの方剤をファーストチョイスにしている．下痢の鑑別として，疼痛が強く炎症症状が激しく，時に裏急後重を伴う実の下痢と，疼痛はほとんどなく炎症症状も弱い虚の下痢があり，構成生薬をみても，黄柏など入っておらず，後者の下痢により適応することは明らかであろう．

長期にわたる下痢による消耗で体力が低下している場合は別にして，体力の有無と，下痢が実なのか虚なのかはあまり関係がないことが多い．慢性的な下痢は，コントロールされていない潰瘍性大腸炎などを除いては大部分が虚の下痢であるため，その場合には啓脾湯がよく合うように感じている．

また，特に寒熱に傾いている方剤ではないため，その点でも使い勝手がよい．

他の方剤との鑑別点としては，慢性化した下痢で，寒冷刺激により悪化する場合には**人参湯**，もしくは**附子理中湯**を用いており，「冷えて下痢すりゃ人参湯」という口訣を個人的に作っている．

慢性化した下痢でも，colic な痛みを伴う場合には**桂枝加芍薬湯**を使い，腎陽虚・水滞の症状を伴えば**真武湯**を使っている．腎陽虚・水滞があり，慢性化した下痢を伴う人には，啓脾湯と真武湯の併用もよく用いている．

六君子湯との違いは，啓脾湯が合うケースでは，胃の症状がまずみられないことであり，**半夏瀉心湯**との違いは，胃の症状がないことに加えて，明確な熱症状（胸焼けや下痢時の灼熱感など）が見られないことである．

また，下痢の原因として肝の要素が強い場合では，証に合わせて柴胡剤を併用しており，**柴胡桂枝乾姜湯**や**加味逍遙散**との相性がよいような印象がある．しかしながら，一方で啓脾湯がある程度有効であった過敏性腸症候群の下痢型に対して，証に合わせて**柴胡加竜骨牡蛎湯**を併用したところ著効した例もある[1]．

文献

1) 入江祥史, 長瀬眞彦. 生薬から処方構成をみた柴胡剤の使い方. Phil 漢方. 2014; 49: 3-8.

〈長瀬眞彦〉

桂麻各半湯
けい ま かく はん とう

東洋（37）

◎ 主な効果・効能

感冒，せき，かゆみ．

◎ 生薬構成（g）

桂枝 3.5*，芍薬 2.0，大棗 2.0，生姜 2.0**，甘草 2.0，麻黄 2.0，杏仁 2.5
*局外ケイシ（東洋薬行）．**生の生姜（東洋薬行）．

◎ 一般的な使い方・使用目標

麻黄湯と桂枝湯を 1：1 で混合したものである．『傷寒論』には「太陽病，得之八九日…（中略）…面色反有熱色者，未欲解也，以其不能得小汗出，身必痒，宜桂枝麻黄各半湯」とある．感冒が長期に及び，邪がまだ体表に残っていて痒いので，発汗させて治そうという処方である．

・私はこういうときに，こう使っている・

この処方は中途半端な感が否めない．感冒は私なら麻黄湯でサッと治すほうを選択する．痒みも表熱があって清熱したいのなら，**越婢加朮湯**というもっと切れ味の良い処方がある．

春期花粉症に対し桂麻各半湯は**小青竜湯**と同等の有効性を示すという報告[1]があるが，私の経験では，小青竜湯のほうが圧倒的に効く．

文献
1) 森　壽生，倉田文秋，嶋崎　譲，他．春季アレルギー性鼻炎（花粉症）に対する小青竜湯と桂麻各半湯（桂枝湯合麻黄湯）の効果―両剤の効果の比較―．Therapeutic Research．1999; 20: 2941-7．

〈入江祥史〉

COLUMN ❹

御屠蘇と七味唐辛子と漢方薬

　お正月には御屠蘇を飲む習慣がある．一年の邪気を払って，健康に過ごせるようにとの願いが込められた風習である．甘いような苦いような味のする酒である．

　さてその中身だが，作る人によって中身は若干異なるものの，防風・桂皮・白朮・桔梗・山椒が入っていることが多い．これらの生薬の粉末は，だいたい和紙製のパックに入っていることが多いが，大晦日に日本酒に浸し，元日にいただく．酒の代わりにみりんを用いることも多い．

　防風・桂皮・白朮・桔梗・山椒といえば，こういう構成の漢方処方はない．そう，これは漢方薬ではない．歴史的には華佗が考案して，それを後の世の人が伝えたらしいが，定かではない．これは漢方治療に用いられることはないが，いかにも感冒の予防，初期の咽頭痛，消化器の不調，などにはよさそうではある．

　さて，漢方薬ではないけれども現在よく用いられる生薬製品に，七味唐辛子がある．関東では七色唐辛子ともいうが，こちらは赤唐辛子，粉山椒，黒胡麻，麻の実，青海苔，紫蘇，陳皮などが入っていることが多い（これも製造者によって若干異なる）．赤唐辛子は蕃椒（ばんしょう）とも呼ばれ，れっきとした生薬である．黒胡麻は胡麻仁で消風散などに入っており，麻の実は麻子仁でご存じ麻子仁丸の主薬．青海苔こそ生薬には普通含まれないものの，全体に"ほぼ漢方処方"風ではある．

〈入江祥史〉

桂麻各半湯

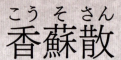
香蘇散
こうそさん

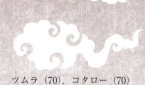

ツムラ（70），コタロー（70）

◎ 主な効果・効能

　平素より胃腸虚弱で，抑うつ傾向のある人の感冒の初期に用いる．食欲不振や軽度の悪寒・発熱などを伴う場合．葛根湯や麻黄湯などの麻黄剤では食欲不振を起こす場合．

◎ 生薬構成（g）

　香附子 4.0，蘇葉 2.0，陳皮 2.0，甘草 1.5，生姜 1.0．

香蘇散

◎ 一般的な使い方・使用目標

　温和な気滞に対する方剤である．神経性の胃腸症状にも良く用いられる．
　本来の使用目標は風寒感冒の薬であるが，感冒に使用するとすれば，胃腸虚弱の気滞傾向の体質を踏まえながら，胃腸症状に用いるとよい．
　花輪[1)]氏は，香蘇散を食事性のじんましんに用いている．紫蘇が生もの（特に魚介類）の解毒作用があるのを利用していると思われる．

・私はこういうときに，こう使っている・

　気滞の君薬として，柴胡と並んで香附子はツートップである．生薬構成から考えると，**四逆散**と香蘇散を比較してみるとよく，状況に応じて両者を併用するのもよい．他に**抑肝散**は柴胡，**女神散**は香附子を用いており，併用に向いている．香附子は，柴胡よりも広域で，肝胆以外にも脾胃の気滞に適し，胃弱の方により適している．
　香蘇散は脾胃肝胆の気滞で，**半夏厚朴湯**は，肺の痰結（気滞と痰飲が結びついたもの）で病態は異なるが，ともに神経症領域を扱うことから，臨床的な鑑別を要する場合がある．花輪[1)]氏の有名な口訣に「香蘇散証は一般的に文字が

84

小さく元気がない」「半夏厚朴湯はペン習字のように几帳面な字を書き，理路整然とした文章になっている．筆圧も強い傾向がある」と鑑別点として，虚実の違いに述べており，臨床上も非常に参考になる．

　筆者は脾胃の弱さが香蘇散証の特徴と考えている．その虚の部分のため，おとなしい印象を感じることが多い．一方，半夏厚朴湯証では葛藤はあるものの訴える強さがある．脾胃が弱いと，漢方薬の中でも合う合わないがはっきりしてくる．虚証に見えても補気剤で逆にもたれる方は，香蘇散がよい場合がある．抑肝散もこのような場合に非常に奏効することがある．脾胃が弱いのが一義でなく，外界からの刺激に対して，敏感となっているのである．食物も感情刺激も外界からの産物である．それを取り込んでどう処理するかは，その人それぞれと大きく関わってくる．

　『黄帝内経』では，「脾胃は思を主る」とある．脾胃は，感情面での“思い”を処理している．そのため，脾胃が弱いと，感情面でのいろいろな悩みが整理できず，“思い悩む”のである．脾胃は身体としての側面は消化管である．外界から得た異物である食物を消化（変換）し，吸収または排泄するという選択をしている．脾胃の精神面では，同様に“思い”の消化吸収排出をしているという訳である．精神面の“消化活動”とは，経験値として以後に生かすというのは消化吸収，過去として忘れることは排泄ということになる．どちらもとれずに思い悩むと，脾胃に気滞が生じる．それを感情面での不快感と受け取る場合もあり，胃のもたれ，つかえということで身体化される場合もある．東洋医学において“身体化”を見ると，同じ病理（この場合は脾胃の気滞）が，その臓腑系統の感情面で表現されるか，身体面（臓腑，経絡など）で表現されるかの表現型の違いである．

　「悩み？　いろいろね～たくさんありますよ」と言って，こちらからの問いかけに対して訴えが始まるのは脾胃が弱い場合が多い．ただ脾気虚が強いと訴えるパワーも不足しているために，内向してしまうこともある．

　東洋医学に良い悪いはない．ただ自分の弱点を知って，健康に生かすことは意義あることである．

　花粉症に用いる例もある．その際にも“胃腸虚弱の気滞傾向”というのはポイントとなってくる．

文献
　1）花輪壽彦．漢方診療のレッスン．東京: 金原出版; 1995．

〈田中耕一郎〉

五虎湯
ごことう

ツムラ（95），クラシエ（95），大杉（95）

◎ 主な効果・効能

咳，気管支喘息．

◎ 生薬構成（g）

麻黄 4.0，杏仁 4.0，甘草 2.0，石膏 10.0，桑白皮 3.0．

◎ 一般的な使い方・使用目標

比較的体力のある人で，喘鳴，激しい咳嗽のある場合に用いる．口渇があり，あるいは自然に発汗し，熱感を訴えるもの（高熱も悪寒もない）．小児に頻用される．

・私はこういうときに，こう使っている・

麻杏甘石湯で効果が弱い場合に，これに桑白皮を加えた五虎湯に変更している．桑白皮は，寒性のある化痰止咳薬[1)]である．

私の麻杏甘石湯の使い方に関しては，麻杏甘石湯の項（p.276）を参照のこと．

五虎湯は，麻杏甘石湯の記載がある『傷寒論』の時代よりずっと後の明の時代に開発された方剤である[2)]．

一般的な使い方にある，熱感を訴えるものという文言はどちらかと言えばそうであるが，その後に，（高熱も悪寒もない）とカッコ付きである記載に関してはケースバイケースである．

呼吸器系の炎症が強ければ，高熱があっても悪寒があっても用いる．

その場合は，例えば高熱に対しては，**荊芥連翹湯**を併用したり（あまりに高熱であれば当然原因精査をして西洋医学的治療を優先させる），悪寒に対しては**麻黄湯**を併用したりしている．

小児に頻用されるとあるが，そんなことはなく，成人にもよく用いられるし，証が合えば当然有用である．

文献
1) 神戸中医学研究会, 訳, 編. 漢薬の臨床応用. 東京: 医歯薬出版; 2002, p.476.
2) 松本克彦. 今日の医療用漢方製剤―理論と解説. 京都: メディカルユーコン; 1997.

〈長瀬眞彦〉

五虎湯

五積散
ごしゃくさん

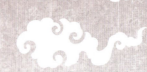

ツムラ（63），コタロー（63）

◎ 主な効果・効能

慢性に経過し，症状の激しくない次の諸症：胃腸炎，腰痛，神経痛，関節痛，月経痛，頭痛，冷え症，更年期障害，感冒．

◎ 生薬構成（g）

蒼朮 3.0，茯苓 2.0，厚朴 1.0，枳実 1.0，半夏 2.0，陳皮 2.0，大棗 1.0，生姜 1.0，甘草 1.0，当帰 2.0，芍薬 1.0，川芎 1.0，桔梗 1.0，白芷 1.0，麻黄 1.0，桂皮 1.0．

◎ 一般的な使い方・使用目標

　五積散は『太平恵民和剤局方』の「第二 治傷寒」に収載されている処方で，「調中気順，除風冷，化痰飲．治脾胃宿冷，腹脇脹痛，胸膈停痰，嘔逆悪心，或外感風寒，内傷生冷，心腹痞悶，頭目昏痛，肩背拘急，肢体怠惰，寒熱往来，飲食不進．及，婦人気血不調，心腹撮痛，経候不調或閉不通，併宜服之」とある．

　五積散は，もとは脾胃を整え温め，痰飲を化す処方である．理気化痰薬（蒼朮・茯苓・厚朴・枳実・半夏・陳皮）がズラリと並んでいる．「脾胃宿冷～嘔逆悪心」を治すのは，生薬構成の蒼朮～甘草までがこれにあたる．このほか，「外感風寒～」の風寒邪には麻黄・桂皮が対応し，桔梗・白芷が頭痛や筋肉痛を治す．「婦人～」は当帰・芍薬・川芎が主に担当する．

　まとめれば，五積散は各種消化器失調，風邪外感，月経不順によい処方である．単なる傷寒用の薬ではない．現在ではむしろ，それ以外の各種慢性疾患に用いられることが多い．

ちなみに五積とは，気・血・痰・飲・食の5つの「積」と考えられるが，「すべての"積"」という意味にとっても構わない．5というのは"全て"という意味が中国語にはあるからだ．ちなみに「難経」五十六難には，五積とは肝積（肥気）・心積（伏梁）・脾積（痞気）・肺積（息賁）・腎積（賁豚）とある．

・私はこういうときに，こう使っている・

　構成生薬が少量ずつ多数配合されるこのような処方は，カバーする範囲は当然広いのだが，小回りが利かないので，普通は慢性疾患に適している．
　私は上にも書いたように，五積散は慢性の胃腸失調や女性特有の失調に用いることが100％で，感冒に用いることはない．感冒には，**麻黄湯**，**麻黄附子細辛湯**など，ほかに優れたシンプルな処方がいくつもある．五積散のような「万能感冒薬」は，私には不要である．
　さて，慢性疾患であっても，どうしても五積散でなければならない，というものはない．むしろ，いくつもの症状を抱えている月経不順の女性に五積散これ一剤で対応できる，ということに一番の，そして唯一のメリットがあるように思う．

五積散

　五積散が適する女性は，ほとんどは更年期の女性である．冷えと気逆が目立つ，すなわち上熱下寒がある胃腸の弱い女性によいであろう．
　そのほかにも，私は五積散を不妊症の方によく用いている．冷えが強い場合や，基礎体温がなかなか上がらない場合は，これに**ブシ末**を適宜加えて処方している．
　同じようなタイプでも，陰虚が目立つ場合は，五積散ではより乾いてしまうので，理気化痰薬を抜くべきだから，**温経湯**にすることが多い．これにも附子（ブシ末）を加えるとなおよい．

〈入江祥史〉

牛車腎気丸
ごしゃじんきがん

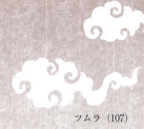

ツムラ（107）

◎ 主な効果・効能

疲れやすくて，四肢が冷えやすいものの次の諸症：下肢痛，腰痛，しびれ，老人のかすみ目，かゆみ，排尿困難，頻尿，浮腫．

◎ 生薬構成（g）

地黄 5.0，牛膝 3.0，山茱萸 3.0，山薬 3.0，車前子 3.0，沢瀉 3.0，茯苓 3.0，牡丹皮 3.0，桂皮 1.0，附子 1.0．

◎ 一般的な使い方・使用目標

八味地黄丸に牛膝，車前子が加わったものである．腎虚，とくに腎陰陽両虚に対応できる八味地黄丸の強化バージョンと考えることができる．牛膝は補腎に加えて補肝，強筋骨作用というものがある．同時に活血作用を有している．車前子は利水薬である．フレイルに用いられるようになったのは，補腎剤の八味丸をベースとしている以上に，牛膝を含んでいることも大きい．

六味丸で三補三瀉という説明をしたが，腎虚の場合は補うために，痰飲，瘀血を処理しなければならないという考え方がある．痰飲，瘀血は病理産物でその場に停滞しているだけではなく，2次的に炎症を起こす元となるためである．このような2次的変化を東洋医学では"化熱"という．

> ・私はこういうときに，こう使っている・

　牛膝，車前子は瘀血，痰飲を取るだけでなく，下半身により薬効がもたらせるような工夫である．そのため，下半身の症状（腰痛，膝痛，浮腫など）が主の場合には，**八味丸**よりも牛車腎気丸の方がよいであろう．また，腎陰陽両虚証を目標としていること，牛膝，車前子により熱を上行させないような工夫がなされているために，腎陰虚の傾向があっても使用しやすい．八味丸は附子，桂皮の比重が高く，身体が熱をもつこともしばしば経験する．実際にエキス剤では八味丸の附子が 0.5 g，牛車腎気丸の附子は 1.0 g とむしろ八味丸の方が温熱薬は少なくなっている．また，牛車腎気丸の地黄は 4.0 g，八味丸では 3.0 g である．ここは強化バージョンとして強調されてもよい点である．

　本来は丸剤であり，粉薬の方が反応がよい．保険採用のものは煎じているために牛車腎気"湯"である．

　牛車腎気丸は，脾胃への負担にも注意しなくてはならない．

　他に，三補三瀉のように補瀉で生薬構成されているのは，**五積散**である．気滞と寒湿を主に除去しながら，川芎で活血する瀉の側面と，当帰で補血，麻黄，桂皮で温煦するという補の側面がある．牛車腎気丸と生薬構成もあまり重ならず併用により増強効果が期待できる．

　補腎には補血作用のある当帰を加えるのもよい方法である．三補三瀉に異を唱えた張景岳は，三瀉を取り去り，補腎陽のために**右帰丸**というのを作った．これは六味丸の三補と附子・肉桂に，枸杞子，当帰，杜仲などを加えている．生薬数を増やしたくなければ，**四物湯**がよい．

　類似処方として，**大防風湯**がある．こちらは**十全大補湯**をベースとした"牛車腎気丸"である．こちらは補が中心で，六味丸―八味丸―牛車腎気丸系列のように補と瀉を兼ねてはいない．補腎には補中心，補瀉併用の二つの学説がある．虚によって瘀血，痰飲が生み出されるのは病態生理としてはあるが，個々の体質に応じ，補瀉の比率を変えていくことが必要である．

〈田中耕一郎〉

牛車腎気丸

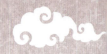

呉茱萸湯
ごしゅゆとう

ツムラ（31），コタロー（31）

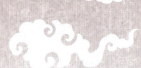

◎ 主な効果・効能

手足の冷えやすい中等度以下の体力のものの次の諸症: 習慣性偏頭痛, 習慣性頭痛, 嘔吐, 脚気衝心.

◎ 生薬構成（g）

呉茱萸 3.0, 人参 2.0, 大棗 4.0, 生姜 1.5.

◎ 一般的な使い方・使用目標

比較的体力の低下した冷え症の人で, 反復性に起こる激しい頭痛を訴える場合に用いる. 項や肩のこり, 嘔吐などを伴う場合. 心窩部に膨満感, 痞塞感あるいは振水音を認める場合.

・私はこういうときに，こう使っている・

胃の冷えが原因である, 蠕動運動など胃の機能低下による諸症状に用いている. 例えば, 胃部が冷たい, 希薄な水様性の流涎, あるいは稀薄な水様物を吐く, 胃がしくしくと痛む, 喜温喜按などである. これを中医学の言葉では胃気虚寒と言う[1]．

頭痛に用いられることが多いが, 胃の冷えを改善することが本来の目的（構成生薬の呉茱萸, 人参, 生姜を見ればそのことは一目瞭然であるが[2]）であることを知らないで, 単に「頭痛」に対して病名投与しても効かないのは当然である. しかしながら証が合えば, 頭痛に対して用いることはあり, そのような場合には著効例も散見される. 頭痛に用いる場合は, 水毒（もしくは津液停滞

が併存していることも多く，**五苓散**を併用することもある．

　他の使い方としては，私は，胃の冷えによる，慢性的な嘔吐，下痢などの消化器症状，また女性の場合であれば，月経前緊張症や月経前症候群などに使っている．このような場合，寒冷症状が強く呉茱萸湯のみで効果が弱ければ，**ブシ末**を併用している．また，腰の帯を締める位置に沿って冷えがあるなど，衝任脈の虚寒症状もあれば温経湯を併用することもある．

　【一般的な使い方・使用目標】に心窩部に膨満感，痞塞感あるいは振水音を認める場合とあるが，これは胃の冷えによる結果であるので，これのみを目標として処方すると，他の方剤との鑑別も不明瞭であるし，かつ呉茱萸湯の効果は期待できない．

　患者の所見を全て捉えた上で，全体的に診て，その時点でどこが重要な治療が必要であるポイントかよく見定める必要がある．

文献

1）宗鷺冰, 編, 柴崎瑛子, 訳. 中医病因病機学. 千葉: 東洋学術出版社; 1998. p.290.
2）焦樹徳. 名医が語る生薬活用の秘訣. 千葉: 東洋学術出版社; 2013.

〈長瀬眞彦〉

五淋散
ごりんさん

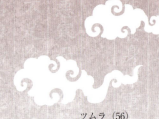

ツムラ（56）

◎ 主な効果・効能

体力中等度あるいは低下した人の慢性に経過した尿路炎症で，頻尿，残尿感，排尿痛などのある場合に用いる．

◎ 生薬構成（g）

茯苓 6.0，黄芩 3.0，滑石 3.0，甘草 3.0，地黄 3.0，車前子 3.0，沢瀉 3.0，当帰 3.0，木通 3.0，山梔子 2.0，芍薬 2.0．

◎ 一般的な使い方・使用目標

排尿に関しての病態には，淋証という複数の分類法がある．『備急千金要方』『外台秘要』では五淋と呼ばれ，5つに分類されている．五淋には二つの説があるため，合わせて気淋，熱淋，石淋，血淋，膏淋，労淋の六つとする場合もある．気淋は気滞，気虚による排尿不利，熱淋は湿熱による排尿痛，灼熱感，排尿不利，石淋は尿路結石による排尿困難，疼痛，血淋は血尿，出血性の排尿不利，疼痛，膏淋は尿混濁（タンパク尿もここに含める），労淋は過労による腎虚によりすっきり排尿しない，慢性で再燃を繰り返すなどの症状がある．

尿路感染症に限らず，腎機能障害に伴う諸症状，病態に用いることができる．

・私はこういうときに，こう使っている・

尿路感染症の進化系である．五淋という名称はあるものの，上記の分類では熱淋，血淋の方剤である．**猪苓湯合四物湯**の強化バージョンと考えることができる．

茯苓，沢瀉に，滑石，車前子を加えて清熱と利水作用を強化し，木通の「通淋」という清熱と排尿力の強い生薬が配合されている．臓腑の清熱として黄芩・山梔子，補血止血として当帰・地黄が，芍薬，甘草は攣急を抑え，疼痛緩和としても含められている．芍薬と甘草の組み合わせは尿管結石の排石にもよい．

原典である『和剤局方』には，「腎気不足，膀胱に熱有りて水道通ぜず」とあり，腎虚が排尿障害，尿路感染の背景にあると書かれている．当帰・地黄はその意味も有する．

一貫堂医学の解毒証体質では，加齢，腎虚に伴い，感染部位は上焦から下焦へと移行していくという考え方がある．乳幼児期には，中耳炎，扁桃炎が多いのに対して，壮年期に移行するにしたがって，泌尿器・生殖器という下腹部に慢性炎症の座が移るというものである．腎虚が影響していると考えられ，**黄連解毒湯**に**四物湯**が配合されている．温病学でも，三焦の病証は，重篤化するにつれて，上焦から中焦，下焦に移行してくる．虚した部位に邪が入りやすいからである．

生薬構成は，**五淋散**と**竜胆瀉肝湯**に非常に類似しており，同じように湿熱を尿路から排出する．大きな相違点は，五淋散は清熱利水の滑石を，竜胆瀉肝湯は竜胆草を用いていることである．竜胆草は肝胆という機能形態に作用する清熱剤である．肝胆は，情動の処理を行っているために，精神症状が尿路の症状に加わってくることが多い．また感情面の問題が身体化されて膀胱や陰部の症状として表現されている場合も多い．一方で滑石は抗炎症と膀胱の排尿機能を高めるものであり，器質的な膀胱炎に向いた方剤である[1]．似ているようで，五臓へのアプローチは大きく異なる．

両方の方剤を合わせて使用することも可能である．

文献
1）三浦於菟．実践漢薬学．千葉: 東洋学術出版社; 2011.

〈田中耕一郎〉

五苓散
ごれいさん

ツムラ (17), コタロー (17), クラシエ (17)

◎ 主な効果・効能

口渇，尿量減少するものの次の諸症．浮腫，ネフローゼ，二日酔い，急性胃腸カタル，下痢，悪心，嘔吐，めまい，胃内停水，頭痛，尿毒症，暑気あたり，糖尿病．

◎ 生薬構成（g）

沢瀉 4.0, 茯苓 3.0, 蒼朮 3.0, 桂皮 1.5, 猪苓 3.0.

五苓散

◎ 一般的な使い方・使用目標

口渇，尿量減少という脱水所見と，胃内停水，浮腫という一見異なる病態，体液の不足，過多をともに治療目標としている．後者は"水毒"という体内で血管外に余分で使用できない体液が貯留している概念である．前者は，水の摂取の入口である消化管が水を受け付けない陰虚（気血水で敢えて言うなら"水虚"）と言われている概念である．いずれも循環血漿量が不足しているという病態とされている．透析中の血管の refiling を改善するとのことで，透析中の低血圧，めまい，頭痛など予防，治療にも有効である．古来より「水分の偏在を是正する」と言われてきたが，磯濱ら[1]により，アクアポリンとの関係が示され，脳浮腫，慢性硬膜下血腫など血漿成分が血管外に流出する病態などにも具体的に応用されるようになってきた．

・私はこういうときに，こう使っている・

　血管周囲の体液と血管内の循環血漿量の調整薬と認識しておくと使いやすい．**五苓散**を慢性心不全に用いた集積研究がある[2]．報告によれば，BNPを低下させ，心負荷を軽減する可能性が考えられる．五苓散は，循環血漿量の調整薬とはいえ，甘草を含まず，Na，Kなどの電解質の濃度を変化させないために，循環器，腎臓の領域でも安全に使用可能である．今後，循環器，腎臓の分野でより使用されてよい．

　他には，湿度に関係するあらゆる症状に用いるとよい．すっきりしなく，重いだるい頭痛に用いる．二日酔いのようなときの倦怠感と頭重感を念頭に，「雨天の前に増悪する」という所見が取れればより感度がよく効果が出せるが，天候に対してあまり増悪因子がなくても痰飲体質，特に不規則で外食が多い職業の方には痰飲を生みやすいために目標となる．

　航空性のめまい，頭痛，嘔気，耳閉感は，航空機の上昇，下降による気圧の変化が関係している．基礎疾患が特にない場合は，搭乗前15分，着地前15分程度を目安に五苓散予防内服を推奨している．高地への登山での高山病の予防にも用いてよい．

　もともとの使用法は，『傷寒論』にあるように，感冒初期の太陽病期に，**麻黄湯**などで発汗解表した後に，大量に発汗し，煩躁（落ち着かずじっとしていられない状態）し，口渇，小便不利，飲水しても嘔吐するといった病態に用いられてきた．

　麻黄湯がインフルエンザ感染症に頻用されるようになった現代では，麻黄湯での多量発汗，煩躁に対しての救済策も当然知っておかなくてはならない．特に小児は脱水しやすく，病状が急変するためである．成人に対しては，麻黄湯を中止すれば安定するが，麻黄湯を処方する際に，発汗が過多となり，動悸がした際には，五苓散に切り替えるように，麻黄湯と同時に処方しておく．

文献
1) 磯濱洋一郎．漢方医療．2013; 37: 120-1.
2) 川原隆道，他．慢性腎臓病合併慢性心不全に対する五苓散の有効性の検討．第68回日本東洋医学会学術総会，名古屋，2017.

〈田中耕一郎〉

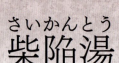

さいかんとう
柴陥湯

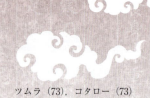

ツムラ（73），コタロー（73）

◎ 主な効果・効能

咳，咳による胸痛．

◎ 生薬構成（g）

柴胡 5.0，半夏 5.0，黄芩 3.0，大棗 3.0，人参 2.0，黄連 1.5，甘草 1.5，生姜 1.0，栝楼仁 3.0．

◎ 一般的な使い方・使用目標

誤下の後，邪気虚に乗じて心下に聚まり，其の邪の心下に聚まるにつけて，胸中の邪がいよいよ心下の水と併結する者を治す．

・私はこういうときに，こう使っている・

小柴胡湯に小陥胸湯を合わせた本朝経験方である[1]．

　こじれた炎症性の咳で，やや深いところ（気管支などで stridor を聴取するような）から出るものによく適応する印象がある．特に咳をすると，胸が痛いと訴える場合によい．

　構成生薬をみても，寒冷刺激によって悪化するような咳には用いない．もし誤って用いたら症状を悪化させてしまうだろう．

麻杏甘石湯や**五虎湯**を使うほどの急性期（発症から7日ほど）でもないし，**清肺湯**を使うほどの慢性期（数カ月以上継続）でもない場合に使っている．

アレルギー性疾患の増加によるものか？　最近，適応例が増えている印象がある．

花粉症で咳を伴う人や，咳喘息，気管支喘息で証が合う人に著効例を見ることがある．その場合，通常の西洋医学的な鎮咳薬よりも有効である印象がある．

また，湿性の痰が多い人であれば，**半夏厚朴湯**との併用も良いし，寒熱夾雑している場合には，上記と矛盾するが，**小青竜湯**との併用も有効である場合がある．

文献
1) 木下繁太朗. 健康保険が使える漢方薬 処方と使いかた. 東京: 新星出版社; 1990. p.89.

〈長瀬眞彦〉

柴陥湯

柴胡加竜骨牡蛎湯
<small>さいこ か りゅうこつ ぼ れいとう</small>

ツムラ（12），コタロー（12），クラシエ（12）

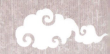

◎ 主な効果・効能

比較的体力があり，心悸亢進，不眠，いらだちなどの精神症状のあるものの次の諸症：高血圧症，動脈硬化症，慢性腎臓病，神経衰弱症，神経性心悸亢進症，てんかん，ヒステリー，小児夜啼症，陰萎．

◎ 生薬構成（g）

柴胡 5.0，半夏 4.0，桂皮 3.0，茯苓 3.0，黄芩 2.5，大棗 2.5，人参 2.5，牡蛎 2.5，竜骨 2.5，生姜 1.0．

◎ 一般的な使い方・使用目標

傷寒八九日，之を下し，胸満，煩驚，小便不利，譫語し，一身尽く重く，転側すべからざる者は柴胡加竜骨牡蛎湯之を主る．

・私はこういうときに，こう使っている・

柴胡加竜骨牡蛎湯は私の頻用処方の一つである．これは，恩師の一人である谷美智士の影響を強く受けているように思う[1]．この方剤の使用目標は，交感神経の過緊張状態であり，ストレスにさらされることが多い現代人はこのような状態であることが多いため，それがいかなる疾患〔癌であれ，PMS（月経前緊張症）であれ〕でも，かなり多くの人に適応するような印象がある．交感神経の過緊張状態の有無は，四肢末端の冷え（そこにのぼせが伴うとより適応しやすい），肩こり，安静時・起床時の動悸，入眠困難，歯の食いしばり，常に緊張感が抜けないことを自覚しているなどで判断しており，これらの所見のうち

いくつかのものがあれば，柴胡加竜骨牡蛎湯を投与している．中医学の言葉では，この状態は心肝火旺（交感神経の過緊張が，精神状態や循環器系に波及したという意味）と呼ばれる．

　精神神経疾患においては，柴胡加竜骨牡蛎湯が用いられることが多いが，全般性不安障害，身体表現性障害など，西洋医学的な治療エビデンスが十分に集積されておらず，よって漢方薬単独での治療を行うことに倫理上の問題がないような疾患においては，単独投与も可能であり，かつ，必要に応じて精神安定剤やSSRIなどの西洋医学的治療との併用も行っている[2]．入眠困難な場合は，これを就寝前一包もしくは，無効であれば2包投与することもある．

　さらには，柴胡加竜骨牡蛎湯と駆瘀血剤の併用も私が頻用する組み合わせであり，気滞血瘀の病態で加味逍遙散単独では効果が弱く感じられる場合には，柴胡加竜骨牡蛎湯と**桂枝茯苓丸**の併用を行っている．この併用は，更年期障害，PMS，月経困難，筋緊張性頭痛，肩こり，さらには子宮筋腫や癌，にも広く応用が可能である．また，これ以外に，臨床的には気滞血虚としか分類できないような病態もあり，この場合には柴胡加竜骨牡蛎湯と**当帰芍薬散**の併用を行っている．この併用は，桂枝茯苓丸との併用で用いる上記疾患に加えて，血虚が原因として関与する，精神神経疾患，不眠症，ぎっくり腰，慢性化して虚した状態の肩こりにも適用可能である．この使い方は，体格の虚実のみで処方を決定するやり方ではまず用いられないと思われるが，実臨床では有用であるため，是非お試しあれ．

　また，これも漢方理論としては矛盾した使い方なのかもしれないが，気血両虚による肝陽化風（副交感神経の機能低下による相対的な交感神経の興奮）を伴う場合には抑肝散を併用し，脾虚，瘀血を認め，かつ清熱涼血が必要な場合には加味逍遙散を併用している．この方法はとある老中医から学んだやり方である．いくら東洋医学的理論（それが日本漢方であれ中医学であれ）と矛盾していようが，実際に臨床で効くのだから（そして副作用もまずないので）使っている．

文献
1）谷美智士. 東洋医学と西洋医学 伝統と科学の結合が病気を治す. 東京: PHP 文庫; 1997.
2）久永明人. 漢方精神科ことはじめ 巻ノ一 柴胡剤の使い熟し. 東京: あかし出版; 2016. p.6-11.

〈長瀬眞彦〉

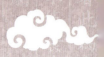

柴胡桂枝乾姜湯
<small>さいこけいしかんきょうとう</small>

ツムラ（11），コタロー（11），太虎堂顆粒（11/発売クラシエ）

◎ 主な効果・効能

体力が弱く，冷え症，貧血気味で，動悸，息切れがあり，神経過敏のものの次の諸症：更年期障害，血の道症，神経症，不眠症．

◎ 生薬構成（g）

柴胡 6.0，黄芩 3.0，栝楼根 3.0，桂皮 3.0，牡蛎 3.0，乾姜 2.0，甘草 2.0．

◎ 一般的な使い方・使用目標

比較的体力の低下した人で，顔色がすぐれず，疲労倦怠感があり，動悸，息切れ，不眠などの精神神経症状を伴う場合に用いる．心窩部より季肋下部にかけての軽度の苦満感（胸脇苦満）を訴える場合．悪寒，微熱，盗汗，口渇などを伴う場合．

・私はこういうときに，こう使っている・

柴胡桂枝乾姜湯も私の頻用処方の一つである．この方剤を用いる目標として，よく**柴胡加竜骨牡蛎湯**の虚証が目安であると言われるが，その通りだと思う．ただし，この場合の「虚証」とは「体力の有無の意味としての虚実」においての「虚証」である．柴胡桂枝乾姜湯を特徴付けている構成生薬は，まずは，栝楼根，次いで乾姜，そして牡蛎であろう．栝楼根は，潤肺，止渇，排膿の効能があり，微熱，盗汗や，乾燥性の咳嗽や痰，口渇に対して用いられる．乾姜は主として消化器，呼吸器を温め，牡蛎は精神を安定させる[1]．

これらの構成生薬からみても，【主な効果・効能】【一般的な使い方・使用目

表1 柴胡剤の使い分け

	大柴胡湯	四逆散	柴胡加竜骨牡蠣湯	小柴胡湯	柴胡桂枝湯	柴胡桂枝湯乾姜湯
精神神経系	○	◎	◎	○		◎
消化器	◎	◎		○	◎	
呼吸器				○	○	○
風邪と凝り					◎	
遷延化した風邪				○	◎	◎

◎はよく使用される，○はその次に使用される処方

標】に書いてある適応症は過不足ないと思われるし，実際私もこう使っている．証が合っていそうなのに柴胡桂枝乾姜湯が無効である場合は，より（体力的に）虚証である，**桂枝加竜骨牡蛎湯**に変方している．

精神神経疾患以外では，栝楼根の特徴を生かして，体力的な虚証の人における長引く呼吸器感染症に用いている．柴胡剤のおおまかな疾患別の使い分けは，私は **表1** のようにしていることが多い[2]．

応用的な使い方としては，柴胡桂枝乾姜湯の症の場合，血虚を伴うことが多いように感じるため，当帰芍薬散を併用することがある．柴胡桂枝乾姜湯単独で効果を感じられない更年期障害，血の道症，神経症，不眠症などにそうしている．この併用は，この証であれば不妊症にも有効である．また，不眠症に対しては心脾両虚もあれば帰脾湯を併用することもある．上記以外の併用は，きわめて例外であるが，柴胡桂枝乾姜湯の証にまれに瘀血を伴っている場合があり，この時は桂枝茯苓丸を併用している．

精神神経疾患領域では，柴胡桂枝乾姜湯と柴胡加竜骨牡蛎湯の2方剤がカバーする領域は広いので，基本としてこの2方剤は非常に重用である[3]．

文献
1) 神戸中医学研究会，訳・編．漢薬の臨床応用．東京：医歯薬出版．2002.
2) 入江祥史，編著．漢方処方　定石と次の一手．東京：中外医学社．2016. p.270-87.
3) 久永明人．漢方精神科ことはじめ　巻ノ一　柴胡剤の使い熟し．東京：あかし出版; 2016. p.9.

〈長瀬眞彦〉

柴胡桂枝湯
さいこけいしとう

ツムラ（10），コタロー（10），クラシエ（10）

◎ 主な効果・効能

発熱汗出て，悪寒し，身体痛み，頭痛，はきけのあるものの次の諸症：感冒・流感・肺炎・肺結核などの熱性疾患，胃潰瘍・十二指腸潰瘍，胆のう炎・胆石・肝機能障害・膵臓炎などの心下部緊張疼痛．

◎ 生薬構成（g）

柴胡 5.0，半夏 4.0，黄芩 2.0，甘草 2.0，桂皮 2.0，芍薬 2.0，大棗 2.0，人参 2.0，生姜 1.0．

◎ 一般的な使い方・使用目標

傷寒六七日，発熱，微悪寒，支節煩疼，微嘔，心下支結し，外証未だ去らざる者は，柴胡桂枝湯之を主る．

柴胡桂枝湯

・私はこういうときに，こう使っている・

　柴胡桂枝湯も傷寒論・金匱要略の処方であるので，主な効能・効果，および一般的な使い方・使用目標のところにベーシックな使い方は網羅されているように思う．日本漢方の長所は，それが長年日本人の体質，気質に合わせたやり方で，多くの臨床経験を積み重ねてきたので，それがはまる状態であれば，過不足無く実践的に方剤の説明がなされていることである．

　よって急性疾患であれば上気道感染の遷延化した人，慢性疾患であれば，主として胃，肝臓の疾患に用いられることが多い．私が胃，肝臓の疾患に対して柴胡桂枝湯の使用目標としている所見は，背部の凝りや，経絡学説から見て，

肝兪，胆兪の緊張が目立つ場合である[1]．

　これ以外には，太陽と少陽に跨がる症状に用いるという柴胡桂枝湯の特徴を，やはり経絡学説の視点からみて使っている．例えば，頭痛の場合，後頭部は太陽経で，側頭部は少陽経であるのでそこで処方の鑑別をしているのだが，後頭部だけ（筋緊張性頭痛など），側頭部だけ（片頭痛など）の頭痛以外にも，これらの混在型もある．そのような場合は，柴胡桂枝湯を用いている．しかしながら，柴胡桂枝湯一剤では効果が弱いことも往々にしてある．その場合には，気滞血瘀による瘀血の存在を疑い，**桂枝茯苓丸**（証に合わせて時に**当帰芍薬散**）を併用している．

　その他に私が柴胡桂枝湯を多く用いるのは，特に小児の自律神経失調症である．起立性調節障害に対してはかなり有効である印象がある．明らかな精神神経症状がなく，血虚も目立たず，脾虚もなく，明らかに虚弱な体質でなければ，小児の起立性調節障害には柴胡桂枝湯をファーストチョイスにしている．

　柴胡桂枝湯一剤で難しい場合は，水毒の合併が影響しているようで，**五苓散**もしくは，**苓桂朮甘湯**のいずれかを併用していることが多いが，苓桂朮甘湯の併用のほうがより有効例が多い印象がある．これで結構，西洋医学的治療が無効な，自律神経失調症，起立性調節障害が原因の不登校の子が改善している．

　尾台榕堂の類聚方広義に「婦人故なく憎寒し，壮熱あり，頭痛眩暈，心下支結，嘔吐悪心，支体酸軟し或は瘈瘲し，鬱々として人に対するを悪み，或は頻々欠伸するものは俗に之を血の道と謂う．此の方に宜し．」[2]とあって柴胡桂枝湯を精神神経疾患に用いられる根拠になっているようであるが，私は精神神経疾患に使うことはない．一方で癲癇に有効であることもよく知られている．これも1977年に相見によって新たに発案された使い方である[3]．

　日本漢方で言う所の（体力的な）虚実で言えば，中間証〜やや虚証に使うというのはその通りであろうと思うし，私が処方している症例群も結果的にそれに一致している．

文献

1) 入江祥史，編著．漢方処方 定石と次の一手．東京: 中外医学社; 2016, 56-65.
2) 尾台榕堂，類聚方広義．近世漢方医学書集成．大阪: 名著出版; 1980, 168.
3) 相見三郎，ほか．柴胡桂枝湯による癲癇の治療 その成績と考察及び脳派所見に及ぼす影響について．日東医誌．1977; 99-116.

〈長瀬眞彦〉

柴胡清肝湯
さいこせいかんとう

ツムラ（80），コタロー（80）

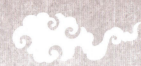

◎ 主な効果・効能

かんの強い傾向のある小児の次の諸症：神経症，慢性扁桃腺炎，湿疹．

◎ 生薬構成（g）

柴胡 2.0，黄芩 1.5，黄柏 1.5，黄連 1.5，栝楼根 1.5，甘草 1.5，桔梗 1.5，牛蒡子 1.5，山梔子 1.5，地黄 1.5，芍薬 1.5，川芎 1.5，当帰 1.5，薄荷 1.5，連翹 1.5．

◎ 一般的な使い方・使用目標

腺病質の人で，皮膚の色が浅黒く，扁桃，頸部や顎下部リンパ腺などに炎症，腫脹を起こしやすい場合に用いる．小児に用いられることが多い．疳が強く，不眠，夜なきなどのある場合．両腹直筋の緊張や，季肋下部に抵抗・圧痛のある場合．

・私はこういうときに，こう使っている・

柴胡清肝湯は，私の漢方薬によるアレルギー診療には欠かせない方剤である．構成生薬は温清飲ベースで，かつ栝楼根，桔梗，牛蒡子，連翹など，上半身に帰経する生薬を含んでいるので[1]，アトピー性皮膚炎に使うときには，皮膚の乾燥が強く上半身に皮疹が多い傾向の者に用いている．しかしながら，多少であれば浸出液を伴っていたり，全身に皮疹がある人にも有用である．

これ一剤で効果が弱いと感じる場合には，柴胡清肝湯の中に含まれている**温清飲**の方意を増強するために，温清飲を併用したり，全身性の皮疹であれば，**竜胆瀉肝湯**（一貫堂処方）を併用したり，また滲出液が多い場合は**消風散**を併用したりしている．

　慢性的な蕁麻疹の場合には，証に合わせてだが，**越婢加朮湯**を併用して有効であることも多い．

　さらには，花粉症や気管支喘息などで，熱証の症状が強い場合に，**小青竜湯**や**葛根湯加川芎辛夷**に併用すると有効である場合があり，またそれらの疾患の寛解期にアレルギー体質改善のためにそのまま継続投与することもある．

　小児のアレルギー体質や易感染体質改善，神経症にもかなり有用で，証に合わせて小建中湯と使い分けているが，小児だけでなく大人にも有用であることは論を待たない．

　これも明治の末から昭和の初期にかけて活躍し，わが国後世派の中興の祖ともいわれる森道伯が開いた，独自のスタイルである一貫堂処方である[2]．このような新たな方剤の開発を現代の医師ももっとすべきではないだろうか？　自戒を込めて．

文献

1) 三浦於菟. 実践漢薬学. 千葉: 東洋学術出版社; 2011.
2) 矢数　格. 漢方一貫堂医学. 神奈川: 医道の日本社; 1964.

〈長瀬眞彦〉

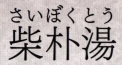
柴朴湯
さいぼくとう

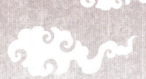
ツムラ（96），クラシエ（96）

柴朴湯

◎ 主な効果・効能

気分がふさいで，咽喉，食道部に異物感があり，時に動悸，めまい，嘔気などを伴う次の諸症：小児喘息，気管支喘息，気管支炎，咳，不安神経症．

◎ 生薬構成（g）

柴胡 7.0，半夏 5.0，茯苓 5.0，黄芩 3.0，厚朴 3.0，大棗 3.0，人参 3.0，甘草 2.0，蘇葉 2.0，生姜 1.0．

◎ 一般的な使い方・使用目標

体力中等度の人で，軽度の胸脇苦満，心窩部の膨満感があり，咳嗽，喘鳴，精神不安，抑うつ傾向，食欲不振，全身倦怠感などを訴える場合に用いる．

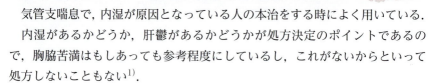
・私はこういうときに，こう使っている・

気管支喘息で，内湿が原因となっている人の本治をする時によく用いている．
　内湿があるかどうか，肝鬱があるかどうかが処方決定のポイントであるので，胸脇苦満はもしあっても参考程度にしているし，これがないからといって処方しないこともない[1]．
　間歇期で発作がない状態であれば，この一剤で経過を見ているが，大抵そのような者は少なく，ときに，もしくはしばしば発作を起こす場合が多いので，同じく去湿作用のある，**小青竜湯**，**越婢加朮湯**，また**神秘湯**（この方意は，**柴朴湯合麻杏甘石湯**）などを併用することが多い．

炎症が強ければ，**麻杏甘石湯**もしくは**五虎湯**を，湿の偏在があって，気管支などに乾燥症状があれば，**麦門冬湯**を併用することもある．

　意外な使い方としては，恩師の谷美智士がこう使っていたのを踏襲しているのだが，不安神経症があり，かつ過敏性腸症候群などの腹部症状がある人に，柴朴湯に**帰脾湯**を併用すると，両方の症状に対して有効である．これは，単に不安神経症のみや，過敏性腸症候群のみの症状で，工夫して色々な方剤を試しても効果が得られない場合にも有効である．

文献
1）入江祥史，長瀬眞彦．生薬から処方構成をみた柴胡剤の使い方．Phil 漢方．2014; 49: 3-8.

〈長瀬眞彦〉

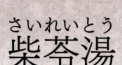
さいれいとう
柴苓湯

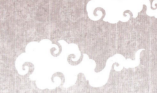

ツムラ（114），クラシエ（114）

◎ 主な効果・効能

　吐き気，食欲不振，のどのかわき，排尿が少ないなどの次の諸症：水瀉性下痢，急性胃腸炎，暑気あたり，むくみ．

◎ 生薬構成（g）

柴胡 7.0，半夏 5.0，黄芩 3.0，人参 3.0，大棗 3.0，甘草 2.0，蒼朮 3.0，沢瀉 5.0，茯苓 3.0，猪苓 3.0，桂皮 2.0，生姜 1.0．

◎ 一般的な使い方・使用目標

　傷寒，傷暑，瘧を治するに大効あり．

・私はこういうときに，こう使っている・

　小柴胡湯合五苓散が柴苓湯なので，**小柴胡湯**の清熱作用もしくは解鬱作用（ストレス軽減作用）が必要とされる場合で，かつ，水毒（もしくは津液停滞）がある場合に使っている．

　前者では，例えば，慢性腎炎，関節リウマチ，膠原病，不明熱などであり，後者では，雨降り前の頭痛，気圧の変化による眩暈や耳閉塞，また月経に関連する浮腫や眩暈などで，**五苓散**のみで効果が弱い場合に用いている．

　前者のケースでは 4 歳男児の不明熱を，口唇ヘルペスを契機として発症した事を湿熱ととらえて柴苓湯で治癒に至らせた経験がある[1]．

また，どちらの場合においても，証に合わせて，**当帰芍薬散**や**桂枝茯苓丸**など駆瘀血剤を上手く組み合わせるとさらに効果を高めることができる．そのような使い方は妊娠中毒症（高血圧，蛋白尿，浮腫）においても時に有効である．これらの応用で，出産を契機に発症した，プレドニン 60 mg および免疫抑制薬を必要としたループス腎炎を，黄耆大量療法も併用した上であるが，柴苓湯（煎じ）と駆瘀血剤（エキス剤）のみで約 12 年間長期寛解できていた症例を経験している[2]．

　このように柴苓湯は応用範囲がかなり広くかつ非常に有用なのであるが，難点は，最も保険診療で査定されやすい方剤の 1 つであることである．理由は，他の方剤と比較して比較的高価なこと，また，適応される疾患が本来の急性疾患ではなくほとんど慢性疾患であることであると推察されている[2]．よって私は，エキスで使う場合は，小柴胡湯エキスと，五苓散エキスを処方し，合方している．なぜならとても奇妙な話だが，その方が薬価が安くなるからである．

　ちなみに原典は世医得効方であるが，現在エキスで使われているのは，そこから麦門冬と地骨皮を除いた，浅田宗伯開発のものである[3]．

柴苓湯

文献

1) 入江祥史，長瀬眞彦. 生薬から処方構成をみた柴胡剤の使い方. Phil 漢方. 2014; 49: 3-8.
2) Mori M, Nagase M. Long-term Remission of Lupus Nephritis（World Health Organization class Ⅳ）Treated with Herbal Medicines. Eastern Medicine. 2010; 26: 33-41.
3) 長谷川弥人. 勿誤薬室「方函」「口訣」釈義. 大阪: 創元社; 1985. p.549.

〈長瀬眞彦〉

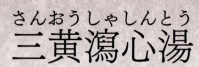
三黄瀉心湯
さんおうしゃしんとう

ツムラ（113），コタロー（113），クラシエ（13）

◎ 主な効果・効能

比較的体力があり，のぼせ気味で，顔面紅潮し，精神不安で，便秘の傾向のあるものの次の諸症: 高血圧の随伴症状（のぼせ，肩こり，耳なり，頭重，不眠，不安），鼻血，痔出血，便秘，更年期障害，血の道症．

◎ 生薬構成（g）

大黄 3.0, 黄芩 3.0, 黄連 3.0.

◎ 一般的な使い方・使用目標

三黄瀉心湯は，『金匱要略』「驚悸吐衄下血胸満瘀血病脈証治第十六」に収載され，「心気不足，吐血衄血，瀉心湯主之．大黄二両，黄連・黄芩各一両，右三味，以水三升，煮取一升，頓服之」とある．

シンプルな処方で，すべての生薬が清熱・瀉火解毒作用をもち，大黄はさらに瀉下もする．熱を便より排出する処方であり，主に便秘があるもので，血が上行して出血したり，高血圧になったり，イライラしたりするものに用いる．

もちろん，便秘がなくても，便から熱を排出する必要があれば，患者をたとえ下痢させても，三黄瀉心湯を使うべきときは使う．

・私はこういうときに，こう使っている・

　話は脱線するが，『傷寒論』には**大黄黄連瀉心湯**という処方がある．これは大黄・黄連の二味から成るが，宋板『傷寒論』では「大黄黄連瀉心湯＝三黄瀉心湯だろう」との注が付いている．私もそう考えていたが，しかしよく読み直すと「諸本皆二味」と書いてあるではないか．しかも，「右二味，以麻沸湯二升漬之，須臾絞去滓」だから，"煮込む"三黄瀉心湯に対し，大黄黄連瀉心湯は紅茶のように"brisk"するものだ．製法が全然違う．したがって，やはり大黄黄連瀉心湯は大黄黄連瀉心湯でよいのだ．原意を勝手に「忖度」して改訂してはいけない，ということをここで述べておく．

　さて，私は三黄瀉心湯を「大黄のない**黄連解毒湯**」のように使うことが多いが，もちろんそうでないときもある．黄連解毒湯は山梔子が入り，これで熱を尿から逃がす．三黄瀉心湯には山梔子の代わりに大黄が入るのだが，大黄は単なる便秘薬ではない．私の経験では，これも尿からも熱を逃がしているようである．

　大黄には瀉下作用以外に，清熱・活血などの作用もあり，収斂止血作用もある．黄連解毒湯で止まりにくい鼻出血（ただし緊急性のないもの）が三黄瀉心湯で止まることもよく経験する．

　ほかには，緊張型頭痛[1]，神経痛，腰痛，その他の疼痛性障害など[2]痛みの緩和にも三黄瀉心湯を使うことがある．

　向精神薬を服用中の便秘の人にもよいことが少なくない．

文献
1) 牛久保行男．脳神経外科と漢方　脳血管障害．漢方と最新治療．2004; 13: 237-9.
2) 平田道彦．難治性疼痛に対する漢方治療．ペインクリニック．2011; 32: 1815-24.

〈入江祥史〉

<small>さんそうにんとう</small>
酸棗仁湯

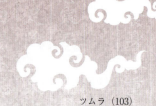

ツムラ（103）

◎ 主な効果・効能

心身がつかれ弱って眠れないもの．

◎ 生薬構成（g）

酸棗仁 10.0，茯苓 5.0，知母 3.0，川芎 3.0，甘草 1.0．

◎ 一般的な使い方・使用目標

　酸棗仁湯は『金匱要略』に載っているが，「虚労，虚煩不得眠，酸棗湯主之」とあり，「体は疲れているけれども，なかなか眠れない」ようなときに用いられる．酸棗仁，茯苓には安神効果があり，知母も虚煩を清熱するのによい．川芎が配合されているのがポイントであろう．行血薬であるが，鎮痙・鎮痛など神経系への作用も知られている．精神不安，神経過敏にもよい．

・私はこういうときに，こう使っている・

　睡眠障害とくに入眠困難に用いることがほとんどである．疲れているのになぜか入眠できないときに酸棗仁湯がよい．

　酸棗仁＝睡眠薬，ではないが，例えば酸棗仁湯と**加味帰脾湯**における酸棗仁の配合量は，前者が 3 倍以上多い．やはりこれで眠りに誘うのだろう．動物実験でも酸棗仁の催眠効果は示されている[1]．

鑑別としては，いらいらして眠れないようなときには**黄連解毒湯**で清熱除煩する．不安が強い場合は**抑肝散（加陳皮半夏）**，加味帰脾湯はどちらかというと中途覚醒によいような印象がある．

　酸棗仁湯は，最近何かと話題になっているベンゾジアゼピン系睡眠導入剤からの離脱にも用いることができる．この場合，前者を5g使用し，後者は漸減していく方法を私は採っている．なぜならば，睡眠導入剤と比べれば酸棗仁湯の作用は弱く，通常量である1回2.5g（エキス1包）では足りないため，なかなか目的を達成できないだけでなく，患者に「漢方の入眠剤は効かない」というイメージを植え付けてしまう懸念があるからである．

文献
1) Cao JX, Zhang QY, Cui SY, et al. Hypnotic effect of jujubosides from Semen Ziziphi Spinosae. J Ethnopharmacol. 2010; 130: 163-6.

〈入江祥史〉

三物黄芩湯
さんもつおうごんとう

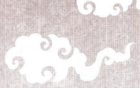

ツムラ（121）

◎ 主な効果・効能

体力中等度あるいはそれ以上の人で，手足の熱感．

◎ 生薬構成（g）

地黄 6.0，黄芩 3.0，苦参 3.0．

◎ 一般的な使い方・使用目標

手足の熱感が夜間に特に著しく，安眠できない場合，口渇，手掌，足蹠の熱感，瘙痒感，乾燥，発赤を伴う場合．

・私はこういうときに，こう使っている・

　もともとは産褥熱で手掌が煩熱する場合の方剤である．産後の陰血の不足に加えて，不衛生な環境の分娩，風邪に当たるなどで感染症を呈したものと考えられている．出産直後は母体が虚しているので，発汗解表の治療は控えられる．
　この方剤の強みの一つは，苦参が入っていることである．苦参は，黄連，黄芩と同様に清熱燥湿薬であり，湿熱邪を清する．さらに止痒作用，殺虫作用を有すること，邪熱が血にまで及んだ血熱とそれによる出血にも用いることができる．また，外用で陰部に使用して抗炎症，殺虫作用を発揮する．
　もう一つの強みは地黄である．産後の陰血不足に対しての配合とされるが，燥性の強い黄芩，苦参とのバランスを潤性の地黄がとっている．

臨床的には「手足がほてって眠れない」という症状を目標とされることが多い．病態生理としては陰虚内熱，血熱証である．

　手足の煩熱で虚実の鑑別が必要なのは**温経湯**である．血虚，陰虚に陽虚があれば，虚の程度は重く，熱邪はさほど強くない．

　止痒作用があるために掌蹠膿疱症にもよい適応である．内服すると非常に苦いが，苦みが，精神的な鎮静作用をもたらし，痒みにもよいことがある．非常に痒いときは，苦みは大切な味覚刺激である．

　陰部，肛門部の炎症にも用いることができる．しかし，陰部瘙痒感でも炎症所見がない場合は有効ではない印象がある．

　類似処方として，清熱燥湿の**黄連解毒湯**，**三黄瀉心湯**がある．手足の煩熱に，**三物黄芩湯**と合わせて用いる場合もある．ただ黄芩の量が多くなるために，肝機能障害や間質性肺炎に対する注意が必要である．期間を絞って，熱所見の消退とともに減量するのが安全である．

〈田中耕一郎〉

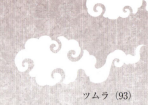

滋陰降火湯
じいんこうかとう

ツムラ（93）

◎ 主な効果・効能

のどにうるおいがなく痰の出なくて咳こむもの．

◎ 生薬構成（g）

地黄 2.5，当帰 2.5，芍薬 2.5，麦門冬 2.5，天門冬 2.5，知母 1.5，黄柏 1.5，陳皮 2.5，蒼朮 3.0，甘草 1.5．

◎ 一般的な使い方・使用目標

清肺湯，**竹茹温胆湯**，**滋陰至宝湯**，**滋陰降火湯**と併せて読んで理解を深めていただきたい．

　滋陰降火湯は『万病回春』収載の処方である．「巻之四　虚労」の項に，「治陰虚火動，発熱咳嗽，吐痰喘急，盗汗口乾」とある．また，同じ虚労のところで「遺溺」とあり，「滋陰降火湯，治虚熱尿多」ともある．さらに，「巻之五　消渇」の項には「治下焦渇症」とある．陰虚のために火が生じ，それによって起こる気管支症状＋盗汗・口渇を治療する処方である．その陰虚とは，尿が多いことから起こっているものである．今でいう糖尿病，もしくは多尿をきたす他の疾患で生じる，いろいろな症状に対応する処方なのだろう．

　構成は，地黄・当帰・芍薬はほぼ**四物湯**で，補血（補陰）する．麦門冬・天門冬・知母・黄柏が滋陰清熱に当たる．陳皮・蒼朮・甘草は補脾・理気化痰である．なお，朮は原典では白朮である．こうしてみると，補陰重視で，補気は軽い．

「巻之四　虚労」の項には「此方与**六味地黄丸**相兼服之，大補虚労，神効」とも書いてある．これが**六味地黄丸**（六味丸）がよいようなものに使うとよい（→後述）という根拠である．

・私はこういうときに，こう使っている・

竹茹温胆湯・滋陰至宝湯・滋陰降火湯の 3 つに関しては，それぞれオリジナルな使用目的は違うし，構成上の違いはあるけれども，実際にエキス製剤を使う臨床では，止咳効果にそれほど顕著な違いはない．あえていえば，

- ✓ 竹茹温胆湯は，ふだん肝脾不和＋痰証の人（**茯苓飲合半夏厚朴湯**など）
- ✓ 滋陰至宝湯は，ふだん肝脾不和＋血瘀証の人（**加味逍遙散**など）
- ✓ 滋陰降火湯は，ふだん陰虚証の人（**六味丸**など）

がそれぞれ呼吸器疾患になって回復期に咳が残ったときに，服用中の（　）内の薬に代えて使うとよいと思う．私は大体そうしているが，もちろん例外も少なくない．

さて，成り立ちからみての通り，咳専用の処方ではないため，現在の【主な効果・効能】はかなり狭いものである．これだけなら**麦門冬湯**で十分である．滋陰降火湯の良さは，高齢者の陰虚全般（高齢者は大体陰虚だが）に普段使いも可能なところにある．咳を伴うものには確かによく，精査しても原因のはっきりしない咳によく用いている．

条文にあるような糖尿病の治療にはもはや用いないが，高齢者特有の夜間尿にはよい印象がある．口渇を目標に，高齢者の Sjögren 症候群にも時々用いる．

しかし，補脾和胃の力が弱いのが滋陰降火湯の欠点である．滋陰薬は地黄を筆頭に胃もたれしやすい．滋陰降火湯には滋陰薬がたくさん配合されているので，何かほかの処方を併用せざるをえないことが多い．私はとくに高齢者に用いる際は，甘草の重複を嫌って，甘草の入らない**茯苓飲**にすることが多い．注意して使えば**四君子湯**でもよい．

〈入江祥史〉

滋陰至宝湯
じいんしほうとう

ツムラ（92）

◎ 主な効果・効能

虚弱なものの慢性のせき・たん．

◎ 生薬構成（g）

柴胡 3.0，香附子 3.0，薄荷 1.0，当帰 3.0，芍薬 3.0，地骨皮 3.0，麦門冬 3.0，知母 3.0，陳皮 3.0，貝母 2.0，白朮 3.0，茯苓 3.0，甘草 1.0．

◎ 一般的な使い方・使用目標

清肺湯，**竹茹温胆湯**，**滋陰至宝湯**，**滋陰降火湯**と併せて読んで理解を深めていただきたい．

滋陰至宝湯は『万病回春・巻六　虚労』収載の処方である．「巻六」は婦人科の処方が集めてある．そのひとつだ．条文には「治婦人諸虚百損，五労七傷，経脈不調，肢体羸痩．此薬専調経水，滋血脈，補虚労，扶元気，健脾胃，養心肺，潤咽喉，清頭目，定心慌，安神魄，退潮熱，除骨蒸，止喘嗽，化痰涎，収盗汗，住泄瀉，開鬱気，療腹痛，利胸膈，解煩渇，散寒熱，去体疼，甚有奇効」とある．女性の諸々の虚に使える万能薬のようなことが書いてある．そうなれば滋陰至宝湯はまさに「至宝」であろう．「止喘嗽，化痰涎」はその作用のひとつにすぎない．

構成をみても，柴胡・香附子・薄荷（疏肝解鬱），当帰・芍薬（補血活血），地骨皮・麦門冬・知母（滋陰清熱），陳皮・貝母（祛痰），白朮・茯苓・甘草（補脾和胃）とバランスよく配合されている．**加味逍遙散**によく似ている構成だが，加味逍遙散は『万病回春・巻六　虚労』で，なんと滋陰至宝湯の直前に収載されている．なるほど似ている次第である．

・私はこういうときに，こう使っている・

　竹茹温胆湯・滋陰至宝湯・滋陰降火湯の3つに関しては，それぞれオリジナルな使用目的は違うし，構成上の違いはあるけれども，実際にエキス製剤を使う臨床では，止咳効果にそれほど顕著な違いはない．あえていえば，

- ✓ 竹茹温胆湯は，ふだん肝脾不和＋痰証の人（**茯苓飲合半夏厚朴湯**など）
- ✓ 滋陰至宝湯は，ふだん肝脾不和＋血瘀証の人（**加味逍遙散**など）
- ✓ 滋陰降火湯は，ふだん陰虚証の人（**六味丸**など）

がそれぞれ呼吸器疾患になって回復期に咳が残ったときに，服用中の（　）内の薬に代えて使うとよいと思う．私は大体そうしているが，もちろん例外も少なくない．

　滋陰至宝湯は，先に述べたように加味逍遙散に構成がよく似ているので，ふだん加味逍遙散を飲んでいるような人の陰がさらに虚して，その陰虚の一症状として「咳・痰」を呈している場合にも使える，ということである．私は，他の処方でどうしようもなかった更年期障害に用いて，卓効を何度か経験しているほか，「解煩渇」を目標にして中年女性のSjögren症候群にも時々用いている．Sjögren症候群の人は訴えが多岐にわたることが多く，まさに滋陰至宝湯は精神面にも効果があると感じている．

　単に「虚弱なものの慢性のせき・たん」だけならば，**麦門冬湯**で十分だと思う．繰り返すが，加味逍遙散証（あるいはその類似証）がある，というのが，この処方を使うポイントである．

〈入江祥史〉

滋陰至宝湯

紫雲膏
し うんこう

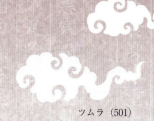

ツムラ（501）

◎ 主な効果・効能

火傷，痔核による疼痛，肛門裂傷．

◎ 生薬構成（g）

胡麻 100.0，当帰 10.0，紫根 10.0
上記の割合で得た油製エキス 71.2 と白蠟 27.0，豚脂 1.8．

◎ 一般的な使い方・使用目標

比較的体力の低下した人で，分泌物の少ない場合に用いる．火傷，痔核による疼痛，肛門裂傷に用いる．

・私はこういうときに，こう使っている・

アトピー性皮膚炎で，ステロイド軟膏は極力使用したくないという希望のある人に用いている．

この場合，代替案として，ジフェンヒドラミン軟膏やアズレン軟膏，亜鉛華軟膏などがあるが，これらよりも，使ってみて紫雲膏のほうが良いという人が数少ないながら一定の割合で確かにいるのである．

ご自分で塗ってみるとお分りになられると思うが，紫色（紫根を含んでいるので）でややべたつき感があって，独特の匂いがある．この匂いに耐えられるかどうか，また，紫色が衣服についた場合に洗濯が大変なようでもあり（江戸紫という紫の染料は紫根からとられている[1]），それらと，効果を天秤にかけて，効果が上回れば継続して使用してもらえているようである．

構成生薬を見ると，どちらかというと，乾燥性のアトピー性皮膚炎に適用するが，北京御源堂中医クリニックの王云涛は，正しく湿疹を診断すれば紫雲膏は湿熱の強い湿疹にも用いることができると述べている[2]．臨床的には確かに，湿熱の強いアトピー性皮膚炎にも有効である場合が（これもかなり数が少ないが）ある．

　そういった意味で，どの人がレスポンダーなのかは，残念ながら使ってみないとわからない部分がある．比較的客観性に乏しい主訴や所見の組み合わせを基に，レスポンダーを見つけて，処方を決定するのか？　というところが漢方診療の醍醐味と言えばそうではあるが．

　紫雲膏のみで保湿が足りなければ，ヘパリン類似物質の軟膏やローションを併用するとよい．

　紫雲膏で効果が感じられない場合で，それでも尚，漢方の軟膏を希望する人には，一般用医薬品ではあるが，**神仙太乙膏**がある．希望者にはご自分で購入して頂いている．しかしながら，これもさまざまな生薬の配合により（当帰，芍薬，地黄，玄参，大黄，白芷，桂皮，胡麻油，蜜蠟），黄色で，カレーライスのような独特の香りがあり，また使ってみないと誰がレスポンダーなのかはわからない[3]．

文献
1）矢数圭堂．重要処方解説（109）紫雲膏．漢方医学講座（日本短波放送放送内容集）．1990; 49: 98-103.
2）王云涛．湿疹の正体 湿か熱か．第2回日中国際中医臨床経験交流会資料．2017.
3）沖山明彦．アトピー性皮膚炎の漢方外用薬治療．薬事日報．1991; 7939: 11.

〈長瀬眞彦〉

四逆散
しぎゃくさん

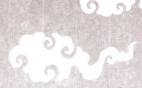

ツムラ（35）

◎ 主な効果・効能

比較的体力のあるもので，大柴胡湯証と小柴胡湯証との中間証を表わすものの次の諸症: 胆嚢炎，胆石症，胃炎，胃酸過多，胃潰瘍，鼻カタル，気管支炎，神経質，ヒステリー．

◎ 生薬構成（g）

柴胡 5.0，枳実 2.0，芍薬 4.0，甘草 1.5．

◎ 一般的な使い方・使用目標

体力中等度もしくはそれ以上の人で，胸脇苦満，腹直筋の攣急があり，イライラ，不眠，抑うつ感などの精神神経症状を訴える場合に用いる．

・私はこういうときに，こう使っている・

狭義の意味での柴胡剤は，柴胡と黄芩を主薬とする処方群（**大柴胡湯**，**小柴胡湯**など）であるため，黄芩を含んでいない四逆散は厳密にはこの分類には入らないのであるが，一般的に柴胡剤に含まれることが多い[1]．そしてまた，四逆散は，柴胡剤の中で唯一，『傷寒論』における「少陰病」の方剤である．『傷寒論』の318条にあるように，「四逆」の状態に用いられる．「四逆」の定義とは，「四肢が冷え，それが肘や膝にまで達する症状であり，"手足逆冷"あるいは"四逆""手足厥逆"とも略称する」である[2]．

よって，肝気鬱結があり，四肢の冷えがある人によく用いられるが，私はこのような病態には，**柴胡加竜骨牡蛎湯**や**加味逍遙散**で対応しており，それで

困っていないので四逆散は使わない．しかし，当然のことながら，他の医師から，このような病態に四逆散が有効であったという報告もある．漢方診療においては，患者と方剤の親和性は言わずもがな，医師と方剤の親和性（医師の漢方処方傾向の証？）みたいなのもあり，そこが東洋医学全般の興味深いところでもあろう．老中医でも，たとえ同じ弁証であっても，使う方剤や生薬にかなりのばらつきがあることを見聞きしている．

四逆散の構成生薬は，柴胡・芍薬・枳実・甘草の四味であり，柴胡が5gと一番多く含まれており主薬であるのは当然だが，それ以外の生薬の組み合わせで二通りの見方ができる．一つは，芍薬・甘草の組み合わせで，**芍薬甘草湯的**な方意として，またもう一つは，柴胡・枳実の組み合わせで，大柴胡湯的な方意としての見方である．

芍薬甘草湯的な方意の場合は，精神的なストレスが原因である，腹部臓器のジスキネジーによると思われる疼痛に使っている．例えば胆嚢ジスキネジーや胃痙攣などである．疼痛が強い場合には，芍薬甘草湯を屯用で併用することもある．

大柴胡湯的な方意の場合は，例えば GERD（gastroesophageal reflux disease）における上部消化管の逆蠕動に伴う症状（吐き気，胸焼けなど）に使っている．枳実は上部消化管の逆蠕動に対して有効であるという報告もある[3]．この場合，大柴胡湯や**半夏瀉心湯**が無効だった場合の，セカンドチョイスにしている．

また，**六君子湯**を合方して，**柴芍六君子湯**の方意にし，脾虚内湿の人に用いたり，一方で**桂枝茯苓丸**を合方して，**血府逐瘀湯**の方意にし，気滞血瘀改善の方意にして使ったり，さらには**香蘇散**を合方して**柴胡疏肝散**の方意にし，疏肝理気止痛を狙うこともある．四逆散は寒熱において，どちらかに偏ってはいないので，寒熱はあまり気にしなくて使える．

文献

1) 入江祥史，長瀬眞彦．生薬から処方構成をみた柴胡剤の使い方．Phil 漢方．2014; 49: 3-8.
2) 中医研究院，広州中医学院，成都中医学院，編著．中国漢方医語辞典．中国漢方; 1981.
3) 山方勇次，福冨稔明．「気滞」は西洋医学的に観ると中腔臓器のジスキネジーである—映像情報と理気剤の突き合せによる随証治療の実践—．漢方と最新治療．2014; 23: 151-9.

〈長瀬眞彦〉

四君子湯
しくんしとう

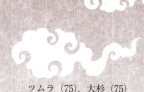

ツムラ（75），大杉（75）

◎ 主な効果・効能

やせて顔色が悪くて，食欲がなく，つかれやすいものの次の諸症: 胃腸虚弱，慢性胃炎，胃のもたれ，嘔吐．

◎ 生薬構成（g）

蒼朮 6.0，人参 4.0，茯苓 4.0，甘草 1.0，生姜 1.0，大棗 1.0．

◎ 一般的な使い方・使用目標

補気の基本薬である．あらゆる補気剤の原型になっており，**六君子湯，補中益気湯，半夏白朮天麻湯，帰脾湯**などがある．余分な生薬が入っておらず，補気だけをしたい場合は，古来より非常に切れ味がよいとされてきた．

・私はこういうときに，こう使っている・

補気の生薬といえども，胃腸虚弱が進むと胃に負担がかかる．補気薬に去痰薬の加わった六君子湯は，四君子湯の加味方（二陳湯）であるが，半夏の独特の刺激は弱った脾胃にはきつい場合がある．また，方剤中の生薬が少ない方が個々の生薬の力が強く発揮されるとされている．そのため，脾胃を単純に補いたいときは，四君子湯の方が，内服の際，患者への脾胃への負担が少なく，効果をよく見られる場合がある．

北尾春圃『当壮庵家方口解』では,「速やかに胃気を補い,元陽を全うすると云うに黄耆・升麻・柴胡など却って入らざる也.人参の功すくなくなる也.故に速やかに功あるは四君子湯に乾姜・肉桂・附子と知るべし」[1]とある.

　『方意弁義』にもあるように,「四君子湯の補は,六君子湯の補よりはすぐれて強し」,「軽きときは益気湯(註: 補中益気湯),重きときは四君子湯」ともある.

　なかなか症状の改善が得られない場合,病態を複雑に考え,臨床医の頭ばかりが忙しくなる.そのような精神状態では,本治の部分を見失い,得てして生薬数が増えていきがちである.脾虚があれば,一旦シンプルに四君子湯に戻してリセットしてみるのも,よい方法である.

　『蕉窓方意解』には,「人参・生姜にて胃口の飲を温煖(暖め緩め)して開きめぐらし,大棗,甘草にて心下・胃口をゆるめ,朮,茯にて胃口・胃中の畜飲を消導する也」[1]と書かれている.現代医学から見れば,胃口は噴門則の胃底部とみれば,「温煖(暖め緩め)して開きめぐらし」とは適応性弛緩と考えることができる.「胃口・胃中の畜飲を消導」とは前庭部の収縮能,胃排出の促進となる.解剖も禁じられ,内視鏡のない時代にこれだけの見識があったのは非常に驚くべきことである.

文献
1) 小山誠次.古典に生きるエキス漢方方剤学.京都: メディカルユーコン; 2014.

〈田中耕一郎〉

四君子湯

梔子柏皮湯
し し はく ひ とう

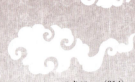

コタロー（314）

◎ 主な効果・効能

黄疸，皮膚瘙痒症，宿酔．

◎ 生薬構成（g）

山梔子 3.0，黄柏 2.0，甘草 1.0．

◎ 一般的な使い方・使用目標

肝臓部の緩和な圧迫感，軽微な黄疸症状，皮膚瘙痒，炎症充血．

・私はこういうときに，こう使っている・

　虚熱，湿熱をもう少し取りたいときの合わせ技として用いている．
　熱といっても内に鬱していて発散できない鬱熱，瘀熱と言われるものによい．
内といっても梔子柏皮湯の目標とする内はさほど深くない．
　呉鞠通の『温病条弁』に，「熱邪，内に盛んなれば，甘苦味薬を配合する治療
方法とする．梔子は肌表の熱邪を清し，五種の黄疸を解除するを以て可とし，
又，内煩を治療するを以て可とする．黄柏は膀胱の熱邪を瀉し，肌膚の間の熱
邪を治療するを以て可とす．甘草は諸薬を調和し，表裏の気を協助するを以て
可とす」と書かれている．山梔子は肌表の熱邪，黄柏は肌膚の間の熱邪を治療
することができる．これらの働きから，梔子柏皮湯は皮膚疾患，湿疹，蕁麻疹，
それらに伴う熱感，痒みに対して用いられてきた．入浴するとかゆくなるとい
う場合は，熱邪が肌表から逃げないことに関係する．体表部に近い鬱熱を清す
るとすれば梔子柏皮湯が適する．

もともとは黄疸に使われていたが，現代では黄疸で使うことはない．黄疸を肌表の鬱滞した熱邪と読み替えて治療する．

　二味の清熱薬による鬱した熱邪を清する緩徐な薬であり，重度の場合は**茵蔯蒿湯**を用いる．

　山田正珍の『傷寒論集成』に「茵蔯蒿湯は裏鬱，梔子柏皮湯は表鬱を主る」と書かれている．表裏の違いを述べたもので，梔子柏皮湯は肌表，茵蔯蒿湯，茵蔯五苓散は裏のそれぞれ臓，腑に熱邪がある．熱邪の本体がどの深さに潜伏しているかをみるために，まず梔子柏皮湯で反応を診て，その後，**茵蔯五苓散**，茵蔯蒿湯で症状が軽減するかを診ていくとよい．茵蔯五苓散になると口渇，小便不利などがあり，発汗でも利水でも熱が逃げて行かない状況となっている．梔子柏皮湯の場合は，口渇，小便不利もなく，熱邪は肌表部にあるために解表剤を合わせてもよい．表熱に用いる**越婢加朮湯**と合わせるのもよい．発汗で熱が逃げて行かなければ，茵蔯五苓散で利水，茵蔯蒿湯での瀉下との併用を考える．

　虚している場合は，梔子柏皮湯で清熱しながら，化熱しにくい補気（六君子湯），補陰剤（六味丸）を行う．理気，清熱祛湿と補気補陰作用を併せ持つ竹茹温胆湯，清虚熱と補気作用のある清暑益気湯を合わせるのもよい．

〈田中耕一郎〉

七物降下湯
しちもつこうかとう

ツムラ (46)

◎ 主な効果・効能

身体虚弱の傾向のあるものの次の諸症: 高血圧に伴う随伴症状 (のぼせ, 肩こり, 耳なり, 頭重).

◎ 生薬構成 (g)

釣藤鉤 3.0, 黄耆 3.0, 黄柏 2.0, 地黄 3.0, 芍薬 4.0, 川芎 3.0, 当帰 4.0.

◎ 一般的な使い方・使用目標

七物降下湯は, 漢方薬には珍しく昭和期に作られたものである. 大塚敬節が, 自身の高血圧による眼底出血に対し, 古典の内容に現代薬理学の知見を織り交ぜて考案したものとされている[1].

内容は, **四物湯** (地黄・芍薬・川芎・当帰) に黄耆, 黄柏, 釣藤鉤を加えたものである. 四物湯は補血・活血の基本処方であり, これだけで血流改善が見込めるが, 黄柏は虚熱を冷まし, 黄耆は毛細血管の流れを改善するのだろうか. 釣藤鉤は若干の降圧作用があるようだ.

現在では高血圧の随伴症状に使うとされているが, 軽度の高血圧患者では降圧効果もみられ, これだけで治療できることもある. 補血益気, 鎮肝熄風作用があり, 血虚による肝陽化風を治療する処方である.

・私はこういうときに，こう使っている・

　中高年以上の，現代医学よりも漢方を希望する高血圧患者に用いることが多い．処方に甘草も生姜も大棗も何も補脾薬が配合されていないわりに，胃に障りやすい地黄が入っていたりするので，胃腸の弱い人には単独では用いない．どうしても使う場合は，**四君子湯**や**茯苓飲**などを適宜合わせることにしている．

　七物降下湯を高血圧に用いるといっても，せいぜい 160/100 mmHg くらいまでの人である．基本的に「これで 1〜2 カ月様子をみて，下がらなければ現代降圧薬を勧めますよ」という条件で開始している．もちろん，降圧効果は降圧薬ほど強くはない．降圧薬がどんどん工夫され，強力かつ安全性の高いものが開発されている現状では，「現代薬は…」と怖がるだけというのはもはや時代に合わないかもしれない．それでもどうしても漢方で，という人には**釣藤散**を重ねるとちょうどよいかもしれない．「ちょうど」というのは，釣藤散にも釣藤鈎が入っており，さらに菊花，防風などの，降圧力が若干でもありそうな生薬が配合されているからである．

　そもそも，本処方の目標にある「高血圧に伴う随伴症状（のぼせ，肩こり，耳なり，頭重）」というのも，血圧を正常化させれば消失するものであり，随伴症状だけを目標に釣藤散を用いるというのもおかしな話である．

　それよりも，大塚敬節氏が本方を作るそもそものきっかけとなった眼底出血に対し，効果があるように感じている．

　また，現代医学的眼科治療を上回るものでは決してないとは思うが，高血圧以外にも，糖尿病性や，加齢黄斑変性症，網膜静脈閉塞症などによるものにも効果があるようだ．

文献
1) 大塚敬節. 症候による漢方治療の実際. 東京: 南山堂; 1963. p.456-8.

〈入江祥史〉

七物降下湯

四物湯
し もつとう

ツムラ (71), コタロー (71), クラシエ (71)

◎ 主な効果・効能

皮膚が枯燥し，色つやの悪い体質で胃腸障害のない人の次の諸症: 産後あるいは流産後の疲労回復，月経不順，冷え症，しもやけ，しみ，血の道症.

◎ 生薬構成（g）

地黄 3.0, 芍薬 3.0, 川芎 3.0, 当帰 3.0.

◎ 一般的な使い方・使用目標

純粋な補血薬というよりは，地黄は補，当帰は補と活血，川芎は活血，（白）芍薬は補血であり，補血作用と活血作用を兼ね備えている．また強くはないが止血作用も有している．

・私はこういうときに，こう使っている・

四物湯における補血の主目標とは衝任虚損である．衝，任とは衝脈，任脈という経絡の名称でもあり，女性生殖器に影響を与え，月経，妊娠，出産に関係するとされている．衝脈は，全身の前後左右を巡り，十二の主となる経絡（臓腑の機能に対応）の気血の運行を調整し，血海とも呼ばれている．衝脈は腎以外に肝とも非常に関係が深い．任脈は下腹部から前面を上行する．任とは胞胎（子宮）や妊娠・生育の意味がある．

衝任という場合，女性生殖器の機能，特に卵巣機能を示していると考えられる．四つの構成生薬は，いずれもホルモン剤ではないが，女性ホルモンの動態を正常化に向かわせる働きがあり，古来より用いられてきた．多くの婦人科系

の方剤は，**当帰芍薬散，温経湯，芎帰膠艾湯**含め四物湯の加減法である．

「髪は血の余り」とされているために，加齢に伴う女性の白髪に関する悩み，老年期の脱毛に，眠前1回でもよいので持続的に用いている．女性には反応が良いようである．地黄が入っていても，眠前1回であれば，胃もたれなど消化器症状も出にくい．また，甘味もあり，比較的飲みやすい処方と言えるかもしれない．地黄が含まれているので，補腎剤ともいえる．**八味地黄丸**よりも当帰が加わっていることで，補血，補腎を兼ねるには理想的な方剤である．

古来より補血には，神経保護作用という観点がある．そのため，心血，肝血を補うことで精神の安定が図られてきた．**帰脾湯，加味逍遙散，抑肝散**に補血薬が組み合わされているのは，このためである．生殖機能と同様に精神活動にも，潜在能力があり，補血により"容量を増やしておく"ことで，精神的負荷の急激な波に応じることができる．伝統的な考え方で言えば，"器を大きくする"という訳である．東洋医学用語で言えば，器は肝（きも）に置き換えられる．感情生活を処理する肝という機能系統は血によってバックアップされている．現代科学の眼で見れば，抗酸化能，微小循環の改善などと関係があるかもしれない．精神科医の神田橋條治氏は，**桂枝加芍薬湯**と四物湯を広義のPTSDのフラッシュバックなどのベースに多く用いている．神田橋氏は，四物湯を，精神症状に「衰弱した細胞を支える作用」[1]ととらえている．補血とは何らかの面での神経細胞の物質面で保護する作用があるという訳である．

江戸時代の本間棗軒医師の処方に，連珠飲といって，四物湯と**苓桂朮甘湯**を組み合わせたものがある．苓桂朮甘湯は急に現れる上半身の症状（頭痛，めまい，嘔気，動悸，息切れ）に用いられ，東洋医学では気と痰飲が上半身に移動する病態を想定している．パニック障害に応用でき，急激な精神不安にも即効性がある．それに四物湯を加えている．「血虚，眩暈，心下逆満し，発熱，自汗，婦人の百病を治す」という治療目標は，血虚で虚弱な女性の主症状と読み取れる．しかし，実臨床には，加味逍遙散よりも虚証を目標にするとよい．四物湯は「精神活動の予備能を高める」という観点で用いると応用範囲が広がる．

精神症状の改善には補血，活血が大切で，その基本となるのが四物湯である．神経症領域で持続的に用いることが有効である．

文献
1) 神田橋條治. PTSD の治療. 臨床精神医学. 2007; 36: 417-33.

〈田中耕一郎〉

炙甘草湯
しゃかんぞうとう

ツムラ（64），コタロー（64）

◎ 主な効果・効能

体力がおとろえて，疲れやすいものの動悸，息切れ．

◎ 生薬構成（g）

炙甘草 3.0，地黄 6.0，阿膠 2.0，麦門冬 6.0，麻子仁 3.0，人参 3.0，大棗 3.0，桂皮 3.0，生姜 1.0．

◎ 一般的な使い方・使用目標

　炙甘草湯は，出典である『傷寒論』に「傷寒，脈結代，心動悸，炙甘草湯主之」とある．主に心陰を補う処方で，かつ脾も補うことで気を補塡する．
　漢方的にみても，じつは脈結代も心動悸も，いろいろな原因，病態がある．しかし炙甘草湯は，とにかく脈結代・心動悸があれば，とくに証を気にしなくても，さらには傷寒ではなくても使える処方でもある．
　現在は不整脈全般に用いられるようであるが[1]，心電図を撮って，危険なものを rule out してから開始するようにしたい．

・私はこういうときに，こう使っている・

　不整脈のコントロールにおいて，循環器科的には放置可であって，抗不整脈薬の投与は不要であると判断されたもののみに用いている．唯一の例外として，心房細動をもつ患者さんで動悸・息切れといった症状がある場合に，それら目標に用いることはある．それでも年に数名いるかいないか，という程度である．

　ただし，炙甘草湯は甘草，含有量が多い処方であり（1日3g），偽アルドステロン症を起こしやすい漢方薬である．他の漢方処方との併用には細心の注意を払うべきである．そういうリスクをとってまで使う必要があるのかどうか，よく検討してから投与してほしい．私もしばしば甘草が原因で炙甘草湯を中止することがあり，本処方のありがたみをあまり感じられない一人である．

文献
1) 坪　敏仁, 他. 炙甘草湯が著効した難治性不整脈の症例. 漢方と診療. 2012; 3: 214-6.

〈入江祥史〉

炙甘草湯

芍薬甘草湯
しゃくやくかんぞうとう

ツムラ（68），コタロー（68），クラシエ（68）

◎ 主な効果・効能

急激に起こる筋肉のけいれんを伴う疼痛，筋肉・関節痛，胃痛，腹痛．

◎ 生薬構成（g）

芍薬 6.0，甘草 6.0．

◎ 一般的な使い方・使用目標

　芍薬甘草湯の出典は『傷寒論』である．「傷寒，脈浮，自汗出，小便数，心煩，微悪寒，脚攣急，反与桂枝欲攻其表，此誤也．得之便厥，咽中乾，煩躁吐逆者，作甘草乾姜湯与之，以復其陽．若厥癒足温者，更作芍薬甘草湯与之，其脚即伸…」とある．脈や汗の状態から桂枝湯証のようにみえるが，心煩・脚攣急とあるので，陰血は虚している．そこに桂枝湯で発汗をかけたらますます陰は虚すのが当たり前だから，これは誤治だ．
　そこで，これを埋め合わせるのに，芍薬甘草湯を投与している．補血斂陰・緩急を芍薬・甘草の両方が担当する．
　この作用は速効であり，現在では上記のような傷寒の誤治に限ることなく，もっと普通に筋痙攣に用いられている．その中でも，こむら返り（クランプ）に最も用いられているようだ[1]．

・私はこういうときに，こう使っている・

　もっぱら頓用で，主にこむら返りに用いている．

　陰虚という点に注目すれば，発汗の多い運動中〜運動後のこむら返りに特に芍薬甘草湯がよく効く印象がある．マラソン，登山などの途中に起こりやすいので，患者が自己判断で芍薬甘草湯を予防的に服用している場合もある．もっともこういう処方のしかたは健康保険では認められないと思うが．

　高齢者（これも陰虚だが）は，就寝中によくこむら返りを起こすが，就寝前に芍薬甘草湯エキスを1包服用してもらうと，朝まで快適に眠れることが多い．

　芍薬甘草湯はぎっくり腰にもよい．ただし，この場合は芍薬甘草湯が手元にないことがほとんどなので，事後処置，しかも相当遅くなってからのそれであり，うまく効いてくれたなというケースはあまりない[2]．

　このほか，私は眼瞼痙攣にも時々処方している[3]．これはデスクワークの人に多いので，芍薬甘草湯を手元に置いて服用してもらえる．

　経験としては少ないのであるが，ストレスで胃痙攣を起こしているような例に何回か用いてよかったことがある．

　芍薬甘草湯の良い点は，一般薬で類似薬効を持つブチルスコポラミンと違って，禁忌となる疾患がほとんど見当たらないことである．芍薬甘草湯は骨格筋の痙攣にも平滑筋の痙攣にも用いることができる．

　悪い点は，1日分あたりの甘草の配合量が多いので，多量内服もしくは連用によって偽アルドステロン症になる可能性が高いことであるが，1包頓用の原則を守れば，これもほとんど心配がない．

文献
1) 熊田　卓, 桐山勢生, 曽根康博, 他. 肝硬変の「こむら返り」に対する芍薬甘草湯の効果. 日本東洋医学雑誌. 2003; 54: 536-8.
2) 玉川　進, 小川秀道. 腰痛症に対する芍薬甘草湯と五積散の効果. 痛みと漢方. 1997; 7: 83-5.
3) 木村裕明, 大竹哲也, 石倉秀昭, 他. 顔面痙攣に対する芍薬甘草湯の効果. 診断と治療. 1991; 79: 2505-8.

〈入江祥史〉

芍薬甘草附子湯
しゃくやくかんぞうぶしとう

三和（5）

◎ 主な効果・効能

　冷症で関節や筋肉が痛み，麻痺感があって四肢の屈伸が困難なものの次の諸症：慢性神経痛，慢性関節炎，関節リウマチ，筋肉リウマチ，五十肩，肩こり．

◎ 生薬構成（g）

　芍薬 5.0，加工ブシ 1.0，甘草 5.0．

◎ 一般的な使い方・使用目標

　芍薬甘草附子湯は，構成からみれば「芍薬甘草湯加附子」である．したがって，芍薬甘草湯を使いたいような急激な筋痙攣があって，さらに附子で温めて痛みを取るような場合に用いるとよい．

　さて，出典である『傷寒論』にはこうある．「発汗，病不解，反悪寒者，虚故也．芍薬甘草附子湯主之」．太陽病で，発汗あるいは瀉下することにより駆邪を試みたが治らず，悪寒がするので，表寒邪はまだ残っていて表の衛気虚がある．それとも瀉下されたために内で陽虚になっていて，身体が心から冷えているのだろうか．

・私はこういうときに，こう使っている・

　私は使っていない．芍薬甘草湯で十分だし，これに附子末を加えて使うこともない．必要性を感じない．【主な効果・効能】のような使い方は，おのずと慢性的使用になり，決して勧められるものではない（とくに甘草の量！）．よりよい他の処方を使うべきだ．

〈入江祥史〉

COLUMN ❺

カレーと漢方薬

　カレーにはスパイスがふんだんに入っている．

　料理する人によってさまざまだが，シナモン（桂皮），ジンジャー（生姜），ターメリック（鬱金），クローブ（丁子），ナツメグ（肉荳蔲），コリアンダー（香菜），ニンニク（大蒜），カルダモン（小豆蔲），サフラン（番紅花）などをよく用いるようだ．いずれも（　）に記したように生薬としても用いられ，メジャーな成分で漢方処方に用いられないのはクミンくらいなものだろうか．

　つまり，われわれが日頃目にするカレーは，生薬エキス（＋塩，スープ）をご飯にたんまりと載せていただいているようなものだ．わが国はインドに次いで世界第 2 位のカレー消費国だそうだから，カレーで何がしかの「治療」や「予防」を普段から知らず知らずのうちにしている人も少なくないということだろう．

　ちなみに，カレー粉を作る際にスパイスは何種類くらい混ぜるのだろうか．秘伝のレシピもあるに違いない．いろいろな人から「20 種類くらいブレンドするらしい」と耳にしていたが，ある日，行きつけのカレー専門店の御主人に尋ねてみた．すると，「うちは 5 種類です」とアッサリ答えてくれた．これも漢方処方と同じで，種類が多ければいいというものではないようだ．

　カレー屋の御主人はスパイスの名前まで教えてくれた．それを混ぜ合わせてみたが，それでも名人の真似はできないのである．これも漢方と同じだ．レシピを知っただけで治療が上手くなるわけではない．

〈入江祥史〉

芍薬甘草附子湯

十全大補湯
じゅうぜんたいほとう

ツムラ（48），コタロー（48），クラシエ（48）

◎ 主な効果・効能

病後，術後あるいは慢性疾患，高齢者の虚弱（フレイル）などで，疲労衰弱している場合に用いる．全身倦怠感，食欲不振，顔色不良，皮膚枯燥，貧血，寝汗，口腔内乾燥感．

◎ 生薬構成（g）

黄耆 3.0，桂皮 3.0，地黄 3.0，芍薬 3.0，川芎 3.0，蒼朮 3.0，当帰 3.0，人参 3.0，茯苓 3.0，甘草 1.0*．
*コタロー 1.5．

◎ 一般的な使い方・使用目標

補気補血薬の代表である．産後，病後，術後，身体的，精神的な負荷による消耗状態，気血両虚の際に用いる．

・私はこういうときに，こう使っている・

術後，産後など倦怠感に対して，広く用いることができる．補気の**四君子湯**，補血の四物湯に，肉桂と黄耆をいれた贅沢な布陣である．気滞はあってもよいが，痰飲，瘀血が主の場合は邪に対する治療を優先する．何故なら十全大補湯の効果が十分に発揮できないからである．温補に生薬が集中しているために，気滞のある場合，李東垣は黄耆，肉桂ではなく，木香，沈香を加えていたという．保険で行うとすれば平胃散を合わせるかたちとなる．

気血を補うことが，現代医学的な観点ではどこに作用しているのか？　研究途上であるものの，仮説として「免疫賦活能」「循環改善」「栄養状態改善」「組織の治癒機転促進」[1]といったキーワードを知っておくことは助けになる．これらは使用目標でもあるからである．

　慢性的で難治性の皮膚疾患，潰瘍形成，瘻孔形成，肉芽形成不良などは，東洋医学的には皮膚が虚している，気血が不足していると考える．組織を回復させる力が身体に備わっていないためである．

　これは陰性の皮膚症状と考えられ，十全大補湯が適応となる．患部の冷えを自覚する場合，麻黄，附子を加えるとよい．**麻黄附子細辛湯**を1日の3分の1程度足して経過を見る．

　逆に活動性の所見，発赤，腫脹，疼痛，熱感などが強いものは，陽性の皮膚所見であり，こちらは抗菌薬や抗炎症剤などが適応となってくる．漢方薬を用いる場合でも，清熱剤と言われるものを使用する．十全大補湯はこのような場合は適応とならない．活動性の炎症が落ち着いた後に陰性の皮膚所見の有無を確認して判断する．

　悪性腫瘍の転移防止の報告もあるが，多くは基礎研究である．肝硬変の肝発癌抑制効果，肝細胞癌術後の再発抑制と生存期間の改善という報告もある．

　十全大補湯中の**四物湯**の構成生薬の多くは，肝に帰経し，肝血を補う作用があると考えられてきた．基礎実験でも臓器の対象として肝臓に関したものが多い．

　また抗癌剤による骨髄抑制を改善するとの報告も多く，標準治療と併用する意義があると考えられる．

　臨床上は，外科的に病巣を取り除いた後，化学療法など標準治療の支持療法として，使用するのがよいと考えられる．

文献
1) 稲木一元. 臨床医のための漢方薬概論. 東京: 南山堂; 2014.

〈田中耕一郎〉

十味敗毒湯
じゅうみはいどくとう

ツムラ (6), コタロー (6), クラシエ (6)

◎ 主な効果・効能

化膿性皮膚疾患・急性皮膚疾患の初期, じんましん, 急性湿疹, 水虫.

◎ 生薬構成 (g)

桔梗 3.0, 柴胡 3.0, 川芎 3.0, 茯苓 3.0, 防風 1.5, 荊芥 1.0, 甘草 1.0, 生姜 1.0, 樸樕 3.0（メーカにより桜皮 2.5～3）, 独活 1.5.

◎ 一般的な使い方・使用目標

皮膚疾患の消炎, 止痒. 化膿性にもよく用いられている.

・私はこういうときに，こう使っている・

　樸樕または桜皮は，日本でのみ使用されている生薬のため，数ある皮膚科の漢方薬でも特徴的で，いずれの場合にも選択肢になりえる．

　樸樕はクヌギの樹皮，桜皮は桜の樹皮である．人体の体表にある皮膚は，樹木における体表部，樹皮に対応されて，「皮を以て皮を治療する」ということが行われてきた．

　樸樕，桜皮は瘀血を取り去ることによる鎮痛作用があるために，打撲などにより外傷による痛みにも効果的である．樸樕を含む治打撲一方と併用すると薬効をより強化することができる．東洋医学では，痒みと痛みの病理には共通点がある．それは，いずれも患部の気血の流れの不良によるものであるという点である．相違点としては，両者では重症度が異なる．痒みの場合は気血の走行不良による"風邪"（体表部の違和感の一型として），痛みの場合は気血の走行

不良が阻害されて，組織が損傷を受けている，受けつつある病態と考えている．

　樸樕，桜皮の違いとして，樸樕は瘀血を取り去る力がより強く，桜皮は排膿作用が強いことがある．化膿している場合には，桜皮の入った十味敗毒湯がよりよいであろう．

　排膿を目的としたい場合，**排膿散及湯**と併用するのもよい．ざ瘡の際に眠前に用いて，できたざ瘡の排膿促進するのも一手である．

　生薬の構成からは，全体的に平〜温性となるために，寒冷じんましんに対して，冬場用いている．外から皮膚に至る寒冷刺激（風寒邪）は，体表部を収斂させ，血行を阻害するために，瘀血を形成する場合がある．麻黄，桂枝を用いて体表部を温める治療もあるが，温めながら，瘀血を取っていく十味敗毒湯もまた選択肢となり，併用するのもよいと思われる．

〈田中耕一郎〉

十味敗毒湯

潤腸湯
じゅんちょうとう

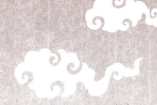

ツムラ（51）

◎ 主な効果・効能

便秘．

◎ 生薬構成（g）

大黄 2.0，黄芩 2.0，厚朴 2.0，枳実 2.0，甘草 1.5，麻子仁 2.0，桃仁 2.0，杏仁 2.0，地黄 6.0，当帰 3.0．

◎ 一般的な使い方・使用目標

『万病回春』に登場する処方で，「治大便秘結不通」とあるだけである．構成は，大黄・厚朴・枳実（以上で小承気湯）に，麻子仁・桃仁・杏仁という油脂の豊富な種子生薬を入れてあるので，油で腸を滑らかにして小承気湯で緩やかに排便させる．これに地黄・当帰が入って活血もしてくれる．地黄・大黄・黄芩は清熱もする．非常にマイルドな便秘薬だ．

・私はこういうときに，こう使っている・

高齢者の慢性便秘には，まずこれから入ることが多い[1]．効果は**麻子仁丸**に似ているが，大黄を 1 日 4 g 含む麻子仁丸では下痢してしまうような軽度の便秘に，潤腸湯を用いるとしても良いだろう．便秘に限っていえば，それ以上にはとくに見るべきものがない処方だ．

文献
1) 石岡忠夫．高齢者の弛緩性便秘に対する潤腸湯と麻子仁丸の体力差を考慮した効果比較．漢方の臨床．1996; 43: 1431-7.

〈入江祥史〉

COLUMN 6

最強の漢方薬はどれだ？（1）便秘編

　私たちが普通の臨床で用いる漢方エキス製剤には，便秘改善作用のあるものが少なくない．

　漢方薬には複合的な作用があるので，一般薬のように便秘薬という分類ができないのは百も承知だが，実際便秘改善作用が一番強いのはどれだろう．

　147 処方の中では，大黄の配合量がほぼ便秘改善作用と比例すると考えてよいだろう．そうすると，1日量で4gを含む大黄甘草湯・麻子仁丸が双璧をなすということになる．ただし，実際に「最強」なのは通導散だと思う．大黄は3gだが，キジツ，コウボク，コウカのほかに芒硝が1.8gも入っているからだろう．通導散は大承気湯（大黄・枳実・厚朴・芒硝）の加法であり，麻子仁丸は小承気湯（大黄・枳実・厚朴）の加法であるところからも，やはり通導散に軍配が上がるだろう．

　肝腎の大承気湯は，配合こそ原典（『傷寒論』）通りだが，エキスでは大黄2gに抑えられていて，だいぶ本来の鋭さが削がれている．

〈入江祥史〉

潤腸湯

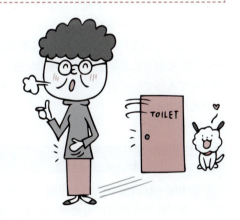

小建中湯
しょうけんちゅうとう

ツムラ (99), コタロー (99)

◎ 主な効果・効能

体質虚弱で疲労しやすく，血色がすぐれず，腹痛，動悸，手足のほてり，冷え，頻尿および多尿などのいずれかを伴う次の諸症：小児虚弱体質，疲労倦怠，神経質，慢性胃腸炎，小児夜尿症，夜なき．

◎ 生薬構成（g）

芍薬 6.0, 桂皮 4.0, 大棗 4.0, 甘草 2.0, 生姜 1.0, 膠飴 10.0.

◎ 一般的な使い方・使用目標

出典の『金匱要略』では，「虚労裏急，悸，衂，腹中痛，夢失精，四肢痠疼，手足煩熱，咽乾口燥，小建中湯主之」とあり，大変虚弱な者を体質ごと改善するようなときに用いられる．

原文には「小児」限定はないが，「虚弱な子は少なくないから，子どものうちから治しておくと良い」という発想が後で追加されたのだろうか．膠飴（アメ）が溶けて入っているので，子どもには飲みやすいだろう．もちろん，成人にも十分使用できる．

・私はこういうときに，こう使っている・

小建中湯＝**桂枝加芍薬湯**＋膠飴である．膠飴を加えることで，桂枝加芍薬湯よりも腹部膨満や腹痛にも効果が高く，守備範囲が広くなる．私は桂枝加芍薬湯を使うようなケースでは小建中湯のほうをよく使う[1]．

桂枝加芍薬湯は対症療法（標治）用だが，小建中湯は本治を目指す処方であ

る．わずか膠飴だけの差が，長期服用を可能とし，じっくりと（主に小児の）体質を整えていく．すべての慢性病は脾に帰するとの考えから，脾を整える（＝建中）ことで，慢性的な下痢や便秘などの消化器疾患はもちろんのこと[2]，種々のアレルギー性疾患[3]，さらには種々の不定愁訴の治療にも使える．このあたりの効果に関しては，無数といえるほどの症例報告がある．

　とくに小児の気管支喘息やアトピー性皮膚炎の治療には，ほぼ中心的な役割を期待できる処方である．以前の私の上司などは，アトピー性皮膚炎の小児には全員に小建中湯を飲ませてもよいくらいだ，と喝破した．「全員」は言い過ぎであるけれども，かなりの割合で奏効すると思う．

　エキス製剤は，ふつうの1回分は1袋だが，小建中湯は飴がかさ張るので2包が標準量となっている（ツムラの場合．コタローは飴が多くて，標準量1回分は何と3袋になる）．散剤として内服する向きにはなかなか量が多い．もっとも，本来の服用スタイルである，お湯に溶かして飲む分には問題ない．

　小建中湯は，シナモンがダメという人には使えないが，それ以外には目立った副作用もほとんどない．コストパフォーマンスもなかなかによい．非常に優れた，いかにも漢方薬らしい処方だと私は思っている．

　大建中湯と半分ずつ合方する（エキス製剤だと各1包）ことで，両方の作用をもつ"中建中湯"というのもあるらしいが，それだとむしろ"大・小建中各半湯"になってしまい，各々の効果も落ちるから，私はあまり使わない．そういう目的ならば，既出の桂枝加芍薬湯に大建中湯を加えたほうがまだよい．

文献

1) 入江祥史，渡辺賢治．認定内科専門医のための漢方医学講座 第8回 過敏性腸症候群の漢方治療．内科専門医会誌．2004; 16: 64-7.
2) 入江祥史．過敏性腸症候群に対する小建中湯の効果．平成10年度日本東洋医学会関西支部例会講演要旨集．1998: 15.
3) 入江祥史．症例アブストラクト 小建中湯が奏効した気管支喘息に過敏性腸症候群が合併した1例．漢方医学．2006; 30: 72.

〈入江祥史〉

小柴胡湯
しょうさいことう

ツムラ (9), コタロー (9), クラシエ (9)

◎ 主な効果・効能

体力中等度で上腹部がはって苦しく，舌苔を生じ，口中不快，食欲不振，時により微熱，悪心などのあるものの次の諸症: 諸種の急性熱性病，肺炎，気管支炎，気管支喘息，感冒，リンパ腺炎，慢性胃腸障害，産後回復不全．または慢性肝炎における肝機能障害の改善．

◎ 生薬構成 (g)

柴胡 7.0，半夏 5.0，黄芩 3.0，大棗 3.0，人参 3.0，甘草 2.0，生姜 1.0．

◎ 一般的な使い方・使用目標

傷寒五六日，中風，往来寒熱，胸脇苦満，黙々として飲食を欲せず，心煩喜嘔，或は胸中煩して嘔せず，或は渇し，或は腹中痛み，或は脇下痞鞭，或は心下悸して，小便不利し，或は渇せず，身に微熱あり，或は咳する者．

・私はこういうときに，こう使っている・

言うまでもなく柴胡剤の代表方剤であるが[1]，自律神経症状があり，かつ遷延した呼吸器症状，また慢性的な消化器症状が目立つ人には（時に上半身の胆経から膀胱経まで凝りがある人にも）**柴胡桂枝湯**を用い，消化器症状がそれより強い人には**大柴胡湯**を用い，精神神経症状が強い人には**柴胡加竜骨牡蛎湯**もしくは**柴胡桂枝乾姜湯**（時として**四逆散**）を用いているので，小柴胡湯はそのいずれにもあてはまらない，消化器症状や，精神神経症状，また感冒遷延時にみられるような身体症状などを少しずつ併せ持つ多彩な自立神経症状を持つ人

に，消去法で用いている．

　小柴胡湯が適応する目安として，個人的な経験上，症状や身体所見に於いては，口苦，背部（特に肝兪・胆湯辺り）の凝りを重視している[2]．また，外見的な特徴で言えば，これは特にアジア人に於いてそうであるが，小柴胡湯が適応するのは，男女問わず，ミャンマーのアウンサン・スーチーのようであることが多い．痩せ型で，一見胃腸が悪そうなタイプである．証が合えば，確かに遷延した感冒にもとても有効である．

　治熱入血室という効果もあるので[1]，病態に合わせて駆瘀血剤との併用も行っているが，むしろ利水剤や利気剤との相性が良い印象があり，それらと合わせて使うこともしばしばある．前者では，**五苓散**や**苓桂朮甘湯**，もしくは**胃苓湯**との合方であり，後者は**半夏厚朴湯**，**平胃散**，もしくは**香蘇散**との合方である．これらのうち，苓桂朮甘湯および胃苓湯との併用以外は，全て方剤名があるのはご承知の通りである．

　また，これもご存知の方も多くいらっしゃると思うが，**柴苓湯**や**柴朴湯**はなぜか薬価がとても高い！しかしながら，このように2剤の合方でそれらを作った方が，きわめて逆説的であるがなぜか薬価が安くなるので，患者，医師双方にとり，便利であることが多い．

文献

1) 焦樹徳．名医が語る生薬活用の秘訣．千葉：東洋学術出版社；2013．p.35-8．
2) 入江祥史，編著．漢方処方 定石と次の一手．東京：中外医学社；2016．p.56-65．

〈長瀬眞彦〉

小柴胡湯加桔梗石膏
しょうさいことうかききょうせっこう

ツムラ（109）

◎ 主な効果・効能

咽喉がはれて痛む次の諸症: 扁桃炎, 扁桃周囲炎.

◎ 生薬構成 (g)

柴胡 7.0, 黄芩 3.0, 人参 3.0, 半夏 5.0, 甘草 2.0, 生姜 1.0, 大棗 3.0, 桔梗 3.0, 石膏 10.0.

◎ 一般的な使い方・使用目標

体力中等度の人で, 微熱があり, 心窩部より季肋部にかけての苦満感, 圧迫感 (胸脇苦満), 食欲不振などを訴える場合に用いる. 上気道の亜急性ないし慢性の炎症性疾患.

・私はこういうときに, こう使っている・

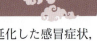

小柴胡湯の適応病態で (小柴胡湯の項: p.148 参照), 遷延化した感冒症状, 呼吸器症状に伴う咽頭炎に使っている. 証が合えば (そこを見極めるのが一番困難なのであるが), 非常によく効く.

さらに反応性のリンパ節腫脹に用いて有効である場合もある. また, 亜急性壊死性リンパ節炎に用いて有効であった経験がある. 亜急性壊死性リンパ節炎に対してはこの方剤以外にも, 柴胡清肝湯などの一貫堂処方も有効である可能性がある.

【一般的な使い方・使用目標】にある,「体力中等度」や「胸脇苦満」はあくまで所見の一つであり,参考程度にすべきである.実臨床では,これらの所見があるからといって,この方剤が合わない場合もある.逆もまた然り.

レスポンダーでは,他の方剤においても往々にしてそうであるが,患者側からこの処方を求めてくるのでやりやすい[1].

ただし,薬価が高い!それゆえ,同じく薬価が高い柴苓湯や柴朴湯について行っているのと同様,小柴胡湯と桔梗石膏を同時に処方する2剤の合方をしている.このように小柴胡湯加桔梗石膏を作った方が,きわめて逆説的であるがなぜか薬価が安くなるので,患者,医師双方にとり,便利であることが多い.

文献
1) 樫尾明彦,今藤誠俊,監修,堀場裕子,石野尚吾,編集.先生,漢方を鍼灸を試してみたいんですけど……　患者さんにいわれて困ったときに読む本.治療　特別編集.東京:南山堂; 1990, p.156-66.

〈長瀬眞彦〉

小青竜湯
しょうせいりゅうとう

ツムラ (19), コタロー (19), クラシエ (19)

◎ 主な効果・効能

下記疾患における水様の痰，水様鼻汁，鼻閉，くしゃみ，喘鳴，咳嗽，流涙，気管支炎，気管支喘息，鼻炎，アレルギー性鼻炎，アレルギー性結膜炎，感冒．

◎ 生薬構成 （g）

半夏 6.0，乾姜 3.0，甘草 3.0，桂皮 3.0，五味子 3.0，細辛 3.0，芍薬 3.0，麻黄 3.0．

◎ 一般的な使い方・使用目標

傷寒表解せず，心下に水気ありて，乾嘔，発熱して欬し，或いは渇し，或いは利し，或いは噎し，或いは小便利せず，少腹満し，或いは喘するものは，小青竜湯之を主る．

・私はこういうときに，こう使っている・

これも非常に汎用性が高い方剤の一つである．

アレルギー性鼻炎や花粉症に対して漢方を専門としない医師からもよく処方されている．「小青竜湯の通年性鼻アレルギーに対する効果─二重盲検比較試験─」という馬場らの論文では，通年性アレルギー性鼻炎に対して，証を考えることなく110名に小青竜湯を投与したところ（プラセボ群も110名），症状の中等度改善以上は，44.6%であり，プラセボ群と比較して有意であったという報告がある[1]．約半数近くのアレルギー性鼻炎に対しては，病名投与しても効果を期待できる可能性があるということである．それに加えて，東洋医学的

な見地に立った使い方をすれば，さらに有効であることは論を待たない．

　東洋医学的な小青竜湯の使用目標は，水様性の呼吸器系分泌物である．つまり，透明な鼻水，痰である．呼吸器系（時として消化器系も）の津液停滞（＝水毒）がその背景にあるものと推察される．そしてそれは寒冷刺激によって悪化することが多い[2]．これを矢数は，「胃内に停水のある人が，外感により表証と胃内停水とが相互関連して諸症状を引き起こす」病態としている[3]．単純な小青竜湯の正証以外に，私は次のような使い方をしている．

①冷えが強い場合．**麻黄附子細辛湯**を併用している．胃弱の人は，この二剤の併用は麻黄の重複により消化器症状を起こす可能性があるため，1日投与量を共に 2/3 に減量するか，もしくは食後内服にしている．

②水滞の症状が強い場合．例えば，浮腫を認めたり，また消化器の水滞症状（水様性の下痢をしやすい，嘔吐しやすい，乗り物酔いをしやすい等）が目立つ場合．**苓甘姜味辛夏仁湯**を併用している．苓甘姜味辛夏仁湯は小青竜湯の裏の処方と言われることがあり，この二剤の併用で表裏の症状を改善することができる有用な処方である．ちなみに一部の日本漢方の世界では認められていない五行論に於ける，脾と肺の関連性がこの併用の背景にはある．

③鼻閉が強い場合．**葛根湯加川芎辛夷**を併用している．この併用の場合も，①の場合と同様，胃弱の人に対しては，投与量と内服時間に注意を要する場合がある．

④顔面部の浮腫が目立つ場合．特に眼瞼の浮腫がある場合は，**越婢加朮湯**を併用している．この併用は顔面部の浮腫があり，津液停滞及び寒冷症状が目立つ蕁麻疹やアレルギー性結膜炎に有効である．

⑤呼吸器の乾燥症状が目立つ場合．**麦門冬湯**を併用している．これは漢方理論的には矛盾した使い方になるが，寒熱錯雑の場合と同様に，慢性化や重症化した症例では一定の割合で，津液停滞（＝水毒）と津液不足（＝陰虚）が両方認められることがある．この場合，鼻水は水様性であるが，咳は non productive cough であったりする．

　参考までに，斎藤らの「小青竜湯が奏功した超巨大後腹膜腫瘍摘出後の難治性肺水腫の1例」という論文では，術後 NPPV（非侵襲的陽圧換気）管理中の泡沫状の痰が改善しない難治性肺水腫に対して，血管透過性亢進の抑制目的にエキス剤の小青竜湯を投与したところ，初回内服から15分で劇的に痰が減少

し，同日 ICU 退室となったと報告されており，これは，胸腔内の異常な水分の蓄積，排泄異常を津液停滞と考えて小青竜湯を選択し，著効を得たものである[4]．このような使い方は，現代における，新たな漢方薬の発展形態であろうと思われる．

文献

1) 馬場駿吉，高坂知節，稲村直樹，他．小青竜湯の通年性鼻アレルギーに対する効果．耳鼻咽喉科臨床．1995; 88: 389-405.
2) 丁　光迪．中薬の配合．千葉: 東洋学術出版社; 2005．p.256.
3) 矢数道明．臨床応用．漢方処方解説．大阪: 創元社; 1966, 272-7.
4) 斎藤淳一，橋場英智，丹羽英智，他．小青竜湯が奏功した超巨大後腹膜腫瘍摘出後の難治性肺水腫の1例．ICU と CCU．2012; 36: 301.

〈長瀬眞彦〉

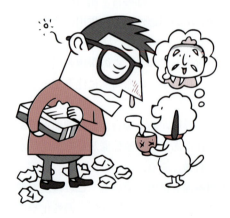

COLUMN ❼

漢方薬の利点―小青竜湯と現代薬―

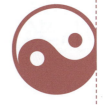

　漢方薬は1970年～80年代に，ほとんど一括に大量に健康保険適用になり，現在に至っているわけだが，当時は詳細な臨床試験を「フリーパス」して採用されたのだった．しかしその後，薬効について再評価を受けたものも少なくない．

　そのひとつが小青竜湯だ．小青竜湯は，アレルギー鼻炎については，本文で紹介したように二重盲検比較試験で「有効」と判断されており，漢方に詳しくない医師も「普通に」使っている．

　今でもかなりの方面から，「漢方にはエビデンスがない」と悪口を言われるのだが，これは必ずしも当たってはいない批判なのだ．小青竜湯以外にも，六君子湯や芍薬甘草湯など，現代医学的にきちんと評価されている漢方薬はいくつもある．ちなみに，「エビデンスがない」とされて市場から撤退した一般薬（漢方薬ではない，普通の西洋薬）もいくつもある．

　さて，アレルギー性鼻炎といえば，内服薬として普通は抗アレルギー薬が処方される．その多くは抗ヒスタミン作用をもつ抗ヒスタミン薬（ヒスタミンH_1受容体拮抗薬）だが，ご存知の通り眠気という副作用がある．これは最新の薬であってもH_1ブロッカーである限り避けられない運命だ．

　数年前にはついにH_1ブロッカー（フェキソフェナジン）にプソイドエフェドリンを合わせた配合錠が登場し，眠気を訴える人が確かに減ったようなのだが，これは小青竜湯にヒントを得て作られたのではないかと私は勘ぐってしまう．小青竜湯では眠くならないのだ．なぜなら，麻黄が配合されていて，これはご存知のとおりエフェドリン，プソイドエフェドリンなどを含むからだ．覚醒作用があるのだ．

　麻黄といえば，数年前に，これもやはり麻黄を含む葛根湯が，その「眠くならない」作用を買われて「合格湯」として，受験生の間で人気があったらしいが，これは明らかに間違った使い方だ．ダイナマイトも原子力も漢方薬も，間違った使い方をすると大変なことになる．

〈入江祥史〉

小半夏加茯苓湯
しょうはんげかぶくりょうとう

ツムラ (21), コタロー (21), クラシエ (21)

◎ 主な効果・効能

嘔気，嘔吐，妊娠悪阻．

◎ 生薬構成 (g)

半夏 6.0, 茯苓 5.0, 生姜 1.0.

◎ 一般的な使い方・使用目標

　もともと妊娠悪阻に対しての方剤であり，妊娠中も問題なく使用できる．止嘔の基本的組み合わせに半夏，生姜があり，小半夏湯と呼ばれる．小半夏加茯苓湯は，小半夏湯に茯苓を加えたものである．

　他の妊娠悪阻に使う選択肢として，乾姜人参半夏丸（保険適用外，OCT）がある．乾姜人参の組み合わせは止嘔薬の大半夏湯の半夏，人参からきている．こちらは脾胃の虚寒証の嘔気に用いる処方である．

小半夏加茯苓湯

・私はこういうときに，こう使っている・

　痰飲停留による嘔気によく用いられている．生薬数が少ないために鋭敏な効果があり，幅広く嘔気に使用できる．**半夏厚朴湯**などにもこの三つの生薬が組み込まれている．

　問題は，妊娠悪阻では嘔気が強く，内服できないことがままある．また妊娠悪阻を完全に消失させてしまうほどの効果は残念ながらない．妊娠中も問題なく使用できるのが利点で，ひとまず症状の軽減を目標とする．

妊娠悪阻の病理は，痰飲の上逆である．体質的背景に腎陽虚，脾陽虚が関係しているかを注意する．温煦作用が低下し，腎，脾が虚していると気が上逆しやすいからである．気の上逆ととらえれば，めまい，動悸に用いることができる．**苓桂朮甘湯**と病態が似てくる．

また妊娠中は気血を消耗し，腎に負担をかける．そのため，虚証の場合，悪阻の出る前から気血，腎を補っておくことも必要である．そのために**六味丸**，**八味丸**を使用するのは，妊娠中でも臨床的には問題ない．しかし，牡丹皮など活血薬を妊娠中に避けたい場合は，地黄を含む補血として四物湯，山薬を含む補気剤として**啓脾湯**などがある．

嘔気，なかでも妊娠悪阻の病名処方が適応範囲を狭めがちであるが，嘔気を含む他の疾患に応用可能である．

例えば，起立性調節障害など，小児，学童などの自律神経症状に対して，五臓で弁証するよりも，この方剤をシンプルに使用した方が奏効する場合がある[1]．

術後の嘔気嘔吐，化学療法に伴う嘔気，嘔吐，後鼻漏についての報告が見られる[2]．後鼻漏は，頭部の痰飲と考えれば使いやすい．前方から鼻汁としてではなく，後方ルートから排出されるという意味で，"逆"である．また消化器に関わらず，呼吸器—鼻系統の痰飲にも十分使用可能であるという示唆である．**辛夷清肺湯**などと合わせて使用するのもよい．

文献

1) 水上勝義. 小半夏加茯苓湯が有効だった心因性嘔吐の 6 例. 漢方医学. 2013; 37: 108-11.
2) 田原英一，村井政史，犬塚　央，他. 後鼻漏における小半夏加茯苓湯の有効性. 日本東洋医学雑誌. 2011; 62: 718-21.

〈田中耕一郎〉

消風散
しょうふうさん

ツムラ（22），コタロー（22）

◎ 主な効果・効能

分泌物が多く，かゆみの強い慢性の皮膚病（湿疹，蕁麻疹，水虫，あせも，皮膚瘙痒症）．

◎ 生薬構成（g）

地黄 3.0，石膏 3.0，当帰 3.0，牛蒡子 2.0，蒼朮 2.0，防風 2.0，木通 2.0，胡麻 1.5，知母 1.5，甘草 1.0，苦参 1.0，荊芥 1.0，蝉退 1.0．

◎ 一般的な使い方・使用目標

比較的体力のある人の慢性の皮膚疾患で，患部に熱感があって，多くは湿潤し，瘙痒のはなはだしい場合に用いる．頑固な皮疹で，分泌物があって痂皮を形成し，その外見が汚穢で地肌に赤味を帯び，口渇を訴える場合．皮膚の病変が夏期にむかって，増悪する傾向のある場合．

・私はこういうときに，こう使っている・

消風散は，その構成生薬からみても，また，原典の「外科正宗」にある「風湿血脈に浸淫し，瘡疥を生ずるに致り，瘙痒絶えざるを治す．および大人小児，風熱，篤疹，身に遍く雲片斑点，たちまち有り，たちまち無きに，並び効あり」という条文をみても，主として風湿熱による湿疹の治療の為に作られたことは明らかである[1]．私が「消風散を使おうかな？」と思うのは，小さくて，炎症が強く，浸出液を伴っている散在性の湿疹をみた時である．こういう皮疹をよくみるのは，アトピー性皮膚炎や蕁麻疹，またはあせもであろう．しかしなが

ら，これ一剤で対応できる軽症の病態はかなり少ない．よって，私は次のような合方を行っている．

①炎症が強く浸出液が多い場合．**黄連解毒湯**が持つ燥性を期待して併用している．

②炎症性の浮腫が強い場合．**越婢加朮湯**を併用している．この併用は，アトピー性皮膚炎も蕁麻疹もある症例にもよい．

③皮膚の乾燥も伴っている場合．特にアトピー性皮膚炎に於いて，多くは皮膚バリア機能の低下を伴っており，その場合は浸出液を伴う湿疹と共に乾燥した皮膚が目立つ．この状態では，**当帰飲子**を併用している．こうすると四物消風飲の方意になる．

④③の状態で，当帰飲子などの併用が無効な場合．この場合は炎症が強いと思われるので，**温清飲**，もしくは，証に合わせて一貫堂処方のいずれか（**荊芥連翹湯**，**柴胡清肝湯**，**竜胆瀉肝湯**）を併用している．

⑤化膿性の炎症を伴っている場合．**十味敗毒湯**を併用している．この併用は，伝染性膿痂疹の場合にもよい．

⑥掌にも湿疹が目立つ場合．**三物黄芩湯**を併用している．これは経験的に良く効く印象がある．

さらに加えて，治病必求於本という，東洋医学的な治療法則で言うと，消風散は標治に傾いていると思われるので，慢性化，複雑化したアトピー性皮膚炎の本治に用いるには，下記のような工夫が必要になる[2]．

①内風が強い場合．この状態は精神的な要素が強く絡んでいるアトピー性皮膚炎に多くみられる．皮膚も精神も，気血両虚の肝陽化風の状態であると思われ，抑肝散を併用している．

②消化器が弱い場合．消化不良，下痢しやすいなどの症状がある場合であるが，それによって生じる湿が，湿疹の原因の一つになっていると推察されるため，証に合わせて**六君子湯**，**補中益気湯**，**小建中湯**を併用している．補中益気湯は，黄耆を含んでいるため，皮膚のバリア機能の強化も期待できる（もし，これで足りなければ，**黄耆建中湯**に変方している）．また，小建中湯は小児に良く適応する印象があり，甘くて飲みやすいので，小児に用いていることが多い．気血両虚が目立てば，**十全大補湯**を併用することもある．

③便秘がある場合．皮膚疾患に便秘を伴っていたら，五臓論における，肺と

大腸の表裏関係を考えても，便秘の治療は必須である．証に合っている漢方薬であれば，たとえ大黄を含んでいなくても自然と便通は改善する．それでだめな場合には，特に小児の皮膚疾患には，**治頭瘡一方**を併用している（もしくは治頭瘡一方単剤でいける場合もある）．蛇足ながら，西洋医学的な治療の併用により，患者の苦痛を軽減できるのであれば，必要に応じて，ステロイド軟膏，保湿の軟膏，抗アレルギー薬を患者と相談しながら併用している．その間に，漢方薬で根本的な体質改善を目指している．

文献
1）矢数道明．臨床応用 漢方処方解説．大阪：創元社；1966．p.250-4．
2）中医臨床シリーズ．アトピー性皮膚炎の漢方治療．千葉：東洋学術出版社；1996．

〈長瀬眞彦〉

消風散

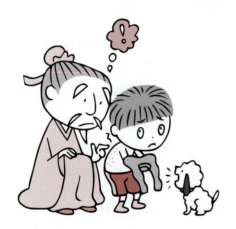

COLUMN ⑧

最強の漢方薬はどれだ？（2）冷え症編

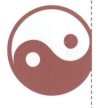

　漢方外来で一番多い訴えは「冷え」ではないだろうか．
　主訴に限っても，「疲れ」と「冷え」が双璧だと思うが，とくに女性の愁訴には，ほぼ必ず含まれていて，問診票に丸を付けてもらうと，冷えには大体マルが付いている．ついていなくても，「冷えていませんか？」と尋ねると，大概「冷えます」と答えてくれる．
　なぜ冷えるのか，という問題は別の機会に譲るが，冷え治療に用いられる漢方薬はたくさんある．当帰芍薬散，桂枝茯苓丸，当帰四逆加呉茱萸生姜湯，八味地黄丸あたりがメジャーだが，さて一番強い，最も効果のあるものは何だろうか．
　「漢方薬は証に合わせて用いるから，そんな質問をすること自体がおかしい」というあなた，正解です．それはごもっとも．だからここでは，証に合わせて使った場合に一番効果があるものはどれか，という質問だと思っていただけばよいし，いやいや，証に従わなくてもとにかくすべての冷えに効くものを，と考えてもよい．私はここで後者の立場をとって，あえて附子をあげたいのである．
　附子とはトリカブトの根っこであって，大きな「母根」に対し，その周囲に附属してくっ付いている小さな「子根」のことである．ちなみに母根は烏頭と呼ばれる．狂言「ぶす（＝附子）」にも登場する猛毒の生薬で，薬として使用する際には加熱などで減毒処理される．これを修治附子と呼ぶ．漢方的には「大熱」の性質をもち，とにかく新陳代謝を促進し，温める力が強い．私たちが普通使う「附子末」は，標準使用量（0.5〜1.5 g/日）程度であれば特に怖がることなく使える．
　ただし"最強"であるがゆえに，手足は一向に温まらないのに顔だけはのぼせがひどくなる，というような局面に出逢うことはある．ただ附子さえ使えば冷えは解消する，というわけにはいかないのだ．

〈入江祥史〉

消風散

升麻葛根湯
しょうま かっこんとう

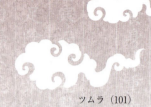

ツムラ（101）

升麻葛根湯

◎ 主な効果・効能

感冒の初期，皮膚炎．

◎ 生薬構成（g）

葛根 5.0，升麻 2.0，芍薬 3.0，生姜 0.5，甘草 1.5．

◎ 一般的な使い方・使用目標

　升麻葛根湯は『万病回春』に「治傷寒頭痛時疫，憎寒壮熱，肢体痛，発熱悪寒，鼻乾不得眠，兼治寒暄不時，人多病疫，乍暖脱衣及瘡疹已発未発疑似之間宜用」，「凡丹疹皆是悪毒熱血蘊蓄於命門，遇君相二火合起即発也．如遇熱時，以防風通聖散辛涼之剤解之．寒月以升麻葛根湯等辛温之剤解之」，「（麻疹）初起，呵欠，発熱，悪寒，咳嗽，噴嚔，流涕，頭眩，宜升麻葛根湯加紫蘇，葱白以解肌…」とあり，発熱を伴う発疹性の疾患に用いられたようだ．現在は小児の麻疹によく用いられている．「葛根湯」という名が付くが，葛根湯とは違い，麻黄・桂枝が含まれないので，発汗作用には劣る．

・私はこういうときに，こう使っている・

　私が過去に用いたのは，いずれも小児の麻疹に対してであり，「透疹」すなわち早く出すものは出させてしまうという漢方独特の考え方に基づいて処方した程度である．現在はまったく使っていない．

〈入江祥史〉

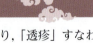

COLUMN 9

感染症治療と漢方薬

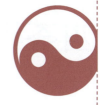

　漢方薬は現代の抗菌薬や抗ウイルス薬のような作用を持つか？
　持つ．ただし弱すぎて，とても比肩するほどではない．それでも，例えば麻黄湯を感冒やインフルエンザ患者に投与すると，最近の抗インフルエンザ薬に勝るとも劣らない程度の臨床的効果があるのはご承知の通り．
　基礎研究では麻黄湯に直接的抗ウイルス作用があるらしいことを示されているが，人体に投与された麻黄湯は何もウイルス目がけて飛んでいくわけではない．体の中の免疫システムやそのほか諸々の細胞，組織に作用して「総合的に」ウイルスと戦うわけだ．
　これは相手が細菌の場合でも同じだ．
　抗菌薬や抗ウイルス薬の多くが病原体を狙い撃ちする一方，漢方薬は味方を後方から支援する役割がある．けれども栄養補給ではない．漢方薬自体にみるべき栄養はない．いわゆる兵站でもない．身体を総合的に鼓舞する．抗菌薬が「magic ballet」（魔法の弾丸．古い表現だが！）だとすれば，何だか人体の「精神的支柱」であり，「応援団」とか「やる気スイッチ」のような気がしないでもない．

〈入江祥史〉

升麻葛根湯

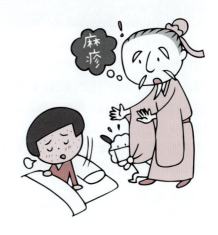

四苓湯
しれいとう

大杉（140）

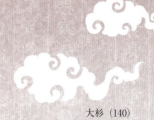

◎ 主な効果・効能

のどが渇いて水を飲んでも尿量が少なく，はき気，嘔吐，腹痛，むくみなどのいずれかを伴う次の諸症：暑気あたり，急性胃腸炎，むくみ．

◎ 生薬構成（g）

沢瀉 3.0，茯苓 3.0，蒼朮 3.0，猪苓 3.0．

◎ 一般的な使い方・使用目標

五苓散より桂皮を抜いた処方構成となっている．**五苓散**証はあるものの，表証（悪寒，発熱など）がない場合，寒熱では熱証に傾いているときには，温熱性の桂皮（桂枝が本来は望ましい）を取り去った四苓湯の方がよい．

・私はこういうときに，こう使っている・

清時代の『温疫論』が出典とされてきた．小山誠次[1)]によれば，李東垣の『内外傷弁惑論』中に去桂五苓散，朱丹渓の『丹渓心法』に四苓散という方剤名が登場し，張子和の『儒門事親』には，**減桂五苓散**という桂枝を減量した処方も見られる．陰陽五行を用い，理論化していった明医学から生まれた方剤と考えられる．

悪寒のない，口渇，下痢，小便不利で，原因が温熱の邪の場合を考えると，具体的には，流行性の夏季の感染症でも，暑気あたりでもよい．

四苓湯は，単独処方ではなく，多くは湿熱の邪に用いられるために，清熱剤，利水剤を合わせることもよい．湿は陰邪，熱は陽邪である．そのため湿邪と熱邪は合わさると，体内で処理することが難しくなる．そのため，化痰，利水に，芳香を用いた化湿や，健脾を合わせたり，気・水を動かしたりする方法を複数採る．

　具体的には，生薬量を増やすために類似処方でやや寒性の**猪苓湯**を合わせるのもよい．温病では芳香化湿薬である厚朴や，清熱利水薬である通草を配合している．

　芳香化湿薬を保険内で用いる場合，**平胃散，半夏厚朴湯**となる．温性の生薬群であるために，化熱して熱邪を助長する可能性があるので注意が必要である．この組み合わせは，あくまで湿熱でも湿＞熱（主体は湿邪）のときに用いる処方である．

　清熱利水薬を合わせる場合は，**竜胆瀉肝湯，五淋散**がよい．

　浅田宗伯は，『橘窓書影』において，婦人の産後下痢に，四苓湯に車前子を合わせて用いている[1]．

　現代の日本の夏は，室内は冷房が効いているために，四苓湯でなくても五苓散でよい場合も多くなっている．熱帯への出張や旅行，屋外での活動の際には考慮されてよい方剤である．

　アトピー性皮膚炎では，皮膚所見は，乾燥と湿潤，寒熱錯雑と複雑な病態を示す．去湿の際に桂枝が温熱性のため，反応性に化熱して皮膚の発赤，瘙痒感が増大することがある．その際には，五苓散ではなく敢えて四苓湯を用いる細心さも大切である．

文献
1）小山誠次．古典に生きるエキス漢方方剤学．京都：メディカルユーコン；2014.

〈田中耕一郎〉

辛夷清肺湯
しんいせいはいとう

ツムラ（104），コタロー（104），クラシエ（104）

◎ 主な効果・効能

鼻づまり，慢性鼻炎，蓄膿症．

◎ 生薬構成（g）

辛夷 2.0，黄芩 3.0，石膏 5.0，百合 3.0，麦門冬 5.0，枇杷葉 2.0，山梔子 3.0，升麻 1.0，知母 3.0．

◎ 一般的な使い方・使用目標

肺熱，鼻内の瘜肉，初め榴子の如く，日後漸く大となり，孔竅を閉塞し，気，宣通せざるを治す．

・私はこういうときに，こう使っている・

　原典の条文を見ても，構成生薬を見ても，副鼻腔炎の治療目的で開発された方剤であることは明らかである[1]．よってそのような状態に使っている．
　中でも熱症が強く，後鼻漏がある人に特によく効く印象がある．
　この一剤だけでうまくいかない場合は，抗炎症効果の増強も狙って，**荊芥連翹湯**もしくは**柴胡清肝湯**を証に合わせて併用している．
　また，鼻腔の乾燥症状が強ければ**麦門冬湯**を併用することもある．

どの疾患においてもそうであるが，慢性化した状態であると寒熱挟雑してくるので，特にアレルギー絡みの副鼻腔炎であれば，**葛根湯加川芎辛夷**，**小青竜湯**を併用することもあるし，これでダメなら抗アレルギー薬を併用することもある．

炎症症状が強い場合においてはまれに**十味敗毒湯**もしくは**排膿散及湯**を併用することもあるが，当然，患者の苦痛軽減が最優先であるため，専門的な西洋医学的治療を優先，もしくは併用した方が良い場合は耳鼻科へ紹介している．

文献
1) 高山宏世．漢方常用処方解説．三考塾叢刊．千葉: 東洋学術出版社; 1988. p.100-1.

〈長瀬眞彦〉

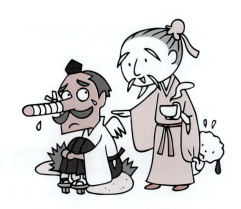

辛夷清肺湯

参蘇飲
じんそいん

ツムラ（66）

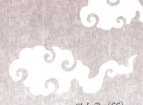

◎ 主な効果・効能

感冒，せき．

◎ 生薬構成（g）

半夏 3.0，茯苓 3.0，葛根 2.0，桔梗 2.0，前胡 2.0，陳皮 2.0，大棗 1.5，人参 1.5，甘草 1.0，枳実 1.0，蘇葉 1.0，生姜 0.5．

参蘇飲

◎ 一般的な使い方・使用目標

胃腸虚弱な人の感冒で，すでに数日を経てやや長びいた場合に用いる．頭痛，発熱，咳嗽，喀痰などを伴う場合．心窩部のつかえ，悪心，嘔吐などのある場合．

・私はこういうときに，こう使っている・

半夏，茯苓，陳皮，人参，枳実，蘇葉を含むため，脾胃の湿の改善を狙っていることは明らかである．かつ，葛根，桔梗，前胡，生姜は，表証（桔梗と前胡は去痰止咳薬）の改善を狙っているので，悪心，嘔吐，下痢など消化器の湿による症状に加えて，急性上気道炎の症状を伴う人に用いている．

臨床的にこのような状態を良くみるのは，感冒症状を伴う急性胃腸炎であるので，この点において，【一般的な使い方・使用目標】となんら変わりはない使い方をしている．

ただし，あまりに症状が激しく消耗が強い者や，細菌性の感染が疑われる者には，当然，輸液や抗菌薬を中心とした西洋医学的治療を優先している．参蘇飲などの漢方薬が適応するのは，急性胃腸炎でも軽度からやや中等度の症状，もしくは西洋医学的治療が体質的に合わない人（一定の割合で確かに存在する）である．また，【一般的な使い方・使用目標】に「すでに数日を経てやや長びいた場合に用いる」とあるが，急性期でも証が合えば用いるし，有効である．

　以前は，特に梅雨や夏の急性胃腸炎に対しては，院内で自家製の「藿香正気散」（白朮，半夏，茯苓，厚朴，陳皮，大棗，桔梗，大腹皮，藿香，白芷，甘草，生姜，蘇葉）を作り有用であるので用いていたが，院外処方にしてからはそれができないため，その替わりに参蘇飲を用いている．

　胃腸がかなり虚弱な人だと，参蘇飲に含まれる葛根でも胃腸障害を起こすことがあり，その場合は，表証を改善する力はやや落ちるが，替わりに**香蘇散**を使っている．悪心，嘔吐，下痢症状が強ければ，去湿の効果を増強する目的で，**五苓散**を併用する場合もときにある．ちなみに，曲直瀬道三の「衆方規矩」には28種類の参蘇飲の加減方の記載がある[1]．

　参蘇飲の出典は『和剤局方』の「傷寒門」で，「感冒，発熱，頭疼を治す．或いは痰飲凝節によって，兼ねて以って熱をなす，並びに宜しく之を服すべし」「自ら能く中を寛くし，膈を快くして，脾を傷るを致さず，兼ねて大いに中脘痞満，嘔逆，悪心を治す」という記載がある[2]．

文献
1) 衆方規矩．巻之上 感冒門．近世漢方医学書集成5 曲直瀬道三（四）．名著出版．東洋医学; 1979. p.42-3.
2) 太平和剤局方（上）．東京: 燎原書店; 1976. p.184-5.

〈長瀬眞彦〉

神秘湯
しんぴとう

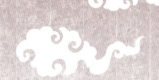

ツムラ（85），コタロー（85），クラシエ（85）

◎ 主な効果・効能

小児ぜんそく，気管支ぜんそく，気管支炎．

◎ 生薬構成（g）

麻黄 5.0，杏仁 4.0，厚朴 3.0，陳皮 2.5，甘草 2.0，柴胡 2.0，蘇葉 1.5．

◎ 一般的な使い方・使用目標

久しく気嗽を患い，発する時は，奔喘，坐臥することを得ず，並に喉裏呀声，気絶するものを療す．

・私はこういうときに，こう使っている・

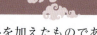

神秘湯は浅田宗伯家方で，「外台秘要」の同名方に厚朴を加えたものである[1,2]．

　唐以前に使われていた方剤に一味を加えただけで，より日本人の体質に合う方剤が作られ，江戸時代末期から今まで使われてきたわけだから，現代のわれわれももっと新しい方剤が作れるはずだと思う．降圧薬の領域で Ca 拮抗薬と ARB の合剤などが出されるようになった西洋薬も近年そうしているように．

　構成生薬をみると**柴朴湯**に**麻杏甘石湯**を加えたものに近似している．よって，本として柴朴湯の状態（肝気鬱結・気滞痰鬱）がありながら，麻杏甘石湯が必要そうな，黄色い痰を伴う炎症の強い咳があるという標の症状も伴うものに用いている．

肝鬱があって，ストレスによって咳発作や，喘息発作が悪化する人にもよいし，また，痰鬱があり，台風の接近や低気圧の影響で咳発作，喘息発作が起ることも使用の目安にしている．

　これ一剤で，肝気鬱結・気滞痰鬱および，肺表熱を治療できるので，きわめて便利な方剤である．

　柴胡が2gとやや少なめであるため，肝気鬱結をもう少し重点的に治療したければ，証に合わせて柴胡剤を併用することも可能である．痰鬱をもう少し重点的に治療したければ**半夏厚朴湯**を併用しても良い．もし痰の原因として脾の関与も疑われるときは，**苓甘姜味辛夏仁湯**を併用することもある．

　また，肺表熱が強ければ，**五虎湯**を併用することもできる．

　寒熱夾雑している場合には，**小青竜湯**も併用できる．

文献

1) 外台秘要．第九巻 久咳坐臥不得方二首．人民衛生出版社; 1955. p.266.
2) 長谷川弥人．勿誤薬室「方函」「口訣」釈義．大阪: 創元社; 1994. p.625-6.

〈長瀬眞彦〉

神秘湯

真武湯 (しんぶとう)

ツムラ (30), コタロー (30), 三和 (2, 30)

◎ 主な効果・効能

新陳代謝の沈衰しているものの次の諸症: 胃腸疾患, 胃腸虚弱症, 消化不良, 胃アトニー症, 胃下垂症, 神経衰弱, 高血圧, 心不全で心悸亢進, リウマチ.

◎ 生薬構成 (g)

茯苓 4.0, 芍薬 3.0, 蒼朮 3.0, 生姜 1.5, 附子 0.5.

◎ 一般的な使い方・使用目標

「冷え性で虚弱なもの」の消化器症状, 下半身の整形外科的な痛みが目標となる.「冷え性で虚弱なもの」のことを, 日本漢方 (ここでは古方派を指す) では陰虚証, 日本の後世派や中医学では陽虚証と呼んでいる.

日本漢方 (古方派) は,『傷寒論』を最も重視し, 病態の進行の程度を六病期に分け, 最初の 3 つを三陽病, 次の 3 つを三陰病と呼んでいる. 三陰病は生体防御能の低下, 特に気の温煦作用が落ちて冷えてきている時期で, 陰証というと三陰病, つまり寒証にあるという意味である. 古方派の陰虚証は, 陰虚証＝陰証 (寒証) ＋虚証という意味である.

日本の後世派や中医学では陽虚証は, 陽が虚しているという, 主語＋動詞のつながりとなっている. 陽とは, 気の温煦作用を指している. 虚はその低下であり, 特に腎陽虚証という.

腎陽虚となると, 全身的な気の温煦と推動作用は低下し, 特に水の代謝が低下する. 水滞, 水毒と呼ばれ, 下半身の浮腫が目立つようになる.

・私はこういうときに，こう使っている・

腎陽虚証とはいえ，真武湯エキス製剤には附子が少ないのが難点でもある．附子 0.5 g であり，必要に応じて**修治ブシ末**を加えて強化する方法がある．証が合えば，この附子の量でも十分に効果を発揮する事ができる．

腎の温煦作用を高める附子，利水する茯苓，蒼朮は不可欠である．しかし，最も生薬量の多い芍薬は何であろうか？　複数の解釈があるが，芍薬＝利尿という学説がある．芍薬は，芍薬甘草湯に見られるように筋収縮の緩和に用いられている．東洋医学的な解釈では，芍薬が攣縮部位の血管に血流を集めることによって，作用を発揮することと考えている．腸管膜の血管を弛緩させ，腎血流が変化すれば利尿にも影響がある可能性がある．現代医学にはない利水概念である．血管を弛緩させ，腹部の血流操作によって，浮腫を処理しようという機能である．ただ利尿としての効果を期待するには芍薬は多めに入れなくてはいけない．清～中華民国時代の医師，張錫純は芍薬の利水作用をよく用いた．浮腫はあるものの，必要な体液（循環血漿量や細胞内液として使用されるもの）が少ない"陰虚"（張錫純自身が考えた適応病態）によい適応である[1]．

真武湯

"五更瀉"と言われる朝方の下痢がある．眠りから覚めて，腸管が動き出そうとするが，気の温煦作用が低く，十分な消化活動を発揮できず，下痢をするとされている．効果不十分なときは，附子の増量，人参湯で，脾を温める．また，真武湯の下痢は有持桂里（ありもちけいり）の『校正方輿輗』（こうせいほうよげい）によれば，便意がないというのが特徴とされる[2]．虚証の下痢の一つの鑑別に参考となる．

腎陽虚（日本漢方の陰虚）がベースにあるために，房事の後の不調（つまりセックスにより腎の気血を使用するため，特に温煦作用が影響を受ける），冬季の易感冒によい．また，冬に風邪を引くと長引き，咳嗽が続くなどという場合，止咳薬（標治）に加え，真武湯で腎陽を補うとよい．喘息など咳嗽は，肺の温煦作用不足と痰飲に関係する．全身の温煦作用低下，痰飲は腎陽虚が背景にある．

文献

1) 張錫純著, 神戸中医学研究会, 訳・編. 医学衷中参西録を読む. 東京: 医歯薬出版社; 2001.
2) 稲木一元. 臨床医のための漢方薬概論. 東京: 南山堂; 2014.

〈田中耕一郎〉

せいじょうぼうふうとう
清上防風湯

ツムラ（58）

◎ 主な効果・効能

にきび．

◎ 生薬構成（g）

黄芩 2.5，桔梗 2.5，山梔子 2.5，川芎 2.5，浜防風 2.5，白芷 2.5，連翹 2.5，黄連 1.0，甘草 1.0，枳実 1.0，荊芥 1.0，薄荷 1.0．

◎ 一般的な使い方・使用目標

比較的体力のある人の，顔面および頭部の発疹で発赤の強いもの，化膿しているものなどに用いる．青年者の面皰．

・私はこういうときに，こう使っている・

　出典の「万病回春」（面病門）に「面に瘡を生ずる者は上焦の火なり．上焦の火を清し，頭面に瘡癤風熱の毒を生ずるを治す」[1)]とあるように，元来，顔面の化膿性皮疹の治療に開発されたことは明らかである．尋常性痤瘡に対しては，病名投与してもある程度は有効ではあるが，他のエキス剤同様，余程証が合っていないとこの一剤のみでは難しい．

　尋常性痤瘡の場合は，「血」の問題もしくは「胃熱」のいずれか（時としてそのどちらとも）が背景にある場合が多い印象があり，そこへも治療が及ばないと改善がみられないケースが多いように思う．

よって，「血」に対しては，証に合わせて，**桂枝茯苓丸，桂枝茯苓丸加薏苡仁，当帰芍薬散，加味逍遙散**のいずれかを（前3方剤を使う頻度が高いと思う）併用し，胃熱が強ければ，**黄連解毒湯**を併用し，胃熱が強くかつ皮膚の乾燥もあれば，**温清飲**もしくは**柴胡清肝湯**を併用している．

もし尋常性痤瘡の症状が強く，精神的な負担が強ければ（特に思春期の女性など），より素早い標治を狙って抗菌薬含有の軟膏を併用することもしばしばある．その間に漢方薬で本治を同時進行させている．

アトピー性皮膚炎の場合に，時折顔面に尋常性痤瘡様の皮疹が出現していることがあり（ステロイドの影響？），その場合に，**荊芥連翹湯**をまず用いていることが多いが，それで無効な場合に清上防風湯に変更している．また，アトピー性皮膚炎で，全身性に尋常性痤瘡様の皮疹が出現していれば，経験上，清上防風湯ではなく**十味敗毒湯**を用いていることが多い．これらの3剤が防風，荊芥，川芎，桔梗，甘草を共通して含んでいるところは興味深い．

構成生薬からは，頭痛，軽症感冒，感冒類似病態に適応できる可能性があり，そのように使われている場合もあるが[2]，私はそのような場合には，荊芥連翹湯を用いている．

文献

1) 松田邦夫. 万病回春解説. 大阪: 創元社; 1989. p.555-8.
2) 入江祥史, 編著. 漢方処方 定石と次の一手. 東京: 中外医学社; 2016. p.1-11.

〈長瀬眞彦〉

清暑益気湯
せいしょえっきとう

ツムラ（136）

◎ 主な効果・効能

暑気あたり，暑さによる食欲不振・下痢・全身倦怠，夏やせ．

◎ 生薬構成（g）

蒼朮 3.5，人参 3.5，麦門冬 3.5，黄耆 3.0，陳皮 3.0，当帰 3.0，黄柏 1.0，甘草 1.0，五味子 1.0.

◎ 一般的な使い方・使用目標

李東垣の"益気湯"シリーズの夏の加減法（『内外傷弁惑論』）を簡略化（『医学六要』）したものである．補気に加えて，暑気による発汗に対する止汗（五味子），補陰（麦門冬），清熱（黄柏）が加えられている．脾虚体質のものが暑気にあたって，気，津液ともに消耗した場合，また夏バテの予防として用いられている．

・私はこういうときに，こう使っている・

日頃，**補中益気湯**証の人が，暑気による暑さを不快に思うような場合，夏季，その前後の時期に補中益気湯を清暑益気湯に切り替えている．補中益気湯に比べ，昇堤作用の柴胡，升麻がなく，"気力の持ち上がり"という点では弱い．一方で，余計な生薬が配合されていないために，気と津液を養うには優れた処方である．

構成生薬上大切なものは，人参，麦門冬，五味子の3つの生薬で，**生脈散**と呼ばれる．人参で気，麦門冬で津液を補い，五味子で収斂して汗を止め，気陰（気と津液）を身体に留めるという処方である．

似た命名に**復脈湯**がある．これは**炙甘草湯**の別名で，同様に気陰両虚に用いられる．『傷寒論』における復脈湯，後世方における生脈散と理解しておくとよい．脾胃が弱い場合，虚熱を有している場合は**清暑益気湯**がよいであろう．脾胃は問題ないが，腎が虚している場合，地黄6gを含む炙甘草湯の方が良い．

腎陰虚が背景にあり，気血は虚しているものの，脾が弱く，単に補うと虚熱をもちやすい場合がある．このような場合は**清暑益気湯**を合わせるとよい．

半夏白朮天麻湯と清暑益気湯を合わせると，補気去痰作用が強まり，元祖（『内外傷弁惑論』）清暑益気湯に近くなる．浅田宗伯によれば，『医学六要』の清暑益気湯の方が，生薬数が少なく切れ味がよく，高齢者，虚証の進んだものには『内外傷弁惑論』の清暑益気湯，つまり半夏白朮天麻湯を合わせた方がよいとしている．また，夏バテの際には清暑益気湯に加えて，鰻を食し，房中を避けることとしている．夏季に腎気を損なわないようにすることは，補気をするには前提となることである．秋冬に気温が下がった際に，腎陽の不足により呼吸器系の感染症に悩まされることになる[1]．

清暑益気湯は脾気虚証で暑気（熱と湿）により，さらに気，津液を消耗し，虚熱を有した方剤である．一方で，熱疲労に用いられる**白虎湯**は，暑熱の邪に侵された実証の方剤である．病態は虚実異なるが両方を用いることも多い．白虎湯に人参が加わり，**白虎加人参湯**となることで非常にマイルドな方剤となり，かつ人参による補気補陰の作用が助けとなるのである．

文献
1）稲木一元. 臨床医のための漢方薬概論. 東京: 南山堂; 2014.

〈田中耕一郎〉

清心蓮子飲
せいしんれんしいん

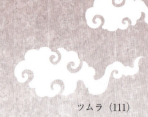

ツムラ（111）

◎ 主な効果・効能

全身倦怠感があり，口や舌が乾き，尿が出しぶるものの次の諸症：残尿感，頻尿，排尿痛．

◎ 生薬構成（g）

麦門冬 4.0，茯苓 4.0，蓮肉 4.0，黄芩 3.0，車前子 3.0，人参 3.0，黄耆 2.0，地骨皮 2.0，甘草 1.5．

◎ 一般的な使い方・使用目標

酒色過度に因り，上盛下虚し，心火炎上，肺金尅を受け，口舌乾燥し，暫く消渇をなし，睡臥安からず，四肢倦怠し，男子の五淋，婦人の帯下赤白，五心煩熱を治す．

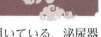

・私はこういうときに，こう使っている・

身体表現性障害で，泌尿器・生殖器系の愁訴が強い人に用いている．泌尿器科で慢性前立腺炎という診断をされていることがよくある．

身体表現性障害とは，患者の訴えに見合う身体的異常や検査結果がないにもかかわらず，多彩な身体的症状が長い期間にわたって存在する疾患のことである．

体のさまざまな場所に症状が生じ，しばしば変化するために，身体的に説明する原因がないということをなかなか受け入れられず，医療機関を転々としている場合もある．心身一如を基本として行っている漢方診療では比較的遭遇する頻度が高いケースである．

構成生薬として，茯苓，蓮肉，人参，黄耆が入っているので，脾胃が弱い者向けの方剤で，かつ，麦門冬，黄芩，車前子，地骨皮で泌尿器・生殖器系の熱（虚熱）を改善する方意である．

私は，身体表現性障害に関しては，肝（柴胡剤），心（帰脾湯類）を治療して，これらで効果が得られなければ，利気剤（**香蘇散，半夏厚朴湯**）に変方しているので，よほど清心蓮子飲の正証でなければこの方剤の出番はない．

この様な症例には鍼灸治療も有効である[1]．

桂枝加竜骨牡蛎湯と適応範囲が被るが，清心蓮子飲は脾虚が目立ち，桂枝加竜骨牡蛎湯は腎を中心とした全身の陰陽両虚（全てが衰弱しきったイメージ）が目立つのでそれで鑑別している．

状況に応じて，補脾の強化の目的で，証に合わせて**四君子湯，六君子湯，補中益気湯**を併用しても良いし，熱（虚熱）の治療強化の為に，**麦門冬湯や滋陰至宝湯**を併用しても良い．

清心火と補益気陰を兼ね備えているので[2]，まれに難治性の口内炎で心熱が原因のものに用いて良い場合がある．

文献
1) 形井秀一．慢性前立腺炎に対する鍼通電療法．順天堂医学．1992; 38: 210-9.
2) 神戸中医学研究会，編著．中医臨床のための方剤学．東京: 医歯薬出版; 1992. p.155.

〈長瀬眞彦〉

せいはいとう
清肺湯

ツムラ（90）

◎ 主な効果・効能

痰の多く出る咳．

◎ 生薬構成（g）

黄芩 2.0，山梔子 2.0，桔梗 2.0，桑白皮 2.0，貝母 2.0，竹筎 2.0，陳皮 2.0，麦門冬 3.0，天門冬 2.0，杏仁 2.0，五味子 1.0，当帰 3.0，茯苓 3.0，大棗 2.0，生姜 1.0，甘草 1.0．

◎ 一般的な使い方・使用目標

　清肺湯は『万病回春』に「治一切咳嗽，上焦痰盛」とある．
　生薬をみると，黄芩・山梔子・桔梗で清熱する．桔梗・桑白皮・貝母・竹筎・陳皮で痰，とくに桑白皮・貝母・竹筎で熱痰を処理する．ここまでの生薬で，この処方が熱痰の処方だとわかる．桔梗は利咽喉もする．麦門冬・天門冬で肺陰を増やし，現代医学的にいえば粘りのある痰を希薄な水様痰へ変化させ，切れをよくする．また清熱もする．当帰もこれに一役買っている．杏仁・五味子は止咳作用がある．茯苓・大棗・生姜・甘草で補脾し，さらに益肺するのである．普段から食積がたまって痰湿を生み，これが熱化し，肺を上擾している状態によい処方である．
　このように，清肺湯は滋陰清肺・清火熱痰・補脾益肺と，非常にバランスよく練られた処方である．COPD（慢性閉塞性肺疾患，以前の慢性気管支炎や肺気腫）の人によく用いられる[1]．

180

・私はこういうときに，こう使っている・

繰り返すが，清肺湯は清火熱痰剤なので，有色で粘稠な痰を出す肺熱証によいのであって，無色透明で希薄な水様痰をきたす肺寒証には向かない．後者には**小青竜湯**などの温肺剤を用いる．肺熱証でも，強い場合は**麻杏甘石湯**や**五虎湯**など，石膏を用いて冷ます必要がある．名前の似た**辛夷清肺湯**は，清熱一方の処方であり，しかも肺よりも鼻により効果がある．

さて，清肺湯は上記のように非常によく考え抜かれた処方であるが，個々の生薬の量が少な目で，急性期の呼吸器疾患にはあまり向かないと思い，私は主に慢性呼吸器疾患，とくにCOPDの人が細菌感染を受けた場合に用いている．とくに吸入ステロイド薬（ICS）を用いていると感染を受けやすい．

最近は長時間作用型コリン作動薬（LAMA）や長時間作用型β_2作動薬（LABA）がよく用いられ，以前ほど清肺湯の出番はないように感じている．

清肺湯は，気管支喘息の人が呼吸器感染を受けた場合にも用いることができるが，これも抗菌薬＋去痰薬と比較するとさすがに作用は弱い．滋陰清肺・清火熱痰の点では現代薬に劣る．現代薬にないのは補脾益肺作用だが，それならば現代薬＋漢方の補脾剤（**四君子湯**など），あるいは理気化痰も兼ねた**六君子湯**を常用しておくことで済む話になる．

もちろんであるが，COPDや気管支喘息で非可逆的変形（リモデリング）をきたした気管支は，清肺湯でも修復できない．「漢方ならば根治できる」と思って過剰な期待をもって受診する患者さんがときにおられるので，このあたりの事情も説明しておきたい．

文献
1) 加藤士郎，小田和彦，蓮見尚志，ほか．COPDの気道クリアランスに対する禁煙と清肺湯の併用効果．漢方と免疫・アレルギー．2006; 19: 26-35.

〈入江祥史〉

川芎茶調散
せんきゅうちゃちょうさん

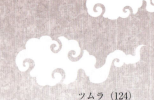

ツムラ（124）

◎ 主な効果・効能

かぜ，血の道症，頭痛．

◎ 生薬構成（g）

香附子 4.0，白芷 2.0，川芎 3.0，防風 2.0，羌活 2.0，荊芥 2.0，茶葉 1.5，薄荷 2.0，甘草 1.5．

◎ 一般的な使い方・使用目標

体力の強弱にかかわりなく，感冒などの初期にみられる頭痛や特発性の頭痛に用いる．感冒では初期で，頭痛の他，悪寒，発熱，関節痛などのある場合．

・私はこういうときに，こう使っている・

原典の和剤局方に「諸風上り攻め，頭目昏沈，偏正頭疼，鼻塞がり声重く，傷風壮熱，肢体煩疼，肌肉瞤動，隔熱痰盛，婦人の血風攻め注ぎ，太陽穴疼むを治す．但是れ風気に感ぜば悉く皆之を治す」[1]とあり，外風による片頭痛に用いられることは明白である．

和剤局方には，「傷風壮熱，隔熱痰盛」とあるが，構成生薬を見ると，どちらかといえば，熱性よりは，寒冷の要素が強い頭痛であると思う．

生薬の帰経を見ると，羌活・防風・荊芥は太陽経に，白芷・薄荷は陽明経に，香附子・川芎は少陽・厥陰経絡であるので，ほぼ全ての位置の頭痛をカバーしているように見られるが，頭痛に対しては，もっと細かく弁証して，痛む場所が太陽経であれば，葛根湯ベース（谷の BAT 療法の応用である，葛根湯の中西医結合加味方をよく用いている，p.28 参照）の方剤や，陽明経であれば，一貫堂方剤（**柴胡清肝湯，荊芥連翹湯**），少陽・厥陰経であれば，柴胡剤や**呉茱萸湯**類を用いた方が有効であるように思う．

　私の診療に於いて，川芎茶調散の出番があるのは，難治性の三叉神経痛である．そして特に寒冷刺激によって悪化する場合である．この場合も，川芎茶調散単独では効果が弱いため，**麻黄附子細辛湯**を併用する．これでも効果が弱い場合は，**加工ブシ末や炮附子末**を併用している．

　また，「血の道症」や「婦人の血風攻め注ぎ」とあるが，これは，香附子と川芎が含まれる事によると思われるが，私はそのような病態には他の方剤を使っており，川芎茶調散を第一選択薬にすることはない．

文献
1）陳師文，編纂．吉富兵衛訓註．訓註和剤局方．東京: 緑書房; 1992．p.87．

〈長瀬眞彦〉

疎経活血湯
そけいかっけつとう

ツムラ（53）

◎ 主な効果・効能

関節痛，神経痛，腰痛，筋肉痛．

◎ 生薬構成（g）

芍薬 2.5，牛膝 1.5，地黄 2.0，陳皮 1.5，川芎 2.0，防已 1.5，蒼朮 2.0，防風 1.5，当帰 2.0，竜胆 1.5，桃仁 2.0，甘草 1.0，茯苓 2.0，白芷 1.0，威霊仙 1.5，生姜 0.5，羌活 1.5．

◎ 一般的な使い方・使用目標

偏身走痛して刺すが如く，左足痛むこと尤も甚だしきを治す．筋脈虚空し，風寒を被り，湿熱内に感じ，熱，寒に包まるときは即ち筋絡を傷る．是を以て昼は軽く夜は重し．

・私はこういうときに，こう使っている・

疎経活血湯は漢方エキス剤の中では，**芍薬甘草湯**に次いで，証が合えば即効性を感じやすい．

構成生薬を見ると，血虚（当帰，地黄），瘀血（芍薬，川芎，桃仁），水毒（陳皮，蒼朮，茯苓），風湿（防已，防風）があり，特に腰以下，下肢の運動器の疼痛（牛膝，白芷，威霊仙，羌活，竜胆）の改善を目的としている方意であることは明瞭である．しかしながら，肩関節周囲炎をはじめ，体上部の各種痛みにも有効であることも知られている[1]．

白芷は，**川芎茶調散，荊芥連翹湯，清上防風湯**に含まれているように，体上部に親和性のある生薬であり，威霊仙も**二朮湯**，羌活も川芎茶調散，二朮湯，**大防風湯**に含まれている．よって，全身的にも効果が見込めそうである[2]．

　余談であるが，経絡学説の視点から見ると各生薬は表裏上下いずれかへ向かうベクトルを持っており，清代に葉天士が述べたように[3]，疼痛が十二経絡のいずれかにあるかよく判別した上で各引経薬を方剤の中に加えるのがよいとも言われている．万病回春には，白芷が肺経・大腸経（下行性）・胃経（上行性），また羌活が小腸経（上行性）・膀胱経（上行性）という記載がある[4]．

　このような視点で，私は，疎経活血湯を大腿部後面（膀胱経）の坐骨神経痛に，**八味丸，牛車腎気丸**のいずれかを併用して（多くは腎虚を伴っているため）用いていることが多い．一方で，坐骨神経痛という診断が付いていても，大腿側面や前面に疼痛を訴える場合がしばしばあり，この場合は，疎経活血湯ではなく，**当帰四逆加呉茱萸生姜湯**を用いている．いずれの場合でも，効果が弱ければ，**炮附子末**もしくは**加工ブシ末**を追加している．

　また，変形性の関節症に対しては，疎経活血湯と**抑肝散**を 7：4 の割合で配合し用いることもある．抑肝散は気血両虚の肝陽化風に用いられる方剤で，関節症の突発的な痛みを内風と捉え応用したものであり，特に Heberden 結節に対しては有効である印象があるが，他の，変形性腰椎症・膝関節症に用いてもよい．これは恩師の谷美智士に教えて頂いた方法である．この場合，効果が弱ければ八味丸，牛車腎気丸の補腎薬をさらに併用しても良い．

文献
 1) 秋葉哲生. 活用自在の処方解説. 東京: ライフ・サイエンス; 2009. p.112-3.
 2) 三浦於菟.「新装版」実践漢薬学. 千葉: 東洋学術出版社; 2011. p.47-8, p.111-2.
 3) 葉天士. 臨床指南医案. 商務印書館; 1976. p.529, p.618-9.
 4) 松田邦夫. 万病回春解説. 大阪: 創元社; 1989. p.99-122.

〈長瀬眞彦〉

大黄甘草湯
だいおうかんぞうとう

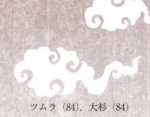

ツムラ（84），大杉（84）

◎ 主な効果・効能

便秘症．

◎ 生薬構成（g）

大黄 4.0，甘草 2.0．

◎ 一般的な使い方・使用目標

　大黄甘草湯は，いわずと知れた便秘薬である．漢方に馴染みのない人でも知っているだろう．「かぜに葛根湯」と並ぶくらい有名な処方だ．

　その出典の『金匱要略』には「食已即吐者，大黄甘草湯主之」としか書かれていない．食べ終わるやいなや吐くものによいという．ここから現在の便秘症には直結しない．吉益東洞の『方機』には「大便通ゼズ急迫スル者，食シ已レバ即チ吐シ，大便通ゼザル者」とあって，金匱を補う記載がされている．

　人口に膾炙しているくらいであるから，効果も高く，RCT でも示されて[1]いるとおりである．とくに証に関係なく，便秘していれば使えるであろう．大黄だけでも瀉下作用があり，甘草はそれをやわらげる程度の意味で配合されている．

・私はこういうときに，こう使っている・

　漢方を始めたころはよく使った処方のひとつであったが，漢方を学ぶにつれ，排便だけならこれよりももっと効果的な処方を知り，排便以外の目的も併せて達するにはやはりいろいろな処方を用いたほうがよいことも知り，大黄甘草湯を使うことはまったくなくなった．

　例えば，「食已即吐者」のような便秘には，むしろ**調胃承気湯**，**大承気湯**などがよいであろう．「食已即吐者」であっても，硬便で峻下したくないような高齢者などには**麻子仁丸**で緩下するのがよい．実際にはこちらのほうがより強力である．また，主に女性で，便秘に瘀血が絡んでいる場合には**通導散**，**桃核承気湯**などが適している．

　むろん，こういった瘀血の改善そのものにも大黄は役立ち，傷寒論では大黄を，通便よりもむしろ活血の意味で用いている．

　ほかには，大黄には桃核承気湯や抵当湯におけるような精神安定作用もある．イライラの強い人には，便秘の有無にかかわらず通導散，桃核承気湯などで下すこともある（そしてたいていの場合，便秘がある）．大黄甘草湯単独ではその適応はないし，そういう意味で使おうとする人も皆無ではないだろうか．

　歴史的には大黄甘草湯が早く登場するが，後世の処方を便秘解除に必要なところまでトリミングして残ったものとしていちばんよく用いられているのが，大黄甘草湯であるという皮肉な結果である．シンプル・イズ・ザ・ベスト，便秘に大黄甘草湯でいいじゃないか，という人もあろうが，それだけのために漢方薬を用いるというのも，もったいない．もっと安くて確実な一般の便秘薬を用いればよい．

文献
1) 三好秋馬．新たな判定基準によるツムラ大黄甘草湯エキス顆粒（医療用）（TJ-84）の便秘症に対する臨床効果．消化器科．1996; 22: 314-28．

〈入江祥史〉

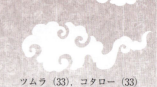

大黄牡丹皮湯
だいおうぼたんぴとう

ツムラ（33），コタロー（33）

◎ 主な効果・効能

比較的体力があり，下腹部痛があって，便秘しがちなものの次の諸症: 月経不順，月経困難，便秘，痔疾．

◎ 生薬構成（g）

冬瓜子 6.0，大黄 2.0，桃仁 4.0，芒硝 1.8，牡丹皮 4.0．

◎ 一般的な使い方・使用目標

大黄牡丹皮湯は『金匱要略』に載っているが，「腸癰者，少腹腫痞，按之即痛，如淋，小便自調，時時発熱，自汗出，復悪寒．其脈遅緊者，膿未成，可下之，当有血．脈洪数者，膿已成，不可下也，大黄牡丹湯主之」とある．つまり，腸癰（今でいう虫垂炎だろう）で脈が遅くて緊なものはまだ化膿していないので，大黄牡丹湯（大黄牡丹皮湯のこと）で瀉下してよいが，脈洪数になったものはもう化膿しているので，瀉下してはいけないという．Rapture して腹膜炎でも起こすことを嫌ったのだろうか．

現代で虫垂炎に大黄牡丹皮湯…というのは時代遅れも甚だしく，このような場合には当然現代医学的に治療すべきだが，応用編としては【主な効果・効能】の諸証に用いてよいだろう．生薬構成としては**桃核承気湯**や**桂枝茯苓丸**に似ており，さらに瀉下活血力を強め，瘀血を破壊・瀉下することを狙ったものであろうが，エキスに含まれる生薬量でいうと，さほどの「破壊力」はない．

・私はこういうときに，こう使っている・

　月経痛，子宮内膜症などで便秘を伴う場合にときどき用いている．便秘がないために大黄を避けたい場合には，**腸癰湯**にすることが多い．

　大黄牡丹皮湯エキスの使用目標であれば，むしろ**桃核承気湯＋桂枝茯苓丸**を使うことが多い．桂皮・桃仁が両処方に入るため，活血および通便作用にはこちらの方が優れる．

　なお，よく「腹診で右鼡径部に圧痛があれば大黄牡丹皮湯で，左鼡径部の場合は桃核承気湯がよい」などといわれるが，現状ではどちらの処方も圧痛の左右にこだわらずに用いてよい．おそらく虫垂の位置によって左右の指示がついただけと私は考える．現状の医学では気にしなくてよい事項であるはずだ．大黄牡丹皮湯エキスでなければならない，ということはない．

〈入江祥史〉

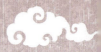

大建中湯
だいけんちゅうとう

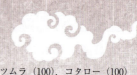

ツムラ（100），コタロー（100）

◎ 主な効果・効能

四肢や腹部が冷えて痛み，腹部膨満感のあるもの．

◎ 生薬構成（g）

乾姜 5.0，山椒 2.0，人参 2.0，膠飴 10.0．

◎ 一般的な使い方・使用目標

「冷えて腸管運動が停滞し，腹痛を起こす」というのが本旨である．具体的な使用目標として，術後腸閉塞予防に用いられるのは，麻酔下で代謝が落ちて低体温となること，開腹術にて手術室の低温に腹腔内が曝露されること，手術の侵襲そのものの影響，身体の気の温煦作用が低下すること，これら三つが"医原性の大建中湯証"を作り上げているという訳である．

・私はこういうときに，こう使っている・

外科ではあまりにも有名な薬である．もともと脾気虚，脾陽虚のものは手術の侵襲がなくても必要であり，手術によりさらに身体が虚すれば，長期的に内服していた方が良いであろう．逆にもともと実証のものが，術後大建中湯となったとしても，長期的に使用する必要はない．実証の場合は，食事摂取を開始して問題なければ，退院と同時に中止でもよい．長く使用すると反って熱証，瘀血証を助長することがある[1]．

山椒は 2,000 年前からある中国の香辛料で，舌がしびれる辛さを有する．一方，唐辛子は，南米産でほんの 400 年前に中国で使用されてきたものである．山椒は腸管を温め，補腎作用も有し，それ以外に回虫の駆虫目的でも使用されてきた．現在は寄生虫に対して用いることはないが，内視鏡以外は待機するしかない場合，静菌を試みてみるのもよいかもしれない．

三浦於菟氏の口訣に"腸モコ"というものがある．患者が「腸がモコモコする感じがする」という訴えを詠んだものである．腸管の停滞と膨満感を気滞と取る場合もあるが，寒邪による腸管運動の停滞による原因もある．後者の場合，全体としての腸管運動は停滞するのだが，局所はガス排出や食物を蠕動により下方に送ろうとして動こうとする．その局所の腸管蠕動を，"腸モコ"として自覚するのだという．

また冷えて便秘するという方にもよい適応である．

人参湯—大建中湯—**当帰湯**は同じ系列に属している．いずれも人参，乾姜という腸管を温める目的で作られたものである．大建中湯に入っている膠飴は米を大麦の麦芽で発酵させた水飴であり，腸管運動が低下して，消化吸収機能が落ちている場合にも吸収されやすい栄養分である．人参湯は膠飴がなく，純粋に温める作用に徹している．当帰湯は"女性の大建中湯"といってよいであろう．陽虚（冷え）だけでなく，血虚にも対応している．

文献

1）糸賀知子，千葉浩輝，高橋浩子，他．大建中湯を漫然と服用することによって熱証をきたした一例．日本東洋医学雑誌．2017; 68，213-6.

〈田中耕一郎〉

大柴胡湯
だいさいことう

ツムラ (8), コタロー (8), クラシエ (8)

◎ 主な効果・効能

比較的体力のある人で，便秘がちで，上腹部が張って苦しく，耳鳴り，肩こりなど伴うものの次の諸症: 胆石症，胆のう炎，黄疸，肝機能障害，高血圧症，脳溢血，じんましん，胃酸過多症，急性胃腸カタル，悪心，嘔吐，食欲不振，痔疾，糖尿病，ノイローゼ，不眠症．

◎ 生薬構成 (g)

柴胡 6.0，黄芩 3.0，芍薬 3.0，半夏 4.0，大棗 3.0，枳実 2.0，生姜 1.0，大黄 1.0．

◎ 一般的な使い方・使用目標

之を按じて心下満痛する者は，此れを実となすなり，当に之を下すべし，大柴胡湯に宜し．

・私はこういうときに，こう使っている・

虚・実というのは，4つの意味（①体力の有無の虚実，②気・血・水における虚実，③臓腑における虚実，④抗病反応としての虚実）があって，単純に体力の有無のみを言っているのではないこと，よって，それに拘泥すると証の決定を見誤る可能性があることを普段あちこちで話している私だが，大柴胡湯だけは，まさに体力の有無としての虚実の「実証」に自動的に用いて良いと考えている[1]．

なぜならば，大柴胡湯の証においては，「4つの意味において，全て実」であ

るからである．すなわち，①体力の有無としての実，②気鬱化火（＝気の実），③肝実，④風邪をひいたときなどの抗病反応でも実，である．よって，大柴胡湯は，頑健な体質で，声が低い男性によく処方している．イメージとしては，「太陽にほえろ！」時代の石原裕次郎である（古い）．

このような体質の人は風邪をひいても高熱の後に，汗が出てすっと治ることが多い．証が合えばもちろん女性にも処方することはあるが，その頻度はかなり少ない．昭和時代にとあるメーカーが作った簡易の方剤運用の目標には，「中高年（重役タイプ）の胃・肝・胆疾患の薬」という記載があるが，確かにそうだと思う．重役タイプというのは，メタボで，かつ，ワンマンで押しが強い，といった意味に私は捉えている．血圧も高くなりやすいし，脳卒中にもなりやすい傾向にある．

また，大柴胡湯の証は，短気で少しの待ち時間でも我慢できないことがある．よって，これに精神神経疾患も付け加えたい．短気やイライラが続いた果てに，神経症（に伴うEDも），不眠症やうつ病などになるケースも散見される．心身一如は，東洋医学において当たり前にある概念であるが[2]，大柴胡湯は個人的にはそのことを強く感じさせられる方剤の一つである．

大黄を含んでいるので，便秘があればレスポンダーである可能性がより高まるが，もしなくても，レスポンダーであれば一時的に下痢した後に普通便となり，体調が改善することも散見される．しかしながら明らかな（虚の）下痢傾向の人に処方することはない．

メタボに使う方剤で，もう一つ有名なものに，**防風通聖散**があるが，私は自律神経症状と胃・肝・胆の消化器症状の有無（大柴胡湯にはそれらが強くある）で鑑別をしている．気滞血瘀の場合は，駆瘀血剤と併用することもあるが，その場合にほぼ**桂枝茯苓丸**もしくは**桃核承気湯**を併用しており，これを考えても大柴胡湯は「実証」の代表方剤の一つであると思う．

男性の長所や欠点を全てカバーしてくれるという点において，良い意味でも悪い意味でも「男らしい」方剤であると思う．

文献
1) 木下繁太朗．健康保険が使える漢方薬 処方と使いかた．東京: 新星出版社; 1990. p.149-50.
2) 田中耕一郎，入江祥史，編著．漢方一問一答．東京: 中外医学社．2017．p.141-2.

〈長瀬眞彦〉

大柴胡湯去大黄
<small>だいさいことうきょだいおう</small>

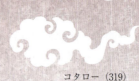

コタロー (319)

◎ 主な効果・効能

みぞおちが硬く張って，胸や脇腹あるいは肝臓部などに痛みや圧迫感があるもの．耳鳴り，肩こり，疲労感，食欲減退などを伴うこともあり，便秘しないもの．高血圧，動脈硬化，胃腸病，気管支喘息，黄疸，胆石症，胆嚢炎，不眠症，神経衰弱，陰萎，肋膜炎，痔疾，半身不随．

◎ 生薬構成 (g)

柴胡 6.0，半夏 4.0，黄芩 3.0，芍薬 3.0，大棗 3.0，枳実 2.0，生姜 1.0.

◎ 一般的な使い方・使用目標

太陽病，過経十余日，反て二三之を下し，後ち四五日，柴胡の証仍在る者には，先ず小柴胡湯を與う．嘔止まず，心下急，鬱々微煩する者は，未だ解せずと為すなり，大柴胡湯を与えて，之を下せば，則ち愈ゆ．

・私はこういうときに，こう使っている・

　その名の通り，**大柴胡湯**から大黄を去った方剤であるので，大柴胡湯の適応病態であるが（大柴胡湯の項参照），大黄を使いたくない場合に用いている．すなわち，便秘がないかもしくは（虚証の）下痢しやすい体質，または気鬱化火による熱症状がそれほど強くない場合である．言い換えると，大黄の瀉下作用や瀉火解毒作用[1]をそこまで必要としない場合である．

　ちなみに大黄には，瀉火止血作用，活血化瘀作用[1]もある．さらには，以前にご指導頂いた老中医の黄健理先生によると，BUN/クレアチニン比の改善な

ど腎機能改善効果も中国ではよく知られているとのことである.

　大柴胡湯去大黄は，名前を見れば大黄が除かれていることは一目瞭然であるが，この点でややこしいのが，柴胡加竜骨牡蛎湯で，よく知られた事実ではあるが，メーカーによって大黄の有無がある.（有るのがクラシエとコタローで，無いのがツムラ）この点，構成生薬をよく見ることの大切さを再認識させてくれる[2].

　ややトリビアルであるが，柴胡・黄芩・芍薬・枳実・半夏・生姜・大棗の7味からなるのが『傷寒論』の大柴胡湯（＝大柴胡湯去大黄）で，これに大黄が加わった8味が『金匱要略』の大柴胡湯である.　大黄は瀉下作用により攻撃的薬物とされるので，その1味があるかないかは，良くも悪くも「男らしい」大柴胡湯（大柴胡湯の項参照，p.192）の名にもかかわる大きな違いらしいのである.　それで1065年に初めて「傷寒論」を校訂・出版した林億らは，「もし（大黄が）加わらねば，恐らく大柴胡湯たらず」という注釈を「傷寒論」に記している[3].

　繰り返しになるが，明らかに大柴胡湯の証のようであるが，大黄を用いないで経過をみたい場合が臨床的には確かにあり，そういった場合に大柴胡湯去大黄は非常に重宝する.

文献

1）三浦於菟.「新装版」実践漢薬学. 千葉: 東洋学術出版社; 2011: 291-3.
2）田中耕一郎, 入江祥史, 編著. 漢方一問一答. 東京: 中外医学社; 2017: 99-100.
3）真柳　誠. 漢方一話　処方名のいわれ7―大柴胡湯. 漢方診療. 1994; 13: 21.

〈長瀬眞彦〉

大承気湯
だいじょうきとう

ツムラ（133），コタロー（133）

◎ 主な効果・効能

腹部がかたくつかえて，便秘するもの，あるいは肥満体質で便秘するもの．常習便秘，急性便秘，高血圧，神経症，食当たり．

◎ 生薬構成（g）

厚朴5.0，大黄2.0，枳実3.0，芒硝1.3．

◎ 一般的な使い方・使用目標

　大承気湯は，『傷寒論』に何度も登場するが，「陽明病，脈遅，雖汗出，不悪寒者，其身必重，短気，腹満而喘，有潮熱者，此外欲解，可攻裏也，手足濈然汗出者，此大便已鞕也，大承気湯主之」がここで提示するのにいちばんふさわしいかと思う．要は，傷寒にかかり陽明病まで進行し，熱があって汗をかくため，腸から津液が失われて便が硬くなり，便秘がきついのである．

　しかし，現在のエキス製剤をみると，大黄の配合量が少ないため，それほど強力な便秘薬ではなく，むしろ麻子仁丸などの"穏やかな処方"のほうがエキスでは排便効果が強い．調胃承気湯のところで触れたように，大黄＋芒硝で刺激下剤＋塩類下剤の役割を果たしているが，大承気湯のミソは厚朴＋枳実にある．これはともに下向きに作用する生薬で，胃腸の内容物を肛門側へと送る作用をするらしい．これは茯苓飲合半夏厚朴湯にもある組み合わせである．

　大承気湯はただの便秘薬としてはもったいないくらいで，本来は峻下剤として毒を追い出すような，食中毒のときなどに使われるべきであろうし，『傷寒論』少陰病のところに何回も出てくる，急下存陰（津液が尽きる前に邪を素早く追い出せという方法）などが，大承気湯のそもそもの持ち味なのだろう．

・私はこういうときに，こう使っている・

便秘には麻子仁丸，胃もたれのする場合は**調胃承気湯**で間に合っている．大黄の含有量がたったの 2.0 g では「大」承気湯とはとてもいえないのである．

大承気湯の持ち味を活かした"現代風"の使い方としては，先にあげたように厚朴・枳実の作用を前面に出したものがある．とくに厚朴は**半夏厚朴湯**の中心的生薬でもあるように下向きに降ろす作用がある．消化器症状として咽の詰まり感を訴える女性には，これを半夏厚朴湯の証のひとつ「梅核気」ととらえ，半夏厚朴湯証で便秘のある場合に大承気湯として，うまくいくことがある．

また，厚朴には magnolol, honokiol が含まれ，どうやらこれがパーキンソン病の諸症状によいのではないかと私は思っており[1]，便秘をきたすパーキンソン病の患者が多いことから，大承気湯で対処することもときにやっている．

文献
1) 入江祥史．パーキンソン病の漢方治療—厚朴の作用機序解明における in silico 分子ドッキングシミュレーションの応用可能性について．漢方研究．2009; 451: 232-4.

〈入江祥史〉

大防風湯
だいぼうふうとう

ツムラ（97）

◎ 主な効果・効能

関節が腫れて痛み，麻痺，強直して屈伸しがたいもの（運動機能障害）の次の諸症：下肢関節リウマチ，慢性関節炎，痛風．

◎ 生薬構成（g）

黄耆 3.0，地黄 3.0，芍薬 3.0，蒼朮 3.0，当帰 3.0，杜仲 3.0，防風 3.0，川芎 2.0，甘草 1.5，羌活 1.5，牛膝 1.5，大棗 1.5，人参 1.5，乾姜 1.0，附子 1.0．

◎ 一般的な使い方・使用目標

慢性経過した，炎症所見の乏しい気血両虚の関節痛に用いる．"整形外科分野の十全大補湯"と言える存在である．**十全大補湯**から肉桂，茯苓を除き，附子が加わっている．それに祛風湿という上下肢の経絡の流れをよくする生薬群が痛み，しびれなどの症状に働く．

古典的には，鶴膝風（かくしつふう）という，膝関節の腫脹はあるが，下肢の筋肉が萎縮して，鶴の膝のようになった状態に用いられている．

・私はこういうときに，こう使っている・

やはり早めに使った方がよい．鶴膝風と言われる状態にまで経過した膝を回復させることは難しい．大防風湯の使用目標であったとはいえ，実際には進行予防として用いられるのが適当である．加齢に伴って身体機能低下に伴い脆弱性が露呈するフレイルという概念が医療の分野でも浸透するようになった．基

礎実験でフレイルの一症状である筋力低下症状，アロディニアを**牛車腎気丸**が予防するという報告がある．生薬の構成上，重要となるのが，補肝腎，強筋骨作用を有するとされてきた牛膝である．大防風湯には，牛膝以外に同様の薬効を有する杜仲が入っている．大防風湯の特徴は，気血を補う以外に強筋骨作用，現代医学の眼で観れば，アロディニア予防のより大きな可能性を秘めた方剤と考えることができる．関節に限らず，四肢，特に下肢の筋肉も目標にするとよい．普段から歩行などにより筋疲労を感じやすく，筋肉が疲労のために緊張しているような場合がよい適応である．高齢者のリハビリにはもっと用いられてよいと考えられる．

　また，下肢の難治性（陰性：炎症が少ないが慢性化する）皮膚潰瘍に用いることもある．気血を補う十全大補湯がその基本型であるが，四肢で，冷えのある場合，大防風湯を選ぶのがよい．

　また高齢者が術後の入院中の安静臥床，運動不足により筋力低下を起こす例はままある．退院後日常の生活動作に支障をきたすような場合，**十全大補湯証**を呈していれば，四肢の筋力の改善に働く大防風湯はよい適応である．脳血管障害による後遺症のリハビリに併用することもできる．

　大防風湯の注意点としては，補血薬は入っているが，全体的に温燥性が強く，陰虚が背景にあると，熱を帯びやすいということである．大塚敬節は，「私は患者の手のひらをじっとなでてみる．もし患者が発赤して熱感があるなら，これを用いないほうがよい．患部が腫れていても，熱感，発赤のないものに効くようである」[1]とあり，処方による悪化を未然に防ぐ有用な所見である．

　また骨の炎症に効くというと伝統的には言われている．骨髄炎，脊椎カリエスといったものである．骨は腎，人の解剖学的にも一番深く治療しがたい場所である．現代でも抗菌薬に合わせて試してみる価値があると思われる．

文献
1）稲木一元．臨床医のための漢方薬概論．東京：南山堂；2014.

〈田中耕一郎〉

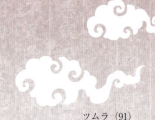

竹茹温胆湯
ちくじょうんたんとう

ツムラ (91)

◎ 主な効果・効能

インフルエンザ，風邪，肺炎などの回復期に熱が長びいたり，また平熱になっても，気分がさっぱりせず，せきや痰が多くて安眠ができないもの．

◎ 生薬構成（g）

柴胡 3.0，香附子 2.0，竹茹 3.0，黄連 1.0，桔梗 2.0，枳実 2.0，半夏 5.0，陳皮 2.0，麦門冬 3.0，人参 1.0，茯苓 3.0，甘草 1.0，生姜 1.0．

◎ 一般的な使い方・使用目標

まず，「温胆湯」とは，『備急千金要方』に「治大病後虚煩不得眠，此胆寒故也，宜服之方」とあり，胆寒が原因と書かれている．しかし構成は半夏・橘皮（陳皮）・枳実・竹茹・生姜・甘草で，温薬がほとんどない代わりに清熱薬が多いため，名前とは逆に祛痰清熱の処方である．

竹茹温胆湯は『万病回春』に登場し，「治傷寒日数過多，其熱不退，夢寝不寧，心悸恍惚，煩躁多痰不眠者」とある．傷寒が長引いて熱が退かない．表証はもうなさそうだ．ただし心神が不安定である．温胆湯に柴胡・香附子（疏肝胆理気），黄連・桔梗（清熱），麦門冬・人参（養陰益肺），茯苓（補脾）が加わったものである．竹茹は名の割には加味されておらず，結果的に清胆熱・和胃・理気化痰作用をもつ処方となっている．

竹茹温胆湯も，前項の**清肺湯**も，次の**滋陰至宝湯**，その次の**滋陰降火湯**，その次の**五虎湯**も，いずれも咳の治療に用いられる処方であるが，すべて「万病回春」収載の処方である．つまり，使い分けよということである．本処方は「インフルエンザなどの回復期＋痰＋気分不安定」がキーワードである．

・私はこういうときに，こう使っている・

　竹茹温胆湯・滋陰至宝湯・滋陰降火湯の3つに関しては，それぞれオリジナルな使用目的は違うし，構成生薬の違いはあるけれども，実際にエキス製剤を使う臨床では，止咳効果にそれほど顕著な違いはない．あえていえば，

- ✓ 竹茹温胆湯は，ふだん肝脾不和＋痰証の人（**茯苓飲合半夏厚朴湯**など）
- ✓ 滋陰至宝湯は，ふだん肝脾不和＋血瘀証の人（**加味逍遙散**など）
- ✓ 滋陰降火湯は，ふだん陰虚証の人（**六味丸**など）

がそれぞれ呼吸器疾患になって回復期に咳が残ったときに，服用中の（　）内の薬に代えて使うとよいと思う．私は大体そうしているが，もちろん例外も少なくない．

〈入江祥史〉

治打撲一方(ぢだぼくいっぽう)

ツムラ (89)

◎ 主な効果・効能

打撲によるはれ及び痛み．

◎ 生薬構成 (g)

桂皮 3.0, 川芎 3.0, 川骨 3.0, 樸樕 3.0, 甘草 1.5, 大黄 1.0, 丁子 1.0.

◎ 一般的な使い方・使用目標

打撲，捻挫などで，患部が腫脹，疼痛する場合に用いる．

・私はこういうときに，こう使っている・

　私の経験上は，このエキス剤一剤のみで，打撲，捻挫などで，患部が腫脹，疼痛している急性期の症状の改善を期待するのは，証がほぼ完璧に合っている場合を除いて相当至難の技である印象がある．
　そして，残念ながら実際の臨床では，そのようなケースは稀有である．
　疼痛性疾患に関しては，**芍薬甘草湯**の著効例（これも実臨床ではそれほど多くはない）を除いて，鍼灸治療（もしくは NSAIDs など）の方が疼痛改善に対して即効性があるため，私は，漢方薬は，あくまで疼痛の原因の改善のための，鍼灸治療の補助の役割として用いている．
　打撲，捻挫等で，患部が腫脹，疼痛している急性期の場合には，西洋医学的治療もしくは鍼灸治療がファーストチョイスになる．
　慢性化して，鍼灸治療等の効果が持続しない打撲や捻挫において，その根本的な体質改善のために治打撲一方を使う意義はあると思われるが，そのような

状態では瘀血の関連も多いため，治療効果を上げるために，**疎経活血湯**や**桂枝茯苓丸**を併用することがほとんどである．

　私の経験上でのややイレギュラーな使い方は，アレルギー性鼻炎や花粉症で，**小青竜湯**や**葛根湯加川芎辛夷**と併用して良い場合がある．桂皮，川芎，川骨，樸樕，甘草，大黄，丁子の全ての生薬が，作用機序はよくわからないが，アレルギー性鼻炎や花粉症の証に合いそうではある[1,2]．

文献
1) 三浦於菟. 実践漢薬学. 千葉: 東洋学術出版社; 2011.
2) 神戸中医学研究会, 訳・編. 漢薬の臨床応用. 東京: 医歯薬出版; 1979.

〈長瀬眞彦〉

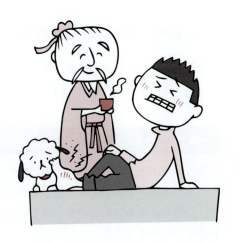

治頭瘡一方
ぢづそういっぽう

ツムラ (59)

◎ 主な効果・効能

湿疹, くさ, 乳幼児の湿疹.

◎ 生薬構成 (g)

川芎 3.0, 蒼朮 3.0, 連翹 3.0, 忍冬 2.0, 防風 2.0, 甘草 1.0, 荊芥 1.0, 紅花 1.0, 大黄 0.5.

◎ 一般的な使い方・使用目標

比較的体力のある人の顔面, 頭部などの湿疹で, 分泌物, びらん, 痂皮などを認め, 瘙痒感のある場合に用いる. 小児の湿疹に用いられることが多い.

・私はこういうときに, こう使っている・

　頭皮の浸出液を伴う皮疹(アトピー性皮膚炎でも脂漏性皮膚炎でも)に対して, 他の方剤でさまざまに工夫して無効である場合に, 治頭瘡一方に変方したり, 投与中のやや効果を感じられているある方剤と併用したりすると, とても有効である印象がある.
　乳幼児と言わず, 大人にも使える. 大黄が入っているので(抗炎症作用を期待されて入っているのであろうが[1])便秘がある人により適応する印象がある.
　頭皮のアトピー性皮膚炎の治療では, **柴胡清肝湯**や**竜胆瀉肝湯**(一貫堂処方)に併用していることが多い. また, 脂漏性皮膚炎に対して**黄連解毒湯**との合方で著効例を経験している.
　尋常性痤瘡に対しては, **清上防風湯**と併用しても良いし, 慢性的な皮膚の化

膿性湿疹には，**十味敗毒湯**との併用も良い．時として，頭皮だけでなく，全身の皮膚に対して効果がある．

　胃腸の強弱は別にして，【一般的な使い方・使用目標】に記載があるような体力の有無は，この処方決定のプロセスになんら影響を及ぼさない[2]．

　Tips であるが，処方するときに，名前がとても良く似ている「**治打撲一方**」と間違えないこと！（自戒を込めて）

文献
1) 三浦於菟．実践漢薬学．千葉：東洋学術出版社; 2011.
2) 岡田研吉，牧角和宏，小高修司，森立之研究会編．宋以前傷寒論考．千葉：東洋学術出版社; 2007. p.62.

〈長瀬眞彦〉

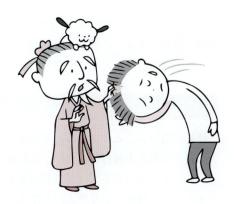

調胃承気湯
ちょういじょうきとう

ツムラ（74）

◎ 主な効果・効能

便秘．

◎ 生薬構成（g）

大黄 2.0，芒硝 0.5，甘草 1.0．

◎ 一般的な使い方・使用目標

　調胃承気湯は，『傷寒論』に登場するが，条文がいくつかある．その中で「陽明病，不吐，不下，心煩者，可与調胃承気湯」が，現在の用いられ方に一番近いと思う．現在はほとんど便秘薬としての用しか為していないと思う．

・私はこういうときに，こう使っている・

　便秘に用いることがほとんどである．
　大黄＋甘草で**大黄甘草湯**だが，このエキスでは大黄の量が調胃承気湯の2倍入っている．調胃承気湯は腸管刺激性下剤の大黄と，塩類下剤の芒硝（硫酸マグネシウム・硫酸ナトリウム）が配合され，甘草で薬性を緩和にした，実にバランスの良い便秘薬といえる．
　調胃承気湯は，胃もたれの場合にも使える．排便にて胃腸の渋滞を解除するので，胃もたれも緩和されるのだが，この場合は**麻子仁丸**などの類法よりも調胃承気湯である．まさに名の通り「調胃」であることを実感する．
　余談だが，調胃承気湯に桂枝＋桃仁を加え，血行改善作用と精神安定作用を付加したものが，**桃核承気湯**である．

〈入江祥史〉

COLUMN ⑩

漢方は，どこからきて，どこへいくのか？

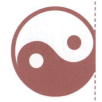

　漢方の故郷は中国である．日本に導入されて 1,000 年以上経つ．独自の変遷をたどってきたが，生薬を混ぜ合わせて水で煎じて飲む，というスタイルは長いこと変わらなかった．

　20 世紀に入って激変が 2 度，起こった．

　1 回目の劇変は，エキス漢方製剤の登場である．煎じ薬，丸薬，散薬として長いこと用いられてきたスタイルに異変が起こったのだ．インスタントコーヒー，固形スープの素などの食品加工技術が漢方薬にも応用され，「煎じ薬を携帯する」ことを可能にした．正確にはエキス製剤をお湯で戻しても煎じ薬にはならないが，「ほぼ煎じ薬」のでき上がりである．「インスタント煎じ薬」だ．現在，漢方薬と言えば普通はエキス剤を指す．

　2 回目の劇変は，西洋医学の医者が漢方薬を使うようになったことである．いやいや明治の医者もそうだった，といわれるかもしれないが，かくも多くの医師が（全医師の 8 割を超えるらしい），健康保険に多数収載されていることもあって，これほど大量に，いわば「普通に」漢方薬を使うようになろうとは，先人たちも予想しなかったに違いない．大建中湯，麻黄湯，小青竜湯，六君子湯などは，もはや現代医療にすっかり組み込まれている．もちろん，大学医学部でも普通に教育されている．これは著者の世代からみても隔世の感がある．

　さて，現代は激動の時代である．漢方も激動するはずだ．今後どのように発展するのだろうか．

〈入江祥史〉

調胃承気湯

釣藤散
ちょうとうさん

◎ 主な効果・効能

慢性に続く頭痛で中年以降，または高血圧の傾向のあるもの．

◎ 生薬構成（g）

石膏 5.0，釣藤鈎 3.0，菊花 2.0，防風 2.0，麦門冬 3.0，陳皮 3.0，半夏 3.0，人参 2.0，茯苓 3.0，生姜 1.0，甘草 1.0.

◎ 一般的な使い方・使用目標

　釣藤散の出典は『類証普済本事方』で，「治肝厥頭暈，清頭目．」と短い条文で紹介してある．頭暈というのはクラクラとめまいがすることであり，清頭目とあるのは首から上の熱を冷ますということのようだ．平肝潜陽・明目作用が釣藤散にはある．これには釣藤鈎，石膏，菊花，防風，麦門冬などが作用していると考えられる．
　また，処方構成を見てみると，陳皮，半夏，人参，茯苓，生姜，甘草が配合されている点では六君子湯にきわめて近い．つまりこの部分が健脾益気・理気化痰作用をもつ．
　釣藤散は，統計的に有意な降圧作用を認めることが，臨床試験でも証明されている[1,2]．

・私はこういうときに，こう使っている・

　前述のとおり，釣藤散は「治肝厥頭暈，清頭目」の作用に健脾益気・理気化痰作用をもつから，脾胃が弱く，かつ頭痛やめまいが続く場合に用いる．なお，この場合のめまいは水毒による**苓桂朮甘湯**や**五苓散**がよい場合ではなく，血管性のめまいが多いようだ．非回転性のものが多い．そうなると患者は必然的に中高年～高齢者ということになる．

　高血圧については，確かに 160～170/100 mmHg くらいの軽度の場合には効果がある．筆者が用いた範囲では，ストレスの関与が強い場合によく効く感触を持っている．高血圧ではなくても，ストレス性の頭痛，めまいや耳鳴[3]には効果があるようだ．

　さて，釣藤散は補脾作用を備えているため，胃腸にもよいせいか，これを処方する患者は，たいていこれのみの単独処方でよいことが多い．若干成分的に似ている**七物降下湯**とはこの点が違うだろう．もちろん，釣藤散＋七物降下湯というのは十分アリである．

　むろん，七物降下湯のところでも書いたように（p.130），釣藤散も現代の降圧薬を差し置いて使うものではない．効果の面でも服薬コンプライアンスの面でも1日1回投与の降圧薬が優位であって，釣藤散に軍配は上がらない．

文献

1) Terasawa K, Shimada Y, Kita T, et al. Choto-san in the treatment of vascular dementia: A double blind, placebo-controlled study. Phytomedicine. 1997; 4: 15-22.
2) 佐々木　淳，松永　彰，楠田美樹子，他．本態性高血圧症に対する大柴胡湯および釣藤散の効果．臨床と研究．1993; 70: 1965-75.
3) 鈴木敏幸．耳鳴に対する釣藤散の臨床効果．耳鳴・眩暈の病態と治療．第28回千葉東洋医学シンポジウム．九段舎．2001: 8-20.

〈入江祥史〉

腸癰湯
ちょうようとう

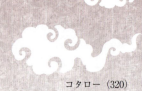

◎ 主な効果・効能

盲腸部に急性または慢性の痛みがあるもの，あるいは月経痛のあるもの．

◎ 生薬構成（g）

薏苡仁 9.0，冬瓜子 6.0，桃仁 5.0，牡丹皮 4.0．

◎ 一般的な使い方・使用目標

腸癰，膿成脈數，不可下．

・私はこういうときに，こう使っている・

　右下腹部付近の疼痛に対して，**大黄牡丹皮湯**や駆瘀血剤が無効な場合に腸癰湯を用いている．

　西洋医学における診断学では，右下腹部に疼痛を起こす疾患および症候としては，虫垂炎，憩室炎，潰瘍性大腸炎，月経困難などがあるが，虫垂炎，憩室炎また多くの潰瘍性大腸炎では西洋医学的治療が優先されるので，それ以外の疾患に用いている．

　潰瘍性大腸炎においては，西洋医学的治療を行っても主として右下腹部の疼痛や苦痛感・不快感が取れない人に使用している．清熱作用の強化のために，**黄連解毒湯**を併用することもある．

月経困難には，駆瘀血作用の増強の為に，**桂枝茯苓丸**を併用している．
　また，器質的疾患がないが，右下腹部に疼痛を訴える人の中にも腸癰湯のレスポンダーがあり，著効例を経験している．
　朝田宗伯は，勿誤薬室方函口訣で，「また後藤艮山の説に云ふ如く，痢病は腸癰と一般に見做して，痢後の余毒に用ゆることもあり，また婦人帯下の証，疼痛已まず，睡臥安からず，数日を経る者，腸癰と一揆と見做して用ゆることもあり，其の妙用は一心に存すべし」と述べている[1]．

文献
1) 長谷川弥人．勿誤薬室「方函」「口訣」釈義．大阪: 創元社; 1985. p.137.

〈長瀬眞彦〉

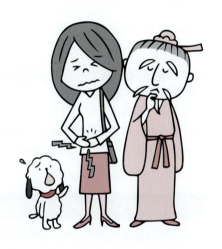

猪苓湯
ちょれいとう

ツムラ（40），コタロー（40），クラシエ（40）

◎ 主な効果・効能

尿量減少，小便難，口渇を訴えるものの次の諸症：尿道炎，腎臓炎，腎石症，淋炎，排尿痛，血尿，腰以下の浮腫，残尿感，下痢．

◎ 生薬構成（g）

滑石 3.0，沢瀉 3.0，猪苓 3.0，茯苓 3.0，阿膠 3.0．

◎ 一般的な使い方・使用目標

五苓散から桂皮を除き滑石を加えると猪苓湯になる．五苓散が広域に使えるのに対して，猪苓湯は滑石という清熱利水薬が加わることで膀胱炎により適応した方剤となっている．エキス剤では沢瀉が五苓散よりも減量されている．

・私はこういうときに，こう使っている・

猪苓湯は清熱利湿剤だが，寒性に極端には傾いていないために寒熱錯雑証にも使用できる．五淋散は，清熱力と利水力を増し，補血薬を加えた猪苓湯の強化バージョンである．

寒冷刺激により，膀胱炎を繰り返す方の場合，下腹部を温めながら利水する方剤を日常的に処方しておく．候補となるのは，肉桂や附子の入っているものだが，五苓散，**真武湯**をよく処方する．利水力はないが，軽度の腎虚の傾向があり，脾胃が地黄でもたれてしまう場合は，**桂枝加竜骨牡蛎湯**がよい．

真武湯と猪苓湯は表裏一体である．どちらも『傷寒論』が原典で，少陰病で記載されている方剤である．少陰病期では，身体の虚，特に腎が虚してくる．

真武湯は少陰の寒証，つまり腎陽虚がある場合の膀胱炎に用いることができる．猪苓湯は少陰化熱証で，腎虚でも腎陰虚に傾き，虚熱が強くなっている場合に用いる．寒熱は逆だが，類似病態を扱っている．

このような方が，寒冷刺激で膀胱炎になったとしても，炎症所見が強く，抗菌薬が必要な場合は化熱している場合がある．その際は猪苓湯を用いる．炎症が治まれば，五苓散に戻すのである．

阿膠は，膀胱炎による粘膜などからの出血に，止血薬として加えられている．一方で猪苓湯証を生み出す背景には，腎虚がある場合がある．そのために，腎に帰経し補血する阿膠が大切になってくる．この観点は，**五淋散**，**猪苓湯合四物湯**にもつながってくる．

滑石は，暑気あたりに使うことができる．これは六一散（『傷寒直格』）という滑石，甘草を6：1で用いる方剤からきている考え方である．滑石と甘草により，暑邪（熱と湿の合わさったもの）を利水により尿路から排出するというものである．日本の夏では，**胃苓湯**を用いることが多い．室内の冷房は良く効いていて，日中の暑気に直接さらされることは少ない．そのため，冷飲食から脾胃の昇降失調が起こる"夏バテ"が多いからである．

炎天下で暑邪を受けた場合は**白虎（加人参）湯**が良く使われる．発汗により放熱できる状態の場合はこれでよい．しかし，発汗して煩躁，口渇，小便不利という場合は，暑熱は内にこもっている．猪苓湯を用いるとよい．また，津液を補うために甘草を含んだ方剤を加えておくとよい．滑石：甘草の比を厳密に6：1にするのは難しいが，桔梗石膏を少量加えるのがよいであろう．

〈田中耕一郎〉

猪苓湯合四物湯
ちょれいとうごう し もつとう

ツムラ（112）

◎ 主な効果・効能

排尿困難，排尿痛，残尿感，頻尿，血尿．

◎ 生薬構成（g）

滑石 3.0，沢瀉 3.0，猪苓 3.0，茯苓 3.0，阿膠 3.0，地黄 3.0，芍薬 3.0，川芎 3.0，当帰 3.0．

◎ 一般的な使い方・使用目標

尿路感染症で血尿を伴う場合，また非器質性の血尿に用いる．

・私はこういうときに，こう使っている・

猪苓湯に**四物湯**による補血作用が加わっている．もともと構成生薬にある阿膠の補血止血作用をさらに生かすことができる．慢性の繰り返す膀胱炎に比較的長く用いることができる．四物湯を足す利点は，血尿は長期にわたると血を損傷すること，再発性の背景に腎虚が絡んでいる場合があるからである．補血と補腎は異なる概念であるが，共通点もある．気血水と五臓は異なった切り口である．気血水は全身を構成する三要素をみる"体液論"からきている概念である．五臓は全身の機能系統を相互制御させる仕組みを盛り込んで5つに分類したものである．地黄は代表的な補腎薬である一方で，補血陰薬である．当帰は補血の代表であり，主に肝・心・脾に帰経する．全身の補血は結果的に補腎につながる．そのため，張景岳は補腎に当帰を加えている．補血と補腎は完全に分けて考えることができない．お互いに関係しあっている．

血尿の原因は多岐にわたるが，張景岳は，「気傷」，「火盛」の2つに大別している．「火盛」については，『金匱要略』には，「熱が下焦にあれば，尿血となる」と記載されている．「気傷」にあたるのが，例えば気虚による不統血，「火盛」にあたるのが，腎陰虚による虚熱心熱，膀胱湿熱といった熱邪（炎症に近い概念）などがあげられる．他には慢性の瘀血も原因となる場合がある．猪苓湯合四物湯には川芎，当帰という活血薬が含まれているために，瘀血による出血にもよい．

　猪苓湯合四物湯は慢性の膀胱炎に病名処方でも使用可能であるが，腎虚による虚熱，膀胱湿熱が背景にあれば本治療につなげていくことができる．心熱であれば清心蓮子飲がよい．

　猪苓湯合四物湯で落ち着けば，本治にとりかかるものよい．女性の更年期の陰虚であれば**温経湯**になる．腎虚であれば，**八味地黄丸**，**牛車腎気丸**が候補となる．慢性の瘀血には器質的変化も起きている場合が多いために，**桂枝茯苓丸**を以後も継続するのがよいであろう．

　心熱が何故，血尿になるのであろうか？　臓腑の表裏で言えば，心（臓：裏）は小腸（腑：表）である．心熱はまず小腸へ伝わり，その後三焦を通って膀胱から排出されると考えられている．不安，緊張で頻尿になるという病態が，心熱が膀胱から排出されるというように説明されているのである．また，心腎不交という学説がある．これは道教の影響を色濃く受けている．心は火，腎は水に関係が深い．上にある心は，心火を腎に供給し，下にある腎は，腎水を心に供給している．これが典型的な心腎交通である．この交通が阻害されると心熱は上で盛んとなり，腎水は下で冷えて停滞する．心陰虚＋心熱と腎陽虚＋水滞が病理の中心となる．**清心蓮子飲**は蓮子で補腎するが，**六味丸**に黄連を含む清心作用のある方剤（**黄連湯**，**黄連解毒湯**など）を合わせるのもよい．

〈田中耕一郎〉

猪苓湯合四物湯

通導散
つうどうさん

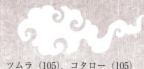

ツムラ（105），コタロー（105）

◎ 主な効果・効能

患部が発赤，腫脹して疼痛をともなった化膿症，瘍，癰，面疔，その他癰腫症.

◎ 生薬構成（g）

大黄 3.0，芒硝 1.8，厚朴 2.0，枳実 3.0，蘇木 2.0，紅花 2.0，当帰 3.0，陳皮 2.0，木通 2.0，甘草 2.0.

◎ 一般的な使い方・使用目標

通導散は『古今医鑑』に「治跌撲傷損極重，大小便不通，乃瘀血不散，肚腹膨脹，上攻心腹悶乱至死者，先服此薬，打下瘀血，然後方可服補損薬」とある．打撲で血腫などの瘀血が生じた場合に，排尿排便ができず，腹が張るが，この瘀血を便より去る処方である．

『外科正宗』には「大成湯」という名で「治跌撲傷損，或従高墜下以致瘀血流入臓腑，昏沈不醒，大小便秘，及木杖後瘀血内攻，肚腹膨脹，結胸不食，悪心乾嘔，大便燥結者併服之」と紹介されており，打撲のほかに高所からの墜落が原因にあげられ，頭蓋内出血でも起こしたのか，意識障害を起こしたものにも用いている．活血通便の大承気湯（大黄・芒硝・厚朴・枳実）に蘇木・紅花でさらに活血化瘀を促し，陳皮・木通で化痰利水消腫を図っている．

外傷による瘀血に，いかにもよい処方である．

・私はこういうときに，こう使っている・

外傷による瘀血にももちろん用いるが，私も以前，会陰部を打撲して尿道が閉塞した人に用いて，瘀血解除→腫脹軽減→導尿を図ったことがある．

しかし，整形外科や泌尿器科以外の外来では，通導散を急性期で使う上記のような機会はほとんどないであろうから，通導散を用いるのは慢性期のものになる．皮下血腫の早期消退や，捻挫・打撲の回復促進に用いる．骨折に補助的に用いることもある．治りが早くなる印象を持っている．この場合はまた，疼痛の軽減にも役立つ．

一番使用機会が多いのは，女性の月経不順や子宮筋腫などの瘀血に，便秘がある場合だろう．**桂枝茯苓丸**では活血力が足りない場合，どうしても**桃核承気湯**，**大黄牡丹皮湯**，そしてこの**通導散**のいずれかを用いることになる．併用する場合，通導散＋桂枝茯苓丸にすると，生薬が一切重なることなく，活血力は桂枝・桃仁・牡丹皮が追加されることでさらに増し，鎮痛は芍薬追加によって効果が上がり，消腫も茯苓追加によって強化されることになる．

通導散は，単なる便秘に使うには too much である．

通導散は皮膚疾患にも用いる．私が最もよく用いるのはアトピー性皮膚炎に対してである．ガサガサの皮膚にとくによい．【主な効果・効能】にあるような状態には，通導散よりも**排膿散及湯**のほうがよい．あるいは両処方を併用するとなおよいであろう．排膿力が強化される．

通導散の乳腺症に対する治療効果がRCTで証明されている[1]が，こういう使い方ももちろん漢方的にはアリであろう．この場合にも排膿散及湯を併用すればよい．よく知られているように，葛根湯の併用でも可であろう．

文献
1) 井上雅晴．乳腺症に対する通導散の治療効果．日本東洋医学雑誌．1993; 43: 517-21.

〈入江祥史〉

桃核承気湯
とうかくじょうきとう

ツムラ（61），コタロー（61），クラシエ（61）

◎ 主な効果・効能

　比較的，体力の充実した人で，のぼせて便秘しがちなものの次の諸症: 月経不順，月経困難症，月経時や産後の神経不安，精神不安，頭痛，不眠，腰痛，便秘，手足の冷え，高血圧の随伴症状（頭痛，めまい，肩こり）．

◎ 生薬構成（g）

　桃仁 5.0，桂皮 4.0，大黄 3.0，甘草 1.5，芒硝 0.9．

◎ 一般的な使い方・使用目標

　瀉下作用を有する駆瘀血剤の代表処方の一つである．腹診上，左下腹部に抵抗，圧痛（小腹急結）が典型的ある．瘀血所見に加え，のぼせ，ほてりなどの気の上衝，精神症状（焦燥感，精神不穏）に加え，便秘傾向があると使用しやすい．

桃核承気湯

・私はこういうときに，こう使っている・

　便秘があっても瀉下作用はそこそこ強いため，1日の1/3程度の量で維持することになる．そのため婦人科疾患では，駆瘀血として日中に**桂枝茯苓丸**や**芎帰調血飲**など瀉下作用のないものを1日量処方することが多い．

　稲木[1]は「体質的には中等度以上の者が対象となる．筋肉のしまりのよい固太りが多い」と述べている．瘀血を有する体質のものは，肥満傾向を認めたとしても，比較的筋肉が発達しており，締まっている人が多い．水滞傾向の人は筋肉が少ないが逆にしまりがない．筋肉は大量の血液を必要とする器官であ

り，望診上，筋肉と瘀血は関係が深い．一方で，水滞傾向の者は脂肪組織と関係がある．防己黄耆湯は水滞傾向に当たる．

このような体型の人には，症状の細部にとらわれず，眠前1回でも桃核承気湯を用いるとよい．前腕が冷えるという訴えのあった70代の女性に桃核承気湯を処方したことがある．冷えの薬なのか？　と本人は不思議がったが，2週間後の外来では冷えの症状は消失していた．見た目も大事である．

頭痛にも用いられているが，それにもこの体型が目安となる．

瘀血証の精神症状は，月経前に増悪することが多い．月経直前は気滞瘀血が強くなると考えられているからである．

月経前症候群の精神症状に**加味逍遙散**が頻用されている．加味逍遙散が気滞瘀血，鬱熱を治療するからである．しかし，いらいらなどの興奮性の症状が取り切れないときには，桃核承気湯を有症状期間に追加するとよい．普段は問題ないが，月経前に便秘傾向であればよりよい．排便がつき，やや軟便，下痢となると同時に症状が緩和する．これは，桃核承気湯の駆瘀血の効果に加えて，大黄による瀉下により，上衝していた気が降りて，鎮静作用が得られるからである．瀉下は最も効果的な鎮静作用を有しており，煩躁などの強い精神症状には瀉下が使われてきた．

流産後や産後の悪露には瘀血が関係し，駆瘀血剤が必要である．特に瘀血である悪露や胎盤組織を体外へ排出する必要がある場合は，瀉下作用のある桃核承気湯がよい．下痢を起こす場合には眠前1回でもよいので用いるとよい．

文献
1）稲木一元．臨床医のための漢方薬概論．東京: 南山堂; 2014.

〈田中耕一郎〉

当帰飲子
とうきいんし

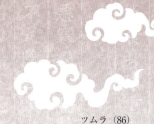

ツムラ (86)

◎ 主な効果・効能

慢性湿疹（分泌物の少ないもの），かゆみ．

◎ 生薬構成 (g)

当帰 5.0，川芎 3.0，芍薬 3.0，地黄 4.0，何首烏 2.0，蒺藜子 3.0，防風 3.0，荊芥 1.5，黄耆 1.5，甘草 1.0．

◎ 一般的な使い方・使用目標

当帰飲子は『厳氏済生方』の疥癬門・瘡疥論治という項にあり，「治心血凝滞，内蘊風熱，発見皮膚，遍身瘡疥，或腫，或痒，或膿水浸淫，或発赤」と，あらゆる皮膚病に使えそうな内容である．

蒺藜子・防風・荊芥に止痒作用があることが知られている．

実際には，**四物湯**をベースにできていることを考え，血虚生風のもの，すなわちカサカサとした皮膚のかゆみに用いることが基本である[1]．黄耆には補気固摂のほか，托毒排膿・利水消腫作用もあるので，皮膚のバリア機能が低下し，細菌感染を起こしたり，浮腫状になっていたりするものにもよいはずであるが，いかんせん配合量が少ないので，この目的では使えない．

・私はこういうときに，こう使っている・

上の黄耆の続きであるが，当帰飲子に黄耆（**オウギ末**）を足したり，**桂枝加黄耆湯**や**黄耆建中湯**，もしくは**補中益気湯**を併用したりしている．

そもそも私は内科医で皮膚科医ではないため，皮膚をみる機会が特別多いわ

けではないが，アトピー性皮膚炎の人はしばしば訪れる．

　当帰飲子はカサカサした皮膚には効果が高いようである．一方，湿潤している局面では使いにくい．そういう場合は利湿薬を併用し，一番よく使うのは**猪苓湯**である．あるいは，痒みが強くない場合は当帰飲子＋猪苓湯を**猪苓湯合四物湯**にしてもよい．

　清熱目的および止痒効果を増強するためなら**黄連解毒湯**を併用する．清熱に通便作用を加えたいときは黄連解毒湯を**三黄瀉心湯**にする．

　安定期には，当帰飲子に**四君子湯**などの補脾・補気薬を併用し，じっくりと皮膚を作るとよいようである．もちろん前述のように黄耆の増量も効果が期待できる．

　アトピー性皮膚炎以外では，高齢者の皮膚瘙痒症によい[2]．とくに入浴後に体全体の皮膚がピリピリ痒い〜チクチク痛いという場合によい．高齢者の皮膚は水分が少なく，漢方的に血虚とみてよい．入浴で油脂分が失われるとこのような症状が現れる．もちろん，各種保湿剤を併用するほうがよいことはいうまでもない．

　高齢者に限らず，秋〜冬などの乾燥する時期に皮膚があれる場合にもよい．"冬季"飲子というシャレとともに覚えるとよいであろう．

文献

1) 大熊守也. 皮膚瘙痒症の漢方薬による治療. 和漢医薬学会誌. 1993; 10: 126-30.
2) 飯田利博，西山千秋，鈴木啓之. 老人性皮膚瘙痒症に対する当帰飲子の内服と甘草抽出エキス配合入浴剤の併用効果. 日本東洋医学雑誌. 1996; 47: 35-41.

〈入江祥史〉

当帰建中湯
とうきけんちゅうとう

ツムラ（123）

◎ 主な効果・効能

疲労しやすく，血色のすぐれないものの次の諸症：月経痛，下腹部痛，痔，脱肛の痛み．

◎ 生薬構成（g）

当帰 4.0，芍薬 5.0，桂皮 4.0，大棗 4.0，甘草 2.0，生姜 1.0．

◎ 一般的な使い方・使用目標

出典の『金匱要略』では，「治婦人産後，虚羸不足，腹中刺痛不止，吸吸少気，或苦少腹中急摩痛，引腰背，不能食飲．産後一月，日得服四五剤為善，令人強壮宜」とある．産後の諸不足を立て直し，腹痛を治療するのに良さそうな処方である．

構成をみると，当帰建中湯＝**桂枝加芍薬湯**＋当帰であって，「建中湯」という名から連想されるのとは裏腹に，膠飴は入っていない．もっとも，原文には「若大虚，加飴糖…」という指示はある．

現在では，産後か否かによらず，女性の下腹部痛（月経痛がメイン），冷え症などによく用いられる．

・私はこういうときに，こう使っている・

当帰・芍薬が比較的多く配合されている割には切れ味が今一つなので，私はあまり使っていない．産後の諸不足は気血両虚がほとんどだから，**十全大補湯**を使うことが多いが，その中の当帰・地黄が胃に障る場合もあるので，せめて

膠飴の入った**黄耆建中湯**にしている．腹痛・冷え対策ならば，むしろ**小建中湯・当帰四逆加呉茱萸生姜湯**にするほうがうんと効果が高い．後者は，分量が若干異なるものの，当帰建中湯の成分はすべて含有している．

しかし，妊娠中とくに後期の腹部の張りには，ときどき用いている．他に適当な処方がないから，というのが本音であるが，それでも服用により多少軽減することはよく経験する．

〈入江祥史〉

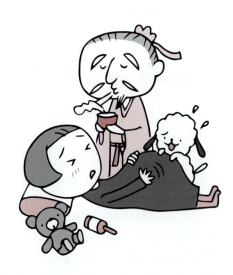

当帰四逆加呉茱萸生姜湯
とうき しぎゃく か ご しゅ ゆ しょうきょうとう

ツムラ（38），コタロー（38），クラシエ顆粒（38）

◎ 主な効果・効能

手足の冷えを感じ，下肢が冷えると下肢または下腹部が痛くなりやすいものの次の諸症．しもやけ，頭痛，下腹部痛，腰痛．

◎ 生薬構成（g）

当帰 3.0, 芍薬 3.0, 桂皮 3.0, 細辛 2.0, 呉茱萸 2.0, 生姜 1.0, 大棗 5.0, 甘草 2.0, 木通 3.0.

◎ 一般的な使い方・使用目標

当帰四逆加呉茱萸生姜湯は『傷寒論』が出典で厥陰病の項にあり，「手足厥寒，脈細欲絶者，当帰四逆湯主之．若其人内有久寒者，宜当帰四逆加呉茱萸生姜湯」とある．著しい血虚であって，冷え切って，あちこちが痛む人に用いる．当帰・芍薬で補血し，桂皮・細辛・呉茱萸で温経止痛し，生姜・甘草・大棗で健脾と諸薬の調和を行う．

現在は「脈細欲絶」のようなシビアな状態でなく，むしろしもやけ，月経痛，冷えると起こる頭痛，などの慢性的な冷えがある場合によく使われている．

漢方エキス剤では味がかなりマズイほうに入るので，患者の間では評判はあまりよろしくない．

・私はこういうときに，こう使っている・

　手足が末端から冷える人は，他の症状を問わず大体この処方で行くことが多いといったらいい過ぎか．私はほとんど凍瘡（しもやけ）に使っている[1]．

　月経痛や排卵痛に用いることもあるが，この場合は**桂枝茯苓丸**などの活血力の強い処方，もしくは**芍薬甘草湯**や**当帰建中湯**などの芍薬を多く含む処方のほうが良いように思う．

　膠原病に伴う Raynaud 現象にもよいが，この場合は**桂枝茯苓丸**などの活血力の強い処方に**附子**を混ぜたほうがよいかもしれない．あるいは両者を併用することもある．

　温める処方なのに附子が配合されていないのは，血を損傷しないようにとの配慮からだと考えられるが，現代の臨床でエキス剤を用いる上ではそのような心配はまず不要であって，温め方が足りなければ**附子**（ブシ末）を加えればよい．

　この他，花粉症にも用いてしばしば効果がある．桂皮・細辛あたりが効いているのだろう．**小青竜湯**や**麻黄附子細辛湯**などの麻黄を含む処方を避けたいときに用いることがある．

文献

1) 森　志郎．しもやけに対する当帰四逆加呉茱萸生姜湯の使用経験．漢方診療．1984; 3: 46-51.

〈入江祥史〉

当帰四逆加呉茱萸生姜湯

当帰芍薬散
とうきしゃくやくさん

ツムラ（23），コタロー（23），クラシエ（23），大杉（23）

◎ 主な効果・効能

筋肉が一体に軟弱で疲労しやすく，腰膝の冷えやすいものの次の諸症．
貧血，倦怠感，更年期障害（頭重，頭痛，めまい，肩こりなど），月経不順，月経困難，不妊症，動悸，慢性腎炎，妊娠中の諸病（浮腫，習慣性流産，痔，腹痛），脚気，半身不随，心臓弁膜症．

◎ 生薬構成（g）

芍薬 4.0，蒼朮 4.0，沢瀉 4.0，茯苓 4.0，川芎 3.0，当帰 3.0．

◎ 一般的な使い方・使用目標

『金匱要略』では，もともと切迫早産に対する治療薬であった．現在でも産科では周産期のお腹の張りに対してβ刺激薬の前段階として用いている．妊娠中でなくても腹痛に用いることができる．生薬の構成は，補血活血薬と利水薬の組み合わせとなっている．そのため，血虚，水滞の傾向の女性に用いるとよい．適応は女性には限らない．臨床では月経・生殖の問題には標準治療と併用であっても補血活血を行い，生理的に症状軽減を図ることも患者本人にとっての利点も大きい．

・私はこういうときに，こう使っている・

「筋肉が一体に軟弱」とは，現代医学の眼ではつかみどころのない概念のように見える．これは東洋医学的に血虚，水滞傾向の女性を平易な言葉で言い換えたものだが，今となってはかえってわかりにくいかもしれない．

筋は血で潤されて収縮する．筋肉は血と非常に関係が深い．筋肉が軟弱とは，血が筋肉を滋潤する力が十分にない，つまり血虚ということである．

血とは，女性ホルモンと非常に関係の深い概念である．もともとの概念では，陰陽から生まれた人体を考える二元論であった．気がより淡い非物質として，血は身体を実際に構成する物質というわけである．血は単なる赤い体液ではなく，栄養はもちろん，内分泌系，神経系が入出力する情報，生理活性物質の流通路である．身体に生命力を行き渡らせるために，血は気の後ろ盾のもと全身を巡る．血の意味する範囲は非常に広い．

「腰膝の冷えやすいもの」は寒証を指しているが，当帰芍薬散の場合は，下半身が浮腫み，かつ血虚のために末梢循環が行き届かず，気の温煦作用がもたらされないという病理がある．そのため，補血が主体の治療である．温熱性の生薬により温煦作用そのものを高める処方ではない．

血虚では，皮膚色は白いが艶がなく，黄色くみえる場合がある．これを萎黄という．血が充実していれば，皮膚は滋潤され，色艶がよい．血は皮膚を発色させる内なる光のようなものである．

当帰，川芎そのものには女性ホルモン様作用はない．しかし，内因性の女性ホルモンの分泌を促進する作用がある．そのため，各種の月経・生殖の問題に用いられている．

血虚，水滞傾向の女性によく効くが，20～30代の女性に反応が良い．寒証が強い場合は，同じ水滞傾向に用いる**真武湯**を合わせるのも相性がよい．

疾患の重さ，加齢に伴い瘀血などの病態も絡んでくる場合は，当帰芍薬散だけでは難しいことが多い．

脾虚・気滞があり，当帰芍薬散でも胃腸症状が出現する場合には，**当帰建中湯**，**当帰湯**などが選択肢となる．

〈田中耕一郎〉

当帰芍薬散加附子

三和（29）

◎ 主な効果・効能

血色悪く貧血性で足腰が冷え易く，頭痛，頭重で小便頻数を訴え時に目眩，肩こり，耳鳴り，動悸あるものの次の諸症：婦人の冷え症，月経痛，神経痛，慢性腎炎，更年期障害，妊娠中の障害（浮腫，習慣性流産の予防，痔疾，腹痛），産後の肥立不良．

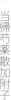

◎ 生薬構成（g）

芍薬 6.0，白朮 4.5，沢瀉 3.5，茯苓 4.5，川芎 3.0，当帰 3.0，附子 1.0．

◎ 一般的な使い方・使用目標

当帰芍薬散証で，より寒証の強いものに用いる．内容は**当帰芍薬散**に附子が加わったものであるが，薬量は当帰芍薬散に比べ，芍薬は倍量で，沢瀉，茯苓も 1.5 倍に増加している．当帰，芍薬は同量である．全体的に補血は同様，利水力が増しているために当帰芍薬散の強化版と考えてよい．

・私はこういうときに，こう使っている・

　附子は，不妊治療の周期療法にて，排卵促進に用いられてきた．排卵後，体温は高温期を迎える．附子は温裏剤で，身体の熱代謝（温煦作用）を高めるというのが，東洋医学的な薬効であり，必ずしも"体温を上げる"生薬ではない．しかし，附子を排卵前後のタイミングで用いると，経験的に高温期への体温の移行もスムーズとなり，排卵促進にもよいとされている．ただし，寒証の女性に対してが目標となり，鬱熱，熱証の方の場合には使用しない．また，月経，

生殖の問題の際には，高温期が安定的に7日間程度持続することが目標となるために，寒証の女性に対し，附子の配合された当帰芍薬散加附子は使いやすい．

　冷え性を訴える方で寒証であれば，気血を診断して，附子，細辛，肉桂，呉茱萸など気血を温める生薬を選択する．附子，細辛，肉桂に，それぞれ湿を取り除く作用も有しているが，水滞の体質の方には利水剤を合わせないと，附子の量を増やしても，湿気たマッチをするようにうまくいかないことがある．水が火の適当な着火を拒むようにである．

　また血虚でも「気と血は共に動くために」，附子の温煦作用が発揮されない．火だけ加えても，燃料となる物質的基盤がないとあっという間に火は弱くなる．

　水滞であれば**真武湯**，血虚であれば当帰芍薬散になる．血虚，水滞のいずれにも対応ができ，温煦作用が強化された方剤が，当帰芍薬散加附子である．

　当帰芍薬散証の方の倦怠感にもよい．倦怠感は，気虚と診断されることもあるが，陽虚（温煦作用の低下）によるものもある．特に朝目覚めにくいのは気滞以外に，陽虚がある．つまり，「温まらないためにエンジンがかからない」のである．冬に顕著な症状である．そこに附子を入れるのはまさに“気付け”としての役割である．他に麻黄を加える方法もある．

　妊娠中は，日頃寒証の女性でも暑がりとなる．東洋医学的には，胎児は陽気の塊と考えられているからである．しかし，分娩後は，妊娠前よりも一層寒証となるとこが多い．そのため，特に高齢出産の産後の場合は気血を補うことに加え，温煦作用も大切となってくる．**十全大補湯**なども選択肢となるが，体質的に産前に当帰芍薬散証の女性には，産後は当帰芍薬散加附子がよい．もって生まれた体質に着目することは，本治につながることが多いからである．

〈田中耕一郎〉

当帰湯
とうきとう

ツムラ（102）

◎ 主な効果・効能

背中に寒冷を覚え，腹部膨満感や腹痛のあるもの．

◎ 生薬構成（g）

当帰 5.0，芍薬 3.0，黄耆 1.5，人参 3.0，甘草 1.0，半夏 5.0，厚朴 3.0，乾姜 1.5，山椒 1.5，桂皮 3.0．

◎ 一般的な使い方・使用目標

出典とされる『備急千金要方』には「当帰湯」という名の処方がいくつも出てくるが，エキス製剤の原典は同「心腹痛第六」の「治心腹絞痛諸虚冷気満痛方」という条文がそれである．附子を追加するのがよいとも書いてある．

人参・黄耆・甘草で補気し，乾姜・山椒・桂皮で腹部を温め，当帰・芍薬で活血補血し，半夏・厚朴で気を下ろして腹満を解除する処方である．全体が温性の処方であり，冷えによる腹部膨満感や腹痛に，なるほど適した処方である．附子を加えるのもうなずける．

・私はこういうときに，こう使っている・

冷えによる腹部膨満感や腹痛だけならば，当帰湯よりも**大建中湯**のほうが切れ味がよい．実際，大建中湯の構成4生薬のうち，人参・乾姜・山椒は当帰湯にも少量ではあるが含まれている．大建中湯はなくて当帰湯にあるのは，補血活血作用，理気作用である．当帰湯に大建中湯少量（エキス製剤なら1/3～1/2）追加，でもよいと思う．

当帰湯の補血活血作用が活躍するのは，もっと上部の胸痛である．本処方は，原典をみれば古くは狭心症などにも用いられたのであろう．私は，狭心症ではなくても筋肉痛で胸が痛い，背中が痛いという人によく用いる[1]．

また当帰湯は，月経痛にもたびたび用いて効果がある．ほかの活血化瘀剤では単独では効果がなく，たとえば**当帰四逆加呉茱萸生姜湯加附子末**などでようやく凌げる程度のものが，当帰湯だけで難なく治まることも経験した．OLなど，座りっぱなしで足腰が冷え，消化も血行も悪く，ストレスがかかって呑気症で，ゲップや腹満を呈しているような人にはとてもよい印象がある．

当帰湯に附子（ブシ末）を加えれば，附子・乾姜・甘草となり**四逆湯**の成分と同じになる．回陽救逆の処方になるので，かなり衰えた人にも用いることができる．

これは私の例であるが，パーキンソン病の患者数名に用いて，主に現代薬（L-DOPA）の作用が切れるのを，延長できるような効果があった[2]．パーキンソン病には，便秘とそれによる腹満はよくみられるが，便秘薬ではなく当帰湯で改善できる例もあった．これは，じつは大建中湯に類似の作用があったのを応用したのである．

文献
1) 並木隆雄，笠原裕司，大野賢二，他．当帰湯エキス製剤で管理し得た西洋薬が使用困難だった微小血管狭心症の1例．漢方の臨床．2009; 56: 2071-6.
2) 入江祥史．中医学で難治性疾患に挑む 第4回 パーキンソン病．中医臨床．2006; 27: 60-4.

〈入江祥史〉

二朮湯 (にじゅつとう)

ツムラ (88)

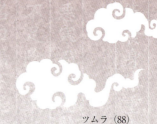

◎ 主な効果・効能

五十肩．

◎ 生薬構成 (g)

半夏 4.0, 白朮 2.5, 蒼朮 3.0, 茯苓 2.5, 威霊仙 2.5, 甘草 1.0, 黄芩 2.5, 生姜 1.0, 香附子 2.5, 天南星 2.5, 陳皮 2.5, 和羌活 2.5.

◎ 一般的な使い方・使用目標

体力中等度の人で，肩や上腕が痛む場合に用いる．

・私はこういうときに，こう使っている・

　私の経験上は，このエキス剤一剤のみで，肩関節周囲炎の症状改善を期待するのは，証がほぼ完璧に合っている場合を除いて相当至難の技である印象がある．

　そして，残念ながら実際の臨床では，そのようなケースは非常に少ない．

　疼痛性疾患に関しては，**芍薬甘草湯**の著効例（これも実臨床ではそれほど多くはない）を除いて，鍼灸治療（もしくは NSAIDs など）の方が疼痛改善に対して即効性があるため，私は，漢方薬は，あくまで疼痛の原因としてある体質改善のための，鍼灸治療の補助の役割として用いている．そういった意味合いにおいては有用な方剤である．

二朮湯は，構成生薬をみると，白朮，蒼朮の二剤を含むことよりわかるように，湿痺に対して作られた方剤であるが[1]，肩関節周囲炎のような慢性の疼痛の場合には瘀血の関連も多いため，治療効果を上げるために，**疎経活血湯**や**桂枝茯苓丸**を併用することが多い．

また，寒冷刺激により悪化する場合には，証に合わせて**桂枝加朮附湯**，**桂枝加苓朮附湯**や**附子末**を併用している．

尚，【一般的な使い方・使用目標】にあるような体力の有無のみで漢方方剤の決定をすることはしていない[2]．

文献

1) 木下繁太朗．健康保険が使える漢方薬 処方と使いかた．東京: 新星出版社; 1990. p.172.
2) 岡田研吉, 牧角和宏, 小高修司, 森立之研究会編．宋以前傷寒論考．千葉: 東洋学術出版社; 2007. p.62.

〈長瀬眞彦〉

二陳湯
にちんとう

ツムラ（81）

◎ 主な効果・効能

悪心，嘔吐．

◎ 生薬構成（g）

半夏 5.0，茯苓 5.0，陳皮 4.0，甘草 1.0，生姜 1.0．

◎ 一般的な使い方・使用目標

　"動きなく停滞"した体液の病理産物である痰飲治療の基本骨格である．多くの方剤がこの組み合わせを利用している．脾気虚により痰飲が生じたものが補気と祛痰を合わせる．**六君子湯**，**参蘇飲**，**半夏白朮天麻湯**，**茯苓飲合半夏厚朴湯**，**抑肝散加陳皮半夏**などがその例である．**竹茹温胆湯**では脾気虚はないものの，不摂生のため脾胃に痰飲が生じた場合，二陳湯はもともと痰飲を生じやすい体質（浮腫やすい体質と一部共通点がある）に，湿度の高い気候が影響した手足関節の症状に用いる．

・私はこういうときに，こう使っている・

　元来は嘔気，嘔吐の方剤であったが，痰飲という概念とともに使用目標は拡大していった．嘔気，嘔吐と言えば，二陳湯をさらに単純化した処方，陳皮と甘草を抜いた**小半夏加茯苓湯**がある．小半夏加茯苓湯は妊娠悪阻に用いられているが，通常の嘔気ももちろん使用できる．嘔気の対症療法として整理された生薬構成となっているが，陳皮がこちらには入っていない．小半夏湯という半夏と生姜を合わせた止嘔剤に，茯苓を合わせたものであり，胃の水飲を降ろし，

運化するためが主作用である．単なる嘔気であれば，小半夏加茯苓湯でよい．痰飲体質を想起させる所見があれば，二陳湯が本治につながる．

　二陳湯は，単独で用いられることは少なく，他の方剤と合法で用いることが多いが，以下のような方法もある．

　冬になると早朝に痰が絡むという方に，眠前1回処方して奏効している．日中は**八味地黄丸**を内服している80代の女性である．腎陽虚があるので，夜間は冷えて痰飲が溜まりやすい．病態がはっきりしているので，あまり生薬数の多い処方を使わず，二陳湯のみとして夜間の症状に対応している．

　稲木[1]の症例に，「嘔気を訴える小学生に**人参湯合二陳湯**」がある．元は脾胃の温煦作用の低下であるが，運化作用が弱いためにどうしても痰飲が貯留し，嘔気を訴える．その際に標として二陳湯を加えたものである．六君子湯のように補気と祛痰作用を合わせもつ方剤はある．しかし，脾胃の温煦作用を高めながら痰飲も処理する組合せは，保険内のエキス剤ではよいものがない．標治は症状が取れれば断薬できるために，2つの方剤に分けておく利点があるのである．

　痰飲の概念の元祖は，喀出される痰である．止咳去痰薬に種類は多い．**五虎湯**に二陳湯を加えた**五虎二陳湯**がある．保険内では2剤を組み合わせるしかないが，病態生理が複雑になってしまったときに，止咳去痰薬として整理して用いるとよい．五虎湯は，麻黄が入っており，気管支拡張作用があり小児にも長く使え，全体的に温和な薬効の方剤である．慢性化してコントロールしにくい気管支喘息の患者で，また複雑な漢方薬を飲むのに疲弊してしまった方には，錠剤もある五虎湯がよい．それに痰の多少に応じて二陳湯を合わせる．

　半夏は強い刺激性を有する．生で服すると結晶が剥き出しとなり，咽喉頭の粘膜に突き刺さる．時間差で急に生じる刺激感はこの生薬を二度と服したくないという恐れを生み出すくらいである．

　陳皮は蜜柑の果実の皮である．こちらは爽やかな芳香が特徴である．芳香は植物の気である．痰飲に気を浸透させることで，処理しようとするものである．これを化痰，痰飲の性質を変化させるという意味である．

　朱丹渓は「怪病有痰」という言葉を残している．不可解な病，症状は痰飲が病理に絡んでいるという意味である．

文献
　1）稲木一元．臨床医のための漢方薬概論．東京: 南山堂; 2014.

〈田中耕一郎〉

女神散
にょしんさん

ツムラ（67）

◎ 主な効果・効能

のぼせとめまいのあるものの次の諸症: 産前産後の神経症，月経不順，血の道症．

◎ 生薬構成（g）

当帰 3.0，川芎 3.0，香附子 3.0，檳榔子 2.0，丁子 1.0，木香 1.0，黄連 1.0，黄芩 2.0，桂皮 2.0，蒼朮 3.0，人参 2.0，甘草 1.0．

◎ 一般的な使い方・使用目標

女神散は，浅田宗伯『勿誤薬宝方函口訣』に登場する処方で，「此の方は元，安栄湯と名づけて軍中七気を治する方なり．余家，婦人血症に用ひて特験あるを以て今の名とす．世に称する実母散，婦王湯，清心湯，皆一類の薬なり．」とある．元々は戦のときに起こる神経症の治療に用いられていた安栄湯を，宗伯が女神散と名付けて女性の神経症に応用したのが始まりのようである[1]．戦という極限状態の神経にも効くのであれば，平時に効くのは当然だろう．

・私はこういうときに，こう使っている・

活血薬（当帰・川芎），理気薬（香附・檳榔子・丁子・木香），清熱薬（黄連・黄芩），補脾薬（蒼朮・人参・甘草）などが配合されており，気鬱に効果があるとともに，血行不良，上熱下寒などに効果がある．

現代，こういう状態を呈する人で最も多いのは，更年期の女性である．

女神散と似たような構成の処方には，**温経湯**や**加味逍遙散**，**五積散**などがあるが，清熱作用が一番強いのが女神散である．温経湯は活血，加味逍遙散は疏肝，五積散は理気にそれぞれ優れるため，うまく使い分け，もしくは併用したい．

女神散には清熱作用があるため，イライラやそわそわ感によい．顔のほてりや顔からの汗などにもよい．総じて，更年期障害と呼ばれる一群の患者さんの満足度が最も高い処方であるように思う．いろいろと愁訴が多く，不平や不満をよく口にする人に特に効果が高いような印象がある．余談だが，こういう多訴の更年期の女性にはSjögren症候群がよく見られる．口渇や眼球乾燥などについて確認したほうがよいであろう．漢方外来でよく見つかる疾患のひとつである．

女神散はほかの処方と違って，冷え症にはほとんど効果がない．温薬が桂皮くらいしか配合されていない．したがって上熱下寒の「冷え」がきつい患者には**温経湯**などにして，女神散は用いないほうがよい．

また，女神散は補脾力がそれほど強くないので，脾胃の弱い患者には注意して使う．あるいは適宜，**四君子湯**あたりの平性の処方を併用するとよい．

もちろん女神散は，更年期ではなくても同様の症状があれば，他の年齢層の患者さんにも使ってよい．男性に使うことはほとんどないが，使えないというわけではない．その場合は処方名が一番の抵抗を受ける．逆に，女性には喜ばれる名の処方である．

文献
1）小山誠次．論考 女神散の立法と血の道の変遷．漢方と診療．2011; 2: 49-53．

〈入江祥史〉

人参湯
にんじんとう

ツムラ（32），コタロー（32），クラシエ（32）

◎ 主な効果・効能

体質虚弱の人，或いは虚弱により体力低下した人の次の諸症：急性・慢性胃腸カタル，胃アトニー症，胃拡張，悪阻（つわり），萎縮腎．

◎ 生薬構成（g）

乾姜 3.0，甘草 3.0，蒼朮 3.0，人参 3.0．

◎ 一般的な使い方・使用目標

人参＋乾姜という，脾胃を温める基本的骨格を持っている．脾胃を温め，消化力（運化作用）を高めることで下痢を止める方剤である．

・私はこういうときに，こう使っている・

心下痞硬とは，脾胃の昇降失調（消化すべきものが排出される嘔吐，下痢などの症状，心下痞硬は未消化物が停滞して腸管運動が阻害されているという東洋医学的病理）による所見であり，**半夏瀉心湯**証と人参湯証がある．脾胃の虚寒によるものであれば，人参湯証である．板状硬（西洋医学のそれではなく，あくまで非器質的な東洋医学の病態に用いられるものである）といって，心下痞硬だけではなく，腹壁全体に非常に緊張感が見られるものもある．

また唾液が多いのも特徴で，脾陽虚の場合，唾液など消化液を消化管がうまく利用できないという病態が考えられてきた．

人参湯は別名理中湯という．理中湯というと中焦を整える薬である．このニュアンスが一般的な使用法である．しかし，敢えて人参湯という命名が適切

であるという学説もある．"脾胃を温める薬"というイメージにとらわれすぎない方がよい．では何の薬なのか？　『金匱要略精義』によれば，"血気凝滞して寒多き者"を治療するのが，人参湯である[1]．"温めて気血の運行を正常化する"薬である．このように広げると，気血両虚で，脾胃が非常に虚している方に広く用いることができる．脾虚の方に，補血薬は胃にもたれる場合があるからである．また，水の吸収失調である下痢にも，血の固摂失調による下血にも応用できる．こちらは血，水の正常な運行ルートを外れたものである．その原因が温煦作用低下による裏寒証であれば有効である．温めることで，微小血管も弛緩し，良好な末梢循環状態がもたらせるというイメージである．温める部位で見れば，**当帰四逆加呉茱萸生姜湯**が四肢だとすると，体幹，臓腑は人参湯である．

　人参湯とよく対照比較されるのが，**五苓散**である．五苓散は"血気発散して熱多き者"である．

　どちらも有効な循環血漿量不足が関係している．五苓散は，感染症の初期治療の不備により，大量に発汗して体液を失い，腸管内は下痢，嘔吐により水を吸収できない状況になっている．そのため，口渇が強く出る．さらに体液不足により気は上逆し，煩躁という精神不安が生じている．熱証とまでは言えないが，循環血漿量不足による相対的な虚熱（ある種の炎症，精神的な亢進症状など）が生まれやすい状況にあるのである．

文献
　1）小山誠次. 古典に生きるエキス漢方方剤学. 京都: メディカルユーコン; 2014.

〈田中耕一郎〉

人参養栄湯
にんじんようえいとう

ツムラ（108），コタロー（108），クラシエ（108）

◎ 主な効果・効能

病後，術後あるいは慢性疾患，高齢者の虚弱（フレイル）などで，疲労衰弱している場合に用いる．全身倦怠感，食欲不振，顔色不良，慢性疾患で微熱，悪寒，咳嗽．

◎ 生薬構成（g）

地黄 4.0，当帰 4.0，白朮 4.0，茯苓 4.0，人参 3.0，桂皮 2.5，遠志 2.0，芍薬 2.0，陳皮 2.0，黄耆 1.5，甘草 1.0，五味子 1.0．

◎ 一般的な使い方・使用目標

気血両虚の方剤で**十全大補湯**に類似し，使用目標もほとんどが共通している．川芎が除かれ，遠志，陳皮，五味子という肺の祛痰，止咳，心の安神作用に用いられる生薬が加えられている．補血の地黄，当帰の生薬量が**十全大補湯**よりも多いというのも特徴である．

・私はこういうときに，こう使っている・

稲木一元氏[1]は，十全大補湯との違いについて，「慢性の気道症状のある者，いくらか抑うつ気分の傾向を認める者によい」としている．人参養栄湯には，補気補血に加えて，安神作用と止咳作用があるのが特徴である．

安神作用に関係して，長沢道寿，津田玄仙は，それぞれ『医方口訣集』，『療治経験筆記』にて"恍惚健忘"というぼんやりとして忘れっぽいという精神症状をあげている．これは単なる心の虚証ではない．心の病態に痰飲が絡んでい

るのが特徴である．痰飲は病態に変化した体液であり，重だるい，緩慢さなどの訴えを生みだすことが多い．

浅田宗伯は，「此の方にして一等虚する者を**帰脾湯**とするなり」と述べている．帰脾湯もまた，気血両虚に用いる方剤である．しかし帰脾湯が目標とするのは心脾両虚で，分解すると心血虚＋脾気虚である．帰脾湯には，酸棗仁，竜眼肉という養心安神薬が配合されている．一方，人参養栄湯は，脾肺気虚があり，かつ血虚である．しかし，補血薬としての当帰はあるものの，心血を補う養心安神薬としての酸棗仁，竜眼肉はなく，心血虚に対する生薬がない．遠志は化痰安神といい，心の痰飲を除去するものである．帰脾湯の心血虚は，煩躁，動悸，多夢など精神活動の亢進があり，遠志を使う人参養栄湯には，精神活動の停滞傾向あるのが特徴である．病理が痰飲たる所以である．五味子は酸味の収斂作用があり，心神を収斂し，落ち着ける作用を有している．人参養栄湯証の気血両虚が心に及んだ場合は，心血を補い安神作用を有する帰脾湯証となる．

気血両虚の中でも，慢性咳嗽，非定型抗酸菌症，気管支拡張症など慢性の呼吸器疾患を有する人に良いと考えられる．呼吸器の基礎疾患を有することで，肺気虚があり感冒時に咳嗽が長引きやすいものに用いるとよい．

浅田宗伯は，傷寒の壊病に，人参養栄湯と炙甘草湯を使い分けていた．**炙甘草湯**は気陰両虚，人参養栄湯は呼吸器疾患のある気血両虚に向いている．炙甘草湯証では，肺陰虚が進んでおり地黄，麦門冬が必要となってくる．人参養栄湯証から，心血虚が進行すれば帰脾湯，肺陰虚が進めば炙甘草湯というように浅田宗伯の戦略は読み取れる．

また済木ら[2]によれば，マウスの結腸癌を，**十全大補湯**は肝転移を防ぐが肺転移を抑制せず，人参養栄湯は肺転移を抑制するが肺転移は抑制しないという．臓器選択的な転移抑制効果が観察された興味深い研究であるが，ここまで，明確に分かれるほどの生薬構成の違いがあるのか今後の研究が待たれる．

臓腑の表裏で言えば肺の裏は大腸である．人参養栄湯は，大腸の腑の守備範囲である肛門部の痔瘻に対して用いられてきた．同部の"気血を補い"，組織修復力の高めることで治癒へと導いてきた．ちょうど十全大補湯が陰性の皮膚症状を治すのと同様の補気補血作用を有していること，かつ大腸によく作用するというのが，人参養栄湯が使用されてきた理由である．

文献
1) 稲木一元. 臨床医のための漢方薬概論. 東京: 南山堂; 2014.
2) 済木育夫. がんの転移と漢方, 科学. 2005; 75: 842-5.

〈田中耕一郎〉

排膿散及湯
はいのうさんきゅうとう

ツムラ（122），コタロー（122）

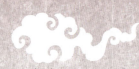

◎ 主な効果・効能

患部が発赤，腫脹して疼痛をともなった化膿症，瘍，癤，面疔，その他癤腫症．

◎ 生薬構成（g）

桔梗 4.0，枳実 3.0，芍薬 3.0，甘草 3.0，大棗 3.0，生姜 1.0．

◎ 一般的な使い方・使用目標

　排膿散及湯は，『金匱要略』収載の処方だが，珍しく条文がない．「レシピ」だけが載っている．それも，排膿散（枳実・芍薬・桔梗）と排膿湯（桔梗・甘草・大棗・生姜）とに分かれている．つまり，排膿散及湯は排膿湯と排膿散の合方であって，「排膿散及び（排膿）湯」なのである．

　尾台榕堂の『類聚方広義』に「東洞先生，排膿湯排膿散ヲ合シテ排膿散及湯ト名ヅク」とあるので，日本の江戸時代にできた処方であろう．

　桂枝湯の桂枝を桔梗・枳実に代えたような内容で，発散力が強められている．これに芍薬が加わって膿を強力に排出する．なお，桔梗・甘草（これだけで**桔梗湯**になる）には抗炎症作用もある．

・私はこういうときに，こう使っている・

ほとんど皮膚疾患に用いている．あるいは口腔内，鼻腔内の化膿症，麦粒腫[1]などにも用いることがある．排膿力は強力で，急性期には抗菌薬と併用するとよいことが多い．**十味敗毒湯**，**消風散**なども同様な皮膚疾患に用いられることが多いが，化膿症に関しては排膿散及湯の右に出るものはない．

排膿散及湯は，単独でも十分なことが少なくないが，とくに発赤が強い場合は，排膿散及湯＋**黄連解毒湯**にする．あるいは排膿散及湯＋**桔梗石膏**，さらにはこれら三者併用などということも可能である．清熱作用がより強力になる．

腫脹が強い場合は排膿散及湯＋**猪苓湯**でうまくいくことが多い．また，肉芽形成を促進し，かつ衛を補充する意味で，**オウギ末**を加えることもしばしば行っている．

他の処方を加える際には，もともと甘草含有量が高いので，甘草の重複には要注意である．

文献
1) 高間直彦，藤原隆明．内麦粒腫に対する排膿散及湯の有効性．眼科臨床医報．2006; 100: 9-11.

〈入江祥史〉

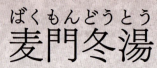
麦門冬湯
ばくもんどうとう

ツムラ (29), コタロー (29), マツウラ (29)

◎ 主な効果・効能

痰の切れにくい咳，気管支炎，気管支喘息．

◎ 生薬構成（g）

麦門冬 10.0，半夏 5.0，大棗 3.0，甘草 2.0，人参 2.0，粳米 5.0．

麦門冬湯

◎ 一般的な使い方・使用目標

咳嗽，なかでも，遷延性（3〜8週間），慢性の咳嗽（8週間以上）によく用いられてきた．痰の出しにくい"空咳"（乾性咳嗽）によいとされ，上気道粘膜からの分泌液の減少による乾燥感，不快感と考えられる咳嗽が適応である．また，『金匱要略』に「大逆上気」という条文がある．これは気の強い逆上を指しており，強いむせこみ，連続的な咳き込み，ひどい場合には顔面紅潮するような症状と考えられる．

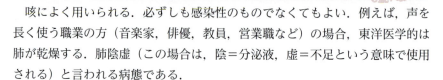
・私はこういうときに，こう使っている・

咳によく用いられる．必ずしも感染性のものでなくてもよい．例えば，声を長く使う職業の方（音楽家，俳優，教員，営業職など）の場合，東洋医学的は肺が乾燥する．肺陰虚（この場合は，陰＝分泌液，虚＝不足という意味で使用される）と言われる病態である．

麦門冬湯が最も適応する時期は，空気が乾燥する秋である．肺の滋潤作用が低下する，つまり"肺の乾燥"と外気の乾燥は互いに増悪因子となり，肺をますます乾燥させるというものである．

肺陰虚という病態は慢性の基礎疾患でもなり得る。悪性腫瘍などの進行で悪液質になっているような場合の，気道の乾燥感，息苦しく，痰がすっきりでない咳嗽に用いるとよい[1]。

気道に関わらず，食道にも用いることができるという報告がある。嘔吐を「大逆上気」と捉えて応用した症例である[2]。

麦門冬湯の腺分泌低下の作用を口腔内の唾液腺に応用することもできる。Sjögren 症候群のように自己免疫機序で腺組織が破壊されていく場合には難しいが，加齢などに伴う口腔内乾燥感，乾燥症にはよい適応である。「食物を食べてぱさぱさする」という訴えで来院される場合が多い。

食道はもちろん，上部消化管にも応用できる。それは，胃陰虚（この場合もまた，陰＝分泌液，虚＝不足という意味で使用される）という病態で胃の腺分泌の低下である。現代でいえば萎縮性胃炎が近い概念かもしれない。「非常に食欲はあるが，実際に食べられない」という中に，胃陰虚が含まれる。

月経が起こらずに鼻から出血するという症状に麦門冬はよく使われていた。現代医学では，疾患概念はもちろん病名さえない。しかし，中国の婦人科ではれっきとした病名で，"倒経"と言われ，症例報告もある。月経が下（陰部からの出血）でなく，上（鼻出血）から起こる，つまり"倒れる"，上下逆に起こっているという訳である。この症状は外来ではなかなか見かけない症状である。しかし，この応用で麦門冬は月経の調節によく用いられている。**温経湯**にそこそこの量の麦門冬が入っているのはもちろん咳嗽のためではない。更年期を迎え，陰不足（のぼせ，ほてり，乾燥）が進んでいる病態を補うためである。また月経を起こす衝脈（身体上下に走る経絡）を調整し，順調に月経を開始するという解釈もある。なかなか著効しない月経，生殖の問題に麦門冬湯を併用するのもまた大切な一手である。

文献
1) 中西美保，岸田友紀，塩本千晴．終末期肺癌の苦痛緩和を目的とした麦門冬湯の使用経験．痛みと漢方．2015; 25: 112-8.
2) 吉野鉄大，清水芳政，秋葉哲生，他．胃切除術後難治性嘔吐を大逆上気ととらえて麦門冬湯を投与した 1 例．日本東洋医学雑誌．2015; 66: 45-8.

〈田中耕一郎〉

八味地黄丸
はちみじおうがん

ツムラ（7），コタロー（7），クラシエ（7）

八味地黄丸

◎ 主な効果・効能

疲労，倦怠感著しく，尿利減少または頻数，口渇し，手足に交互的に冷感と熱感のあるものの次の諸症：腎炎，糖尿病，陰萎，坐骨神経痛，腰痛，脚気，膀胱カタル，前立腺肥大，高血圧．

◎ 生薬構成（g）

地黄 6.0，山茱萸 3.0，桂皮 1.0，山薬 3.0，沢瀉 3.0，茯苓 3.0，牡丹皮 3.0，附子 0.5．

◎ 一般的な使い方・使用目標

腎虚と言われる病態の中核的になる薬である．加齢による諸症状（生殖機能，腎膀胱系，下半身の筋骨系）に対して広く用いられている．

・私はこういうときに，こう使っている・

補腎という考え方自体は，抗加齢の分野では有用な考え方であるが，八味地黄丸における地黄，山薬だけでは足りない場合もある．特に生殖機能に関する問題のときには，補陽剤という強壮作用を有する生薬が必要となる．しかし，鹿茸（鹿の角の根本の骨髄）は非常に高価である．他の選択肢として淫羊藿は保険外だが，比較的安価である．紫河車（ヒトの胎盤）はプラセンタとしてよく知られているが，本来の紫河車は倫理上の問題もあり，入手困難である．現在市場に出ているのはブタなどの胎盤が主となるが，使用可能である．これらを八味地黄丸と併用するとよいであろう．

加齢に伴う筋力低下などのアロディニアに関しては，牛膝，杜仲の入っている**大防風湯，牛車腎気丸**の方がより適応となる．牛車腎気丸は八味地黄丸に牛膝，車前子を加えたものであるので，生薬の基本構成は同じである．そのため生薬量を増やすために併用することも可能である．補腎の分野はある程度量依存性である．

八味地黄丸はメーカーにより剤型が豊富である．生薬を煎じたエキスのものから，生薬を粉末にして蜂蜜で固めたものもある．後者が本来の"八味地黄丸"で，前者は実質，"八味地黄**湯**"となっている．臨床効果としては後者の方がよいために，"八味地黄**丸**"を用いながら，牛車腎気丸を併用するのもよいであろう．また"八味地黄**丸**"の方が蜂蜜コーティングされているために，味も美味しく，地黄の弱点である胃にもたれるという症状も出にくいのが利点である．

腎虚には，理論上は腎陰虚・腎陽虚の 2 型があるが，腎陰も腎陽も絶対量は減っているので，寒がりで暑がりという両方の病態が生じることも臨床上は多くある．そのため，季節に合わせて，春・夏は八味地黄丸，秋・冬は**六味地黄丸（六味丸）**のように切り替えることもある．

八味地黄丸をよく効かせるコツとして，"三補三瀉"という生薬構成を知っておく必要がある．"三補"は脾肝腎の気血を補い，"三瀉"は脾肝腎の痰飲瘀血を取り除くという方意である．八味地黄丸はそれに桂枝，附子という温煦作用を高める生薬が入っている[1]．

痰飲を取り，温める方向を強化するために五積散，瘀血を強化するために**桂枝茯苓丸**を合わせて使うと効果がよい[2]．補いながら，邪も取り除く必要があるという訳である．

文献
1) 三浦於菟. 実践漢薬学. 千葉: 東洋学術出版社; 2011.
2) 陣内 賢，田中耕一郎，千葉浩輝，他. 五積散と補腎剤の相乗効果に関する一考察. 第 72 回日本東洋医学会関東甲信越支部学術総会. 千葉; 2015.

〈田中耕一郎〉

半夏厚朴湯
はんげこうぼくとう

ツムラ（16），コタロー（16），クラシエ（16）

◎ 主な効果・効能

気分がふさいで咽喉，食道部に異物感がある際の不安神経症，神経性胃炎，つわり，咳，しわがれ声，神経性食道狭窄症，不眠症．

◎ 生薬構成（g）

半夏 6.0，茯苓 5.0，厚朴 3.0，蘇葉 2.0，生姜 1.0．

◎ 一般的な使い方・使用目標

咽喉頭に「もの（古来，梅の種，肉片のよう）が引っかかっている」という機能性の症状，咽喉頭異常感症などに用いる．東洋医学的には気滞に加え，さらに痰飲が結びついた"痰結"という病態である．気滞といっても肺気の気滞によい適応である．

・私はこういうときに，こう使っている・

胸脇苦満と呈する季肋部と同様，咽喉頭部も気の流行が妨げられやすい．機能性の咽の引っかかり感とは，感情的な抑圧を伴っていることが多く，まさに"言いたいことが言えない"という身体化表現とも言える．咽喉頭異常感症というのは女性に多い．『金匱要略』から記載があるということは，女性の特有の感情の受け止め方か，社会的な立場などが関係しているのかもしれない．

気滞といっても，柴胡をよく用いる肝気ではなく，肺気の気滞である．症状の出方は，咽喉部以外に胸部の閉塞感や胸悶感，"呼吸が苦しい感じ"，溜息が多い，上半身の緊張が取れないとして訴えられる場合もある．

　肺は，呼吸という一定のリズムを主り，秩序を重んじる機能系統のため，「宰相」に例えられる．感じやすくか弱い華奢な臓腑とされる．病名として神経症と肺は密接な関係がある．秩序への過剰適応が，肺気の鬱滞の元になる．

　一方，肝は将軍に喩えられるくらい，荒々しい機能系統である．心理学では"本能"に近い概念である．束縛をきらい，のびのびすることを好む．肺の真面目さと逆で"ゆるい"のである．

　肝という機能系統は，身体面ではあらゆる物質の分解，解毒を行い，精神面では激しい情緒，特に怒りを処理している機能系統である．そのため，秩序でがちがちにされると怒りの感情を抱く．それを外に出せればよいが，内向すると抑うつ気分が生じる．

　とはいえ，肺気と肝気の気滞が併存する場合もある．そのため，半夏厚朴湯の量そのものを増やすために，**柴朴湯**と併用するのもよい．

　古来より，条文に沿って感情的な問題に起因する病態に多く使用されてきたが，現代では，加齢に伴う機能低下による"痰結"，つまり誤嚥性肺炎にも用いられるようになった．嚥下反射，咳反射の低下は，ドパミン，サブスタンスPの減少による迷走神経，舌咽神経の知覚低下によるとされており，半夏厚朴湯が有効との報告がある[1]．

　ところが，咳反射の低下と逆の咳反射の亢進による慢性咳嗽にも用いることもできる．咳の性質としては，「痰がすっきり出なくて咳が出る」という所見がよりよい適応である．

文献

1) Iwasaki K, Cyong JC, Kitada S, et al. A traditional Chinese herbal medicine, banxia houpo tang, improves cough reflex of patients with aspirin pneumonia. J Am Geriatr Soc. 2002; 10: 1751-2.

〈田中耕一郎〉

半夏瀉心湯
はんげしゃしんとう

ツムラ (14)，コタロー (14)，クラシエ (14)

◎ 主な効果・効能

みぞおちがつかえ，ときに悪心，嘔吐があり食欲不振で腹が鳴って軟便または下痢の傾向のあるものの次の諸症：急・慢性胃腸カタル，醗酵性下痢，消化不良，胃下垂，神経性胃炎，胃弱，二日酔，げっぷ，胸やけ，口内炎，神経症．

◎ 生薬構成（g）

半夏 5.0，黄芩 2.5，乾姜 2.5　甘草 2.5，大棗 2.5，人参 2.5，黄連 1.0．

◎ 一般的な使い方・使用目標

嘔して腸鳴り，心下痞する者は半夏瀉心湯之を主る．

・私はこういうときに，こう使っている・

　胃に熱があって，脾（腹部）が冷えている人に使っている．胃の熱を反映する所見は，胸焼け，げっぷであり，また飲酒すると悪化するなど温熱刺激で悪化する症状である．構成生薬では，黄芩，黄連が対応する．一方，脾の冷えを反映する所見は，自・他覚的な腹部の冷え，冷えて下痢するなど寒冷刺激で悪化する症状である．構成生薬では，乾姜，人参が対応する．よって主として消化器症状に使うことが多い．

しかしながら，このような病態にある消化器の不調が原因と推察される，口内炎や神経症，また尋常性痤瘡，じんましんなどにも有効である．婦人科系の不調には，**当帰芍薬散**や**桂枝茯苓丸**と併用して有効であることが多い．また，梅核気に対して，半夏厚朴湯で無効な場合に，これに転方して有効である場合がある．脾の不調がより関係している梅核気なのかもしれない．

　含まれている半夏には，①止嘔，②湿の除去（未消化物の処理），③気逆（精神症状も含めた）を下ろすという3種類の効能があり[1]，上記と合わせると，半夏瀉心湯の応用イメージが捉えやすいように思う．心下痞，心下痞硬，また腹中雷鳴は上記のような病態に付随するものであり，半夏瀉心湯のレスポンダーでありながら，これらの所見が無いことも多々あるので拘泥しすぎると処方決定を見誤ることがある．この点に於いて，内視鏡所見を漢方方剤決定の手段として用いている，山方の報告は非常に興味深い[2]．

文献
1) 三浦於菟. 「新装版」実践漢薬学. 千葉: 東洋学術出版社; 2011. p.242.
2) 山方勇次. 臨床研究「気滞」は西洋医学的に観ると中腔臓器のジスキネジーである―映像情報と理気剤 の突き合せによる随証治療の実践―. 漢方と最新治療. 2014; 23: 151-9.

〈長瀬眞彦〉

半夏白朮天麻湯
はんげびゃくじゅってんまとう

ツムラ（37），コタロー（37），クラシエ（37）

◎ 主な効果・効能

胃腸虚弱で下肢が冷え，めまい，頭痛，頭重感，悪心，嘔吐がある者．

◎ 生薬構成（g）

陳皮 3.0，半夏 3.0，白朮 3.0，茯苓 3.0，天麻 2.0，麦芽 2.0，黄耆 1.5，沢瀉 1.5，人参 1.5，黄柏 1.0，乾姜 1.0，生姜 0.5，神麹 2.0（メーカーにより差異）．

◎ 一般的な使い方・使用目標

脾胃虚弱なものの，頭痛，めまいの方剤である．慢性的に続く身体，頭の重い感じに用いる．頭痛は前額部，頭頂部にかけて痛むというのが特徴とされている．前額部は脾胃，頂頂部は濁飲と関係がある．

・私はこういうときに，こう使っている・

　李東垣が，脾気虚体質の痰飲によるめまいに対して創案した方剤である．症状の増悪は脾気虚の進行，湿邪と関係がある．
　目標となる代表的な症状は，頭痛，めまいである．さらに慢性的に続く身体全体の重い感じに用いるとよい．いずれも脾気虚の傾向があることが大切である．何かの精神的・身体的負荷で，気を消耗したようなエピソードの有無に着目する．
　脾気虚に伴い痰飲が脾胃の機能をさらに傷害しているのであれば，**六君子湯**でよいであろう．しかし，ここでは痰飲が上部を犯し，頭部の症状が出現して

いることである．体液が変化した病理産物である痰飲が上部に移動するという概念は，現代医学では証明しがたい．脾胃の升清降濁機能が失調し，濁という処理，排出されるべき痰飲が行き場を失い，上方に移動すると考えられている．痰飲が頭部にある場合，重さ，だるさ，何か浮かない感じという症状として現れる．

身体症状の訴えが目立つが，うつ症状がないか注意深く観察する[1]．「何か浮かない感じ」，「くよくよ気になる」などがある．意欲の低下（気虚）としつこく続く停滞感（痰飲）の合わさったものである．くよくよ悩むというのは脾気虚や痰飲と関係がある．「脾は思いを主る」というように思考を整理している機能系統である．脾の低下は思考の混乱や鈍麻を生み出し，思考は消化（結論を得る）されないまま停滞する．

朝，疲れが取れなくて，気分が浮かないという場合，脾気虚が背景にあれば，半夏白朮天麻湯を鑑別に入れるとよい．

精神症状に用いられる方剤には多くの選択肢がある．**苓桂朮甘湯**は，感情刺激によって気と水が上逆し，誘発される不安感を伴う急性のめまい，頭痛，動悸によい適応である．**呉茱萸湯**は，寒冷刺激によって情逆する気と水による頭痛，嘔気である．苓桂朮甘湯，呉茱萸湯の扱う病理産物は，痰飲でも動きのある飲である．半夏白朮天麻湯の痰飲は停滞感が強く重いのである．

痰飲の停滞という点で共通する**半夏厚朴湯**の病理は痰結と言われ，気滞と痰が停滞していることにある．しかし，半夏厚朴湯は，痰飲そのものがべったりと停滞しているというよりは，気滞が主にあり，局所（経絡の詰まりやすい場所）に痰飲が引っかかるというものである．そのため，気滞を解除しながら，痰飲を動かす治療をすればよい．

香蘇散は，半夏白朮天麻湯証と似ている．しかし，香蘇散では精神的な不安感が漫然と持続しているのが特徴である．半夏白朮天麻湯は一見身体症状が主に見えるが，抑うつ症状，いらいらを内に秘めて，あまり精神症状を訴えない．しかし，内実には葛藤で悩んでいる場合が多いのである．

文献

1) 田中耕一郎，三浦於菟．頭部の諸症状とうつ症状に半夏白朮天麻湯が有効であった2例．漢方研究．2009; 445: 4-6.

〈田中耕一郎〉

白虎加人参湯
びゃっこかにんじんとう

ツムラ (34), コタロー (34), クラシエ (34)

◎ 主な効果・効能

のどの渇きとほてりのあるもの.

◎ 生薬構成 (g)

石膏 15.0, 知母 5.0, 粳米 8.0, 人参 1.5, 甘草 2.0.

◎ 一般的な使い方・使用目標

　白虎加人参湯は『傷寒論』に載っている. 太陽病篇の「服桂枝湯, 大汗出後, 大煩渇不解, 脈洪大者, 白虎加人参湯主之」など, 傷寒にかかった後に発汗したがまだ治らず, 体の芯に熱をもって, しかも口渇がひどいような場合に用いられていたが, 現在では陽明病篇の「(陽明病) 若渇欲飲水, 口乾舌燥者, 白虎加人参湯主之」のように, 傷寒かどうかにかかわらず, 裏実熱証でかつ乾燥の激しい, すなわち津液不足のときに用いることが多い.

　以前は糖尿病でこういう状態 (口渇・多飲) になる場合にも用いていたらしいが, さすがに現在はそこまで糖尿病が放置されることはないであろう.

　石膏・知母で清熱し, 粳米・人参で補気しながら津液を生む. 胃にも優しいので使いやすい処方である.

・私はこういうときに, こう使っている・

　熱をもっている皮膚疾患・皮膚症状には積極的に用いてよい. アトピー性皮膚炎の増悪時には, 白虎加人参湯単独で, もしくは**黄連解毒湯**や**三物黄芩湯**などを合わせて沈静化を図る.

多汗症にも用いてよいことが多い．この場合の汗は，暑がりに伴うものである．注意すべき点は，多汗は気虚によっても発する（自汗）ことも結構多い点である．その場合は**桂枝加黄耆湯**（もしくは**黄耆建中湯・補中益気湯**）など，固摂を担当する黄耆を含む処方などを投与すると，止汗しやすい．

更年期症状のほてりには白虎加人参湯がよく用いられる．この病態は普通，上熱下寒，内寒外熱の状態と考えられるが，冬でも手足が火照るなどという場合には，寒をあまり気にせずに用いることができる．「涼しいところで，一人だけ汗をかいているようで恥ずかしい」というような更年期の女性によいことが多い．もちろん，効きすぎると冷えを訴える場合もある（とくに下半身の）ので，量を加減する．

Sjögren 症候群の口渇にも用いることがある．Sjögren 症候群は陰虚による虚熱がよくみられるので，**麦門冬湯**などの滋陰清熱剤がよく用いられるが，激しい口渇の場合は白虎加人参湯でよい．それでも治まらないような口渇もある．白虎加人参湯＋**三物黄芩湯**とするとよいことをしばしば経験する．

阿部[1]は夏かぜに白虎加人参湯を用いて発熱時間を短縮させると報告している．夏かぜは温病であることが多いが，温病の考え方で処方できる保険適用エキス製剤がほとんどないため，この知見は貴重であろう．

このほか，夏に「暑くて寝られない」という場合に，眠前に頓用してうまくいくこともある．

文献
1) 阿部勝利. かぜ症候群（夏かぜ，インフルエンザ）に対して，西洋薬治療と比較した漢方薬治療の効果─白虎加人参湯と麻黄湯に関して─. 日本小児東洋医学会誌. 2003; 19: 46-52.

〈入江祥史〉

ぶくりょういん
茯苓飲

ツムラ (69), コタロー (69)

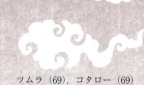

◎ 主な効果・効能

嘔気，胸やけがあり，尿量が減少するものの次の諸症：胃炎，胃アトニー，溜飲．

◎ 生薬構成（g）

茯苓 5.0, 蒼朮 4.0, 陳皮 3.0, 人参 3.0, 枳実 1.5, 生姜 1.0.

◎ 一般的な使い方・使用目標

胃内に水分が停滞しているため，胃部膨満感，心窩部水振音，胸やけ，悪心，げっぷ（呑酸），動悸のする場合に用いる．

・私はこういうときに，こう使っている・

　甘草の入っていない補気薬として覚えておくとよい．心不全などの循環器，腎臓の基礎疾患があって，体液量の厳密なコントロールが必要な場合には，甘草をできれば使用しない方がよい．補気作用の方剤の多くは，**四君子湯**，**六君子湯**，**補中益気湯**，**人参湯**とも甘草を含んでいる．

　体質的には痰飲，水滞傾向であるものの胃薬である．気滞のあるものに用いる．脾気虚 **四君子湯**に比べて，さほど強くない．げっぷがでない，胃がぽちゃぽちゃする，嘔気，めまいという痰飲に関係した症状が多く見られる．痰飲と気滞の傾向は，身体症状としては，膨満感，"胃がぽちゃぽちゃする"，胸やけ，悪心，動悸，精神症状としては，重だるい，何かすっきりしないなどを呈する．東洋医学では，水（津液）と動悸の病理は関係が深い．

急激な精神症状から循環状態が変化するというのは，自律神経系による説明で理解できる．だが，東洋医学では逆に，先に体液の停滞と偏在が潜在的にあり，それが行き場を求めて動くことで，身体症状ばかりでなく，精神症状も生じるというものである．そのような病態に茯苓は非常に適している．利水を主体として健脾（水分の偏在は中焦から始まる），そして安神作用を有しているからである．茯苓を成分分析しても，これらの薬効の決め手となるものが同定されていない．しかし，多くの菌類は，さまざまな伝統医学において，向精神作用を期待して用いられている．

　大塚敬節氏は，「人参湯や四君子湯の実証」「食欲がないのではなく，胸が詰まって塞がったようになって食べられない」と述べているが，気虚は少なく，主体は痰飲と気滞である．有持桂里は，痰飲の停滞部位について「茯苓飲は，隔間の停痰宿水を退ける」としている．ここでの隔は，横隔膜に近い噴門部のことを指していると思われる．

　甘草が入っていない代わりに，枳実・陳皮はともに気を降ろすために逆流によく，痰飲を処理する陳皮など理気・祛痰薬が多いので，飲むとすっきりするという方がいる．

　原南陽は，茯苓飲に牡蛎，呉茱萸，甘草を加えて，丁子湯と名付けていた．牡蛎は制酸（古来より言われているが，実験的に示されていない）作用，呉茱萸は嘔気によいことから，茯苓飲証でも上逆症状（嘔吐，胃食道逆流）が強いものによいと考えられる．甘草は，茯苓飲の方意を変えてしまうが，甘緩（甘味で緩める）性質から，消化管の適応性弛緩に加えられたのかもしれない．茯苓飲に**呉茱萸湯**を合わせるとよい．

　さらに原南陽は，食事の注意点として，生で冷えたもの，ねばねばしたもの，脂っこいもの，魚，鶏，酒，餅などを，茯苓飲内服時に禁じている．痰飲体質のものは，食べるのが好きである．少々の食事不摂生により，痰飲，気滞により結果的に脾気虚を引き起こしているという訳である．

〈田中耕一郎〉

茯苓飲合半夏厚朴湯
ぶくりょういんごうはんげこうぼくとう

ツムラ（116）

◎ 主な効果・効能

気分がふさいで咽喉，食道部に異物感があり，時に動悸，めまい，嘔気，胸やけなどがあり，尿量の減少する次の諸症：際不安神経症，神経性胃炎，つわり，溜飲，胃炎．

◎ 生薬構成（g）

半夏 6.0，茯苓 5.0，蒼朮 4.0，厚朴 3.0，陳皮 3.0，人参 3.0，蘇葉 2.0，枳実 1.5，生姜 1.0．

◎ 一般的な使い方・使用目標

茯苓飲と半夏厚朴湯の合方で，双方の使用目標が合わさった方剤である．二陳湯の加味方ともなっている．気滞・水滞による軽度の脾気虚など多彩な症状に用いることができる．使用頻度の高い半夏厚朴湯を使い慣れていれば，大塚敬節氏のように，半夏厚朴湯証で胃内停水のある場合を目標するとよい．

・私はこういうときに，こう使っている・

尾台榕堂，亀井南溟は，上逆を抑えるために茯苓飲に半夏を加えるとよいとしており，この処方に方意が近くなっている．
小山[1]は，「過剰に偏在した水分，具体的には胃内停水を捌く作用として，(註: 茯苓飲の) 茯苓・蒼朮・陳皮に（註: 半夏厚朴湯の) 半夏が加味され，一方では上腹部の痞塞感・膨満感・嘔気・嘔吐などの蠕動運動の異常が正常化する作用として，（註: 茯苓飲の) 人参・枳実・陳皮・生姜に，（註: 半夏厚朴湯の)

半夏・厚朴・蘇葉が加味されている」ことからも，茯苓飲の強化バージョンとして考えることができる．茯苓飲と同様に，甘草が入っていない数少ない補気剤がある．そのため，循環動態に関わらず，上中焦の病態に用いやすい．

「特に厚朴の加味は消化管及び気管支の平滑筋に対して鎮痙的に作用するので，単に蠕動運動を促進するだけでなく，過緊張を緩解するという意味に於いて重要な生薬」と述べており，消化管，特に胃食道を目標としていた茯苓飲に比べて，呼吸器系の痰飲・気滞症状にも用いることができる．非器質性の胸部圧迫，痞塞感など胸部症状にもよい．

また，厚朴と枳実は承気湯の組み合わせで，満（張った感じ），痞（つかえ）を取ることができる．両者は降気作用もあり，合わせると上逆（嘔吐，逆流）にもより良い．

茯苓飲証は痰飲体質の胃薬（気滞と軽度の脾気虚）であるが，精神症状も生じやすい．半夏厚朴湯は，梅核気といわれる咽の詰まり感（気滞と痰飲が強く結びついて停滞したもの）を主治するものである．茯苓飲，半夏厚朴湯は，痰飲と気滞という同じ目標を有している．

総合胃腸薬であるために，一貫堂医学の矢数格氏は茯苓飲を中核に，この茯苓飲合半夏厚朴湯，平胃散合茯苓飲を用いたという．前者はより広域となり，後者はより胃の症状に徹した方剤構成となっている．

ただ薬味が多いために，病態が読み込めないときは，最初から茯苓飲合半夏厚朴湯ではく，補気，理気，祛痰を分けて考えて，それぞれの反応から病態を診ていくとよい．

文献
1）小山誠次. 古典に生きるエキス漢方方剤学. 京都: メディカルユーコン; 2014.

〈田中耕一郎〉

附子理中湯
ぶ　し　り　ちゅうとう

三和（410）

◎ 主な効果・効能

　胃腸虚弱で血色悪く，顔に生気なく，尿量多く手足に冷感あり，下痢の傾向あり，しばしば嘔気，目眩，頭重，胃痛をうったえるものの次の諸症：慢性の胃腸カタル，胃アトニー症．

◎ 生薬構成（g）

　人参 3.0，甘草 3.0，白朮 3.0，乾姜 3.0，附子 1.0．

◎ 一般的な使い方・使用目標

　人参湯（＝理中湯）に，附子が加わったものである．脾腎陽虚の下痢に用いられる．

・私はこういうときに，こう使っている・

　類似処方に**桂枝人参湯**がある．**人参湯**に桂皮が加わったものである．名前は違うが鑑別の際に両者を比較すると，病態の読み込みが深くなる．桂枝人参湯も**附子理中湯**も共に，心脾腎の陽虚に用いることができるので共通点が多い．同じように気の温煦作用を温める作用はあるが，桂皮は気の上衝を抑える"安定剤"であり，附子は脈沈，疼痛（代謝低下，末梢循環不良による），発汗を抑える虚脱に対する"強心剤"である．桂皮は精神面にも多く作用し，附子は身体面が主たる守備範囲となる．

附子理中湯は，命名の通り，中焦，つまり脾胃を温める方剤である．朝方の下痢とは，動き始めた腸管に温煦作用が少なく，消化活動を開始できないという病態である．腎陽虚が根底にあるために，脾陽虚となっていると考えられている．脾陽虚には人参湯，腎陽虚には附子の入った例えば**真武湯**が選択肢となる．両者を兼ね備えたものが，附子理中湯である．

　脾腎陽虚の慢性下痢の場合，夏は人参湯，冬は附子理中湯と季節によって使い分ける方法もある．

　大建中湯も，温補脾腎作用があるので，似ている．大建中湯証は寒冷刺激による腸管の停滞であり，便秘がちである．一方，附子理中湯は，同じ寒冷刺激でも腸管の消化活動の低下であり，下痢となる．前者では温煦作用以外に推動作用，後者では，気の運化作用（運化は物質変換吸収作用，つまり気化の一種である）が冒されている．

　腸管に限らず，冷えに広く用いることができる．体幹から温めるというものである．また附子により腎，腰部の温煦作用を高める．根幹部が冷えていなければ，体表に寒邪が押し寄せたり，四肢に冷えを感じても存外平気である．冬場のカイロも腰の命門，下腹部の丹田を保護するとよい．

〈田中耕一郎〉

附子理中湯

平胃散
へいいさん

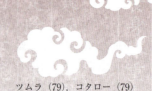
ツムラ（79），コタロー（79）

◎ 主な効果・効能

胃がもたれて消化不良の傾向のある次の諸症：急・慢性胃カタル，胃アトニー，消化不良，食欲不振．

◎ 生薬構成（g）

蒼朮 4.0，厚朴 3.0，陳皮 3.0，大棗 2.0，甘草 1.0，生姜 0.5．

◎ 一般的な使い方・使用目標

脾胃の気滞と痰飲に用いる．中医学，日本では後世方でよく用いられている．脾虚というよりも，生活上不摂生で消化機能の低下をきたした場合を目標にしており，脾胃を補う作用は有しない．

平胃散は脾胃，中焦の湿を取り除く処方である．しかしそれ以上に温病学で加減して用いられている点で，知っておかなくてはいけない重要方剤である．

平胃散は白朮ではなく，蒼朮でなくてはならない．

・私はこういうときに，こう使っている・

脾胃の痰飲に対する方剤で，芳香味のある蒼朮，厚朴，陳皮を主にしているのが特徴である．刺激性のある半夏はなく，柔らかい芳香を利用した胃腸薬である．芳香は醒脾といわれ，重だるく，食欲が出ないという消化管を目覚めさせてくれる．醒脾作用を発揮させるにはやはり，食前内服がよい．

転勤（特に多湿な地域）に伴う気候の変化や，転勤地での肉油などの食生活の変化などによる胃腸の不調（特に胃もたれ，食欲不振）にもよい．短期の旅

行に持参するのもよい方法である．旅行先での倦怠感を伴う体調不良に，脾胃の不良が関係していることも多い．熱帯の料理では，香草を用いているものが多い．考え方としては，平胃散に似ており，好みの範囲で多めに摂取して現地での健康に備えるとよい．

　エキス製剤の場合，分子量の小さい揮発成分の多くは回収しきれない．芳香成分の多くはそれにあたる．そのため，芳香が減弱しているのが難点であるが，紫蘇などを日頃の食材に入れるのもよい．強い補気剤はないが，食事内容によってお腹をこわすといった場合，使われてきた．脾気虚が強ければ**四君子湯**となる．宋代の『博済方』には，人参，茯苓の入った平胃散を「気を治して隔を利し，食をすすめる」とあり，芳香による醒脾作用に補気を含める有用性も述べている[1]．平胃散と四君子湯を合わせてもよい．

　平胃散は合方で使用範囲が拡大する．保険で用いることのできる平胃散の加減法は，藿香正気散（OTCでは購入可能），温病学の代表的な著書である『温病条弁』には，一から五加減正気散というものがある．藿香はパチョリという香草であり，精油を多く含み，芳香化湿薬に分類される．インド原産であることから，アーユルベーダでは心身ともに（降気して鎮静，皮膚の緊張緩和，消炎，消化管の水分調節機能など）東アジアでは脾胃の不調に用いられてきた．独特の芳香があり，主薬効でもある．保険の場合は，藿香の代用として，半夏厚朴湯と合わせる．

　一から五加減正気散は，一，二，三加減正気散は，脾胃の湿が熱を有した場合，四，五は脾胃の寒湿に対応している．一加減正気散は**茵蔯五苓散**，二加減正気散は**木防已湯**加薏苡仁，三加減正気散は**猪苓湯**または**五淋散**，四加減正気散は**半夏白朮天麻湯**の神麹，五加減正気散は**九味檳榔湯**などを合わせて工夫する．

　柴平散は，**小柴胡湯**との合方であり，中国の雲南省でも非常に使用頻度が高かった．肝脾不和に湿を有する傾向によい．

文献

1）小山誠次．古典に生きるエキス漢方方剤学．京都：メディカルユーコン；2014．

〈田中耕一郎〉

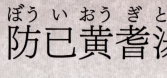

防已黄耆湯
ぼう い おう ぎ とう

ツムラ（20），コタロー（20），クラシエ（20）

◎ 主な効果・効能

色白で筋肉軟らかく，水太りの体質で，疲れやすく，汗が多く，小便不利で下肢に浮腫をきたし，膝関節の腫痛するものの次の諸症：腎炎，ネフローゼ，妊娠腎，陰嚢水腫，肥満症，関節炎，癰，癤，筋炎，浮腫，皮膚病，多汗症，月経不順．

◎ 生薬構成（g）

黄耆 5.0，防已 5.0，蒼朮 3.0，大棗 3.0，甘草 1.5，生姜 1.0．

◎ 一般的な使い方・使用目標

浮腫，多汗，関節痛というキーワードで頻用されている．

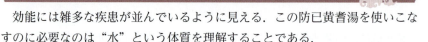

・私はこういうときに，こう使っている・

効能には雑多な疾患が並んでいるように見える．この防已黄耆湯を使いこなすのに必要なのは"水"という体質を理解することである．

古くインド，ギリシア・ローマの時代から体質と外観から見る体型というのは，重要視されてきた．ヨーロッパ・アラビアでは，自然界を構成する地水火風という四要素から四体液説，四気質説が生まれた．"水"の体質はその中では，粘液質に近い．インドのアーユルベーダは風・水・火の三つで分類し，水はカパという体質に関係が深い．

ドイツの精神学者のクレッチマーの三気質もこれらを応用したもので，"水"にあたるものとして，肥満型・躁うつ気質（循環気質）がある．性格的には，

社交的，親切，温厚とされる．

　これらは必ずしも明確に分類される訳ではなく，その構成比重の多少によって，体質が構成されている．

　体質改善といっても，本来持って生まれた性質を完全に変えることはできない．それは，性格も見た目の体型も関連し合っているからである．

　従来は生物の遺伝形質が遺伝子によって決定されるというのを前提としてきた．しかし「表現型の可塑性を考慮すると，まず環境要因によって生物の形質が変化し，その後に変化した形質を安定化する変異が導入されるという逆の説明も可能となる．これを遺伝的同化という」[1]．

　歴史的に一定の体型と体質と関係するとされてきたことは，上記の意味でも興味深い．少なくとも外的環境因子からfeedbackされる遺伝的同化に加えて，伝統医学では性格的な気質もまた，身体という表現型に密接に関係しているというのである．東洋医学的に「内外は呼応する」というのは環境と身体との関係性を意味しているが，精神と身体という外への表現型もまた，呼応して形造られているのである．

　"水"の体質要素が強い方の場合，東洋医学的には水滞を起こしやすい体質の増悪を，未然に防ぐことを目標とする．

　"水"の体質には"肥満"というキーワードがよく出てくる．これは"水"の体質の方が浮腫しやすいからという側面と，もともと体型に関係して皮下脂肪が多いという側面と関係がある．皮下脂肪には断熱性があり，熱がこもりやすい．これは"水"の体質の方のもつ多汗症の病理である．

　水と皮下脂肪とは，東洋医学的には関係があるのだろうか？　"水"は広義の体液である．脂肪細胞もまた体液で満たされている．そのため，"脂肪がつきやすい"というのは，体液の貯留傾向とも関係しているのである．実際に防已黄耆湯は脂肪代謝そのものにも影響を与えている可能性があり，腹部CT上の内臓脂肪面積が減少した報告が見られる．皮下脂肪と内臓脂肪は同じ脂肪組織であるが，分泌タンパク質のプロファイル相違から機能は非常に異なる．メタボリックシンドロームに密接に関係するのは，後者でインスリンにより脂肪分解抑制などの影響を受ける．しかし，前者は疾患リスクとの関係は薄い．脂肪組織の局在と機能の違いは発生学上の検討が進んでいる．

　防已黄耆湯は，五苓散が目標とするよりも浅い水，皮下を特に治療対象にしてきた．水とは体液だが，部位的には関係がある．

体表部は外的環境の影響を受けやすい．防已黄耆湯の場合は風湿邪である．ここでの風が"外的環境によってももたらさせる"というニュアンスを含んでいる．関節は，東洋医学では表に属し，風湿により痛みを生じる．特に水が重圧をかけるのは膝である．登山で降りるときに最も負担のかかるのは膝である．
　多くの適応症状があるが，"水"という体質を念頭に置きながら，全体像に対して用いるといよい．主訴では話していなかった症状も良くなったと，意外な側面も垣間見ることができる方剤である．

文献
1）桜田一洋．生命科学のパラダイムシフト．実験医学．2017; 35: 3-4.

〈田中耕一郎〉

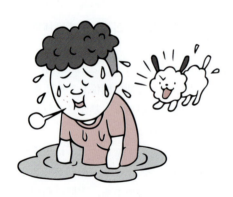

COLUMN ⓫

疲れに効く漢方薬

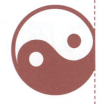

　冷え症のところでも触れたが,「疲れやすい」という訴えは漢方外来で非常に多い.

　疲れというのは非常に捉えにくい概念で,何をもって疲れに効く薬の効果とするか,あくまで患者本人の自覚症状によるが,「休むと回復する」という一点に絞ればわかりやすい.「以前より動けます」という主婦の方も少なくない.

　疲れに効く処方といえば,一番有名なのは補中益気湯だろうか.これに十全大補湯が肉薄しているといったところだが,両方とも漢方では「気を補う（＝補気）」処方である.

　この2つの使い分けを知りたいという質問をたびたび受ける.本書の該当箇所を読んでいただければわかるだろうが,違いを一言でいえば,
「補中は気を揚げる（昇陽）,十全は血も補う（補血）」
だろうか.

　さて,両者の共通点に戻る.補気作用である.共通生薬が人参・茯苓・白朮（蒼朮）・甘草・黄耆・当帰であり,当帰（補血薬）と黄耆（これは補気薬）を除けば「ほぼ四君子湯」である.その作用の中心をなすのは何といっても人参である.

　人参は「高麗人参」「朝鮮人参」などといわれるが,韓国ではお土産品としても盛んに用いられている.漢方に詳しくない人でも「滋養強壮の生薬」ということは知っているだろう.

　人参は「大補元気」作用をもち,いろいろな処方に組み込まれているが,人参不使用の処方に足して使いたい場合は「コウジン（紅参）末」がある.1.5～3 g/日程度を用いることが多い.

　人参には「潤す」作用もあるので,口渇のある場合にもよいのだが,潤すことで水がだぶつくこともある.そのために茯苓や白朮（蒼朮）が配合されて,水捌けも行うのが四君子湯である.四君子湯は,これに陳皮・半夏という2つの去湿薬を足した六君子湯に大きく引き離されて,人気がない.乾かし過ぎないので,もっと用いられてよいと私は思うのだが.

〈入江祥史〉

防已黄耆湯

防風通聖散
ぼうふうつうしょうさん

ツムラ (62), コタロー (62), クラシエ (62)

◎ 主な効果・効能

腹部に皮下脂肪が多く，便秘がちなものの次の諸症：高血圧の随伴症状（どうき，肩こり，のぼせ），肥満症，むくみ，便秘．

◎ 生薬構成（g）

滑石 3.0, 黄芩 2.0, 甘草 2.0, 桔梗 2.0, 石膏 2.0, 白朮 2.0, 大黄 1.5, 荊芥 1.2, 山梔子 1.2, 芍薬 1.2, 川芎 1.2, 当帰 1.2, 薄荷 1.2, 防風 1.2, 麻黄 1.2, 連翹 1.2, 芒硝 0.7, 生姜 0.3.

◎ 一般的な使い方・使用目標

諸熱証を為し，腹満，渋痛，煩渇，喘悶，譫語，驚狂防，或いは熱極まりて風を生じ，悪物下らず腹満撮痛して昏する者を治す．

・私はこういうときに，こう使っている・

漢方薬におけるデトックス薬として使っている．18種類と非常に多くの構成生薬から成ることが防風通聖散の大きな特徴である．

また，防風通聖散が開発された金の時代より後の，清の時代に纏められた治療法則の八法で考えると，汗法，吐法，下法，和法，温法，清法，消法，補法の中にある五つの攻撃法のうち，汗，下，清，消法と吐法以外の四つの方法が使われていることも防風通聖散を運用するにあたって示唆的である．

よって食生活が乱れて，メタボリックシンドローム状態にある人で，肥満，便秘がある人に用いている．典型的には，固肥りで暑がりで，汗かき，便秘が

あるという，よく日本漢方の典型的な「実証」の体質を表現するイラストに書かれている状態である．

興味深いことに，上馬塲和夫らは，防風通聖散の RCT において，実薬群 vs プラセボ群での効果を比較するだけでなく，実薬群でのリスポンダーとノンリスポンダーを比較することで，防風通聖散が効く人は，同じ肥満でも，血圧が高く，血清総蛋白などの栄養状態がよいことを明らかにしている[1]．

高血圧，脳卒中後遺症，糖尿病，脂質異常症，アレルギー性疾患や慢性皮膚疾患（尋常性痤瘡など）において，食生活の不摂生により確かに解毒が必要と思われる病態があり，そのような疾患に，標治の方剤（例えばアトピー性皮膚炎であれば，**消風散**など）とともに，本治の方剤として併用している．実際に，そのような疾患に対する有効例の報告もある[2]．

マスコミで盛んに「痩せ薬」と喧伝されるようになり，減量目的でこの方剤を希望して受診する患者が増えたが，**調胃承気湯**の方意や清熱薬を含むことを考慮に入れると，処方すると却って体調を悪化させる場合もある．よって証が合わない人には，その旨説明し，ときに**防已黄耆湯**や**大柴胡湯，大柴胡湯去大黄**を処方したりしている．

また，当然であるが，糖尿病や脂質異常症などにおける西洋医学的治療と同様，食事指導など，生活習慣改善の指導も同時に行っている．ときとして，薬だけ飲んでいれば「痩せる」と考えている人があり，そんなことは不可能であるので，そこは医師として正しく啓蒙せねばならない．

ときに，防風通聖散を感冒薬として使い，効果があったという報告もあるが，構成生薬を考えれば当然のこととも思われる[3]．

防風通聖散はこれだけ強い解毒をしながら，その一方で，補気・補血薬を配合し攻撃の行きすぎを抑制してもいるという意味でバランスの妙がある方剤である．

文献
1) 許鳳浩, 上馬塲和夫, 小川弘子, 他. 漢方薬の代謝への作用の個人差─防風通聖散の二重盲検ランダム化比較試験─. 東方医学会誌. 2012; 28: 37-59.
2) 入江祥史. 防風通聖散により治癒した慢性蕁麻疹の 1 例. 漢方診療. 1997; 16: 6.
3) 羽賀達也. エキス剤による解表変法の症例. 中医臨床. 1983; 4: 38-9.

〈長瀬眞彦〉

補中益気湯
ほちゅうえっきとう

ツムラ (41), コタロー (41), クラシエ (41)

◎ 主な効果・効能

消化機能が衰え，四肢倦怠著しい虚弱体質者の次の諸症状：夏やせ，病後の体力増強，結核症，食欲不振，胃下垂，感冒，痔，脱肛，子宮下垂，陰萎，半身不随，多汗症．

◎ 生薬構成 (g)

黄耆 4.0，蒼朮 4.0，人参 4.0，当帰 3.0，柴胡 2.0，大棗 2.0，陳皮 2.0，甘草 1.5，升麻 1.0，生姜 0.5．

◎ 一般的な使い方・使用目標

補気に昇堤という気を持ち上げる作用を併せ持つのが特徴である．そのため，気虚下陥という病態が目標となる．気虚下陥とは，精神的には"下垂感"といい，倦怠感に加え，気力の減退，身体的には，立っているのが強いという全身と四肢の倦怠感に加え，内臓の下垂（使用目標であるが，エキス製剤で内臓下垂が回復する効果としては弱い）のような症状で現れる．

・私はこういうときに，こう使っている・

李東垣が創案した"益気湯"シリーズの本家である．少ない量で多数の生薬を用いるのが特徴で，脾虚でも負担のない工夫がなされている．

気虚下陥に対して，補気薬に柴胡，升麻を用いており，補中益気湯は倦怠感と取るだけでなく，意欲を高める作用がある．

注意点として"頑張っている人"には処方しないようにしている．一方で，

頑張っている方には非常に好まれる処方である．意欲が一定レベルで高い状態にあるのが，満足感につながるからである．努力家で真面目であるが，潜在的な脾気虚を抱えている．そのために，さらに補中益気湯で頑張るのではなく，補気安神作用のある**帰脾湯**を勧めるようにしている．頑張らなくてはいけないという思いが病態形成に関わっているからである．帰脾湯処方には，「今ご自身に必要な充電期間です」というようにお伝えしている．

和田東郭，浅田宗伯は，補中益気湯は**小柴胡湯**の変方と述べている．補中益気湯は，脾気虚を有す"一貫堂"解毒証体質といってもよいであろう．

"立っているのがつらい"という重力に負けているという症状は，補中益気湯の重要な使用目標である．重力に対抗して立ち上がれるのは，人が乳児期から幼児期に向けて内在されている生きていく力があるからである．それは意欲とも密接に関係している．

李東垣の時代，城壁を敵陣に囲まれ，持久戦となった城内の人々の間で高熱が蔓延した．当初は感染症と考えられ，白虎湯などの清熱主体の方剤が処方されたが，効果が表れない．視点を変えて，李東垣が作ったのが，この補中益気湯である．その病理とは，以後，気虚発熱として知られるようになる．倦怠感に微熱を伴うケースが実臨床では非常に多い．内科では微熱の精査として受診され，除外診断の後，漢方が選択肢となる．補中益気湯の昇堤の作用は，飢餓や不安で打ちのめされそうになった人々の意欲も鼓舞したことであろう．

補中益気湯の生薬構成から考えると，ある程度の抗炎症作用（感染性であっても使用可能），心因性ストレス（気滞鬱熱），身体にこもった熱感にも有効である．それは，柴胡，升麻がいずれも気を外方に発散する働きがあり，柴胡は肝胆の気滞による鬱熱を散じることができ，升麻は清熱解毒作用（広義の抗炎症作用）を有するからである．いずれも現代の標準治療で機序が明らかになっていない分野であり，経験的な漢方治療も有効である．

〈田中耕一郎〉

麻黄湯
まおうとう

ツムラ（27），コタロー（27），クラシエ（27）

◎ 主な効果・効能

悪寒，発熱，頭痛，腰痛，自然に汗の出ないものの次の諸症：感冒，インフルエンザ（初期のもの），関節リウマチ，喘息，乳児の鼻閉塞，哺乳困難．

◎ 生薬構成（g）

麻黄 5.0，桂皮 4.0，杏仁 5.0，甘草 1.5．

◎ 一般的な使い方・使用目標

平素から丈夫で体力充実した人の熱性疾患の初期で，頭痛，発熱，悪寒，腰痛，四肢の関節痛などがあり，自然発汗のない場合に用いる．喘鳴，咳嗽などを伴う場合．乳幼児の感冒で，鼻閉塞のある場合．

• 私はこういうときに，こう使っている •

麻黄湯は，四味からなるきわめてシンプルな生薬構成で，かつ適応するものに処方できるとかなりシャープに効く印象がある．『傷寒論』の処方なので，「太陽病，頭痛発熱，身疼腰痛，骨節疼痛，悪風し，汗無くして喘する者，麻黄湯之を主る（『傷寒論』，太陽病中篇）」という人に使っている．これを現代語訳したものに加えて，昭和期以降に効果があった症例の内容が，メーカーの効能効果に書かれているのであろう．幼児ならともかく，乳児に麻黄湯のエキス剤を飲んでもらうことはきわめて困難な作業の一つであろうと思われるが．

最近は，インフルエンザによく使用されているが[1]，その場合は，言う迄もなく，「傷寒」でなくてはならない．つまり悪寒が相対的に熱感より強い場合であ

る．自然に汗の出ないものという文言には，それほどこだわらなくてもよいように思う．もし，そうしてしまうと虚弱者には脱水を引き起こす危険性があるため，明らかに汗がだらだら出ているケースに処方しないようにだけ注意すればよい．そうなると現代医学的に適応する病態は限られるので，私は，急性上気道炎か気管支炎にしか使っていない．そして短期間（最長で1週間）しか使っていない．

繰り返すが，悪寒が熱感より相対的に強い場合である．逆に熱感が強い場合には，中医学の温病理論を取り入れて，銀翹散を処方したいところであるが，それがエキス剤ではないので（銀翹散はOTC薬ではあるのであるが），**荊芥連翹湯**に**桔梗石膏**を加えて処方している[2]．胃腸が弱い人には，石膏による消化器症状の副作用出現の可能性を考えると，桔梗石膏の変わりに**桔梗湯**でも代用可能であるが，やはり石膏が入っている分，桔梗石膏のほうがシャープに効く印象がある．この温病理論は，花粉症にも応用可能である．風邪を引いたときにOTCの銀翹散が効くという人には温病理論が合うことが多いように思う．

関節リウマチなど，関節の疼痛に関しては，風湿や血虚によるものが多い印象があるため，私は麻黄湯よりも，麻黄も含んでいる**薏苡仁湯**を好んで使っている．

また，麻黄は，それが持つ交感神経刺激作用による，動悸，不眠などの副作用や，消化器症状の副作用が有名であるため，β刺激剤の使用や，カフェイン含有飲料を飲んで，動悸や不眠がする人，また緊張するときに動悸や手の震えが出やすい者，さらに消化器が弱い人には，慎重な投与が必要である．明らかに証が合っていると思われる場合でも，投与量を分3から分2に減量するか，もしくは食後内服に変更する必要がある．

漢方が食前，食間投与されていることは，実は慣習に従っているのみで，特に根拠がないことが明らかになっている[3]．実際，私の中医学の恩師の一人である，冠華勝先生は，基本全て食後内服にしていて，臨床効果も出している．

文献

1) Nabeshima S, Kashiwagi K, Ajisaka K, et al. A randomized, controlled trial comparing traditional herbal medicine and neuraminidase inhibitors in the treatment of seasonal influenza. J Infect Chemother. 2012; 18: 534-43.
2) 神戸中医学研究会，編著．中医臨床のための温病学．東京: 医歯薬出版; 1993.
3) 牧野利明．いまさら聞けない生薬・漢方薬．東京: 医薬経済社; 2015.

〈長瀬眞彦〉

麻黄附子細辛湯
まおうぶしさいしんとう

ツムラ（127），コタロー（127），三和（127）

◎ 主な効果・効能

悪寒，微熱，全身倦怠，低血圧で頭痛，めまいあり，四肢に疼痛冷感あるものの次の諸症: 感冒，気管支炎．

◎ 生薬構成（g）

麻黄 4.0，附子 1.0，細辛 3.0．

◎ 一般的な使い方・使用目標

比較的体力の低下した人の悪寒を伴う発熱（微熱）を目標に用いる．脈は沈んで細く，力がないことが多い．老人や虚弱者の感冒や気管支炎に繁用されている．無気力感，全身倦怠感などを伴う場合．頭痛，咳嗽，のどの痛み，クシャミ，水様性鼻汁，手足の冷え，痛みなどを伴う場合．

・私はこういうときに，こう使っている・

個人的な話で恐縮だが，麻黄附子細辛湯は，私の風邪に非常に良く合う．私の風邪のパターンとしては，悪寒が後頚部と腰の辺りに軽くあり，倦怠感が強く，だるくてひたすら寝ていたいが，発熱はない．この原稿も，麻黄附子細辛湯のおかげで風邪が回復した直後に書いている．麻黄附子細辛湯のおかげさまです．ありがとうございます．

『傷寒論』の少陰病の条文にあるように，「少陰の病たる，脈は微細にして，但寐んと欲するなり」という正証の人に投与すると，非常に有効である．そしてこの症状を持つ人は脈が沈であることが多いように感じる．

また，風邪の時に，まず咽頭痛が初発症状の者で（咽頭部は腎経が通るからだと言われている），咽頭の所見は発赤が軽度で，少陰病の症状がある人にもよく適応するように思う．

しかしながら，臨床はそんなに一筋縄ではいかない．○○湯の正証があり，そのエキス一剤だけで効く人はきわめて少ないような印象がある．この方剤が使用されるのは，急性上気道炎や花粉症，もしくは気管支喘息の場合が多いのであるが，私の場合は，上記のいずれの疾患でも次のような合方を行っている[1]．

①水様性の鼻水が強い場合．**小青竜湯**を併用している．胃弱のものは，この2剤の併用は麻黄の重複により消化器症状を起こす可能性があるため，小青竜湯ではなく苓甘姜味辛夏仁湯を併用している．

②鼻閉が強い場合．葛根湯加川芎辛夷を併用している．

③悪寒が強い場合．附子末を併用し，補腎陽の効果を増強している．

④身体上部には熱感がある場合．のぼせなど，上半身に熱感があったり，また，自汗が目立つ場合には，桂枝湯を合方して，桂姜棗草黄辛附湯の方意にして使っている．この処方で急性上気道炎の予防ができている症例も複数例ある[2]．

⑤顔面部の神経痛に対して．川芎茶調散を併用して有効である一例がある．この場合，長年使用していたカルバマゼピンがほぼ中止できた．

上記5つのいずれでも，寒冷刺激で症状が悪化するということが麻黄附子細辛湯証のポイントであるように思う．また，麻黄湯と異なり，長期間投与しても問題が起こることは無いため，花粉症や気管支喘息に対しては，数カ月から半年単位で投与することもある．

付記であるが，麻黄附子細辛湯証の場合には，根本的にはその根底に腎陽虚や脾陽虚がある場合が多いため，麻黄附子細辛湯の急性症状が治まった後の体質改善（＝本治）として，温法が必要であることが多く，補腎陽に重点を置くか，補脾湯に重点を置くかで，**真武湯**，**人参湯**，**附子理中湯**のいずれかを証に合わせて用いている．

文献
1) 菅沼　栄, 菅沼　伸. いかに弁証論治するか. 千葉: 東洋学術出版社; 1998.
2) 渡邊善一郎. 生薬構成が類似した処方同士を比較する〈2〉. 中医臨床. 2016; 37: 246-52.

〈長瀬眞彦〉

麻黄附子細辛湯

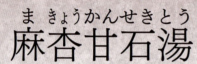
麻杏甘石湯
<small>ま きょうかんせきとう</small>

ツムラ（55），コタロー（55）

◎ 主な効果・効能

小児ぜんそく，気管支ぜんそく．

◎ 生薬構成（g）

麻黄 4.0，杏仁 4.0，甘草 2.0，石膏 10.0．

◎ 一般的な使い方・使用目標

発汗後，更に桂枝湯を行うべからず，汗出でて喘し，大熱なき者には，麻杏甘石湯を與うべし．

・私はこういうときに，こう使っている・

麻黄湯の桂枝を，石膏に替えた処方である．よって，麻黄湯の証で，粘稠でやや切れにくい痰を伴う炎症性の咳が強いものに用いている．

例えばインフルエンザに，証が合えば確かに麻黄湯は有効であるが，気管支の炎症症状が強い場合には，抗炎症作用として麻黄湯だけでは不十分であるので，麻杏甘石湯を併用している．麻杏甘石湯で効果が弱い場合は，これにより強い鎮咳作用を持つ桑白皮を加えた**五虎湯**に変更している．五虎湯は，麻杏甘石湯の記載がある『傷寒論』の時代よりずっと後の明の時代に開発された方剤である[1]．

麻杏甘石湯も五虎湯も，清熱作用が比較的強い為，症状が，夜布団に入って温まると悪化する，運動して体が温まると悪化するなど，温熱刺激で悪化することを投与の目安の一つにしている．

小児でも成人でも，慢性化した気管支喘息の場合には，本治として，継続している肺熱の治療のために，**清肺湯**（後鼻漏症状が強ければ**辛夷清肺湯**）を併用し，また，肺の陰虚が目立てば，**麦門冬湯**を併用している[2]．

病態が慢性化し複雑化してくると，しばしば寒熱夾雑が見られるようになり，その場合には**小青竜湯**を併用することもある．

ちなみに**神秘湯**は，**柴朴湯**に麻杏甘石湯を加えたような方意の方剤であり，神秘湯一剤で鎮咳効果が弱ければ，麻杏甘石湯を併用しても良い．

文献
1）松本克彦. 今日の医療用漢方製剤—理論と解説. 京都: メディカルユーコン; 1997. p.63.
2）菅沼 栄, 菅沼 伸. いかに弁証論治するか. 千葉: 東洋学術出版社; 1998. p.58-68.

〈長瀬眞彦〉

麻杏薏甘湯
ま きょうよく かん とう

ツムラ（78），コタロー（78），クラシエ（78）

◎ 主な効果・効能

関節痛，神経痛，筋肉痛．

◎ 生薬構成（g）

麻黄 4.0，杏仁 3.0，薏苡仁 10.0，甘草 2.0．

◎ 一般的な使い方・使用目標

　麻杏薏甘湯は『金匱要略』に載っているが，「病者，一身尽疼，発熱，日晡所劇者，名風湿，此病傷於汗出当風，或久傷取冷所致也，可与麻黄杏仁薏苡甘草湯」とある．つまり，風湿にやられて，しかもそこに寒も感受している．風・寒・湿を受けて，関節が腫れたり疼痛が出現したりしている状態（痺証）によいということだ．

・私はこういうときに，こう使っている・

　関節の腫脹・疼痛には他によい処方がいくつもあるので，そういう局面で麻杏薏甘湯を使うことはほとんどなくなってきた．
　例えば，本処方と，よく似ている**薏苡仁湯**との違いであるが，薏苡仁湯は麻杏薏甘湯から杏仁を抜いて，当帰・芍薬・桂枝・蒼朮を足した構成になっている．薏苡仁湯は麻杏薏甘湯よりも活血作用が強く，利湿作用も杏仁から蒼朮に変わることで強化されているので，この方面を期待するならば薏苡仁湯がベターである．私はだいたい薏苡仁湯を使う．

ほかにも，関節リウマチであれば**大防風湯**，**桂枝加朮附湯**などの附子配合剤で温めるのがよいことが多い[1]．

　そういう反面，最近よく用いるのは線維筋痛症の人に対してである．

　線維筋痛症は現代の難病のひとつであり，なかなか効果的な治療法がみつかっていない．そのため漢方治療を求めて受診する人が多いが，私は本症を風・寒・湿にやられたものと判断した場合，麻杏薏甘湯を第一選択としている．

　その奏効率は感覚として 3~4 割程度ではあるが，他の諸々の治療に反応がみられなかった患者にすれば，これでも役に立っているといえるだろう．この場合は，湿に対する効果を強めるために蒼朮を加えることがたびたびある．これは煎じ薬として処方する場合であり，エキスでやる場合には，蒼朮を含む桂枝加朮附湯や**真武湯**などの併用でもよい．

文献

1) 小暮敏明. 関節リウマチの漢方治療. アレルギー・免疫. 2016; 100: 404-10.

〈入江祥史〉

麻杏薏甘湯

麻子仁丸
ま　し　にんがん

ツムラ (126), コタロー (126)

◎ 主な効果・効能

便秘.

◎ 生薬構成 (g)

麻子仁 5.0, 杏仁 2.0, 大黄 4.0, 厚朴 2.0, 枳実 2.0, 芍薬 2.0.

◎ 一般的な使い方・使用目標

　麻子仁丸は,『傷寒論』・『金匱要略』ともに同じ条文で紹介されている.「趺陽脈浮而濇, 浮則胃気強, 濇則小便数, 浮濇相搏, 大便則難, 其脾為約, 麻仁丸主之」がそれである. 脾が約すというのは, 縛り, 制約を受けることである.

　余談だが,「約束」というのは「縛られたうえに拘束までされる」ものなのである. つまり, 脾が何者か (ここでは寒邪) によって束縛を受けている状態が脾約である. 当然, 脾は機能が落ちる. ここでは, 脾機能のうちでとくに津液の輸布作用が低下し, 大腸には水分が回らずに便が乾燥して便秘になっているのである.

　麻子仁丸は大黄＋厚朴＋枳実 (以上, 小承気湯) に麻子仁, 杏仁という oily な生薬を加えられている. これらは腸の潤滑油として作用するのであろう.

・私はこういうときに，こう使っている・

　私にとっては，麻子仁丸＝便秘薬なのだが，実際に便秘には first choice で用いることが多い．これで「出ない」ということはほとんどない上に，**桃核承気湯**や**大黄甘草湯**で下痢になるような場合でも，麻子仁丸ではスムーズに排便されることが多い．とくに，高齢者の弛緩性便秘に何を使うか，となれば麻子仁丸でよいと思う．2.5 g（1 包）を就寝前に投与する．効かなければ 2 包を分 1 ～分 2 にする．

　麻子仁丸のメリットのひとつは，甘草を含まないことである．これは大変ありがたいもので，漢方薬を重ねて使う際，とくに高齢者などではこの点が効いてくる．高齢者には**潤腸湯**もよく用いられ[1]，これも麻子仁丸と同様の作用をもち，読んで字のごとく腸の乾燥を潤して改善する処方だが，甘草が入る点で私は避けている．潤腸湯は穏やかな処方なのだが，それを通常量用いるくらいならば麻子仁丸を少量用いれば足りるのである．

文献
1) 石岡忠夫．高齢者の弛緩性便秘に対する潤腸湯と麻子仁丸の体力差を考慮した効果比較．漢方の臨床．1996; 43: 1431-7.

〈入江祥史〉

木防已湯
もくぼういとう

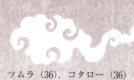

ツムラ（36），コタロー（36）

◎ 主な効果・効能

　顔色がさえず，咳をともなう呼吸困難があり，心臓下部に緊張圧重感があるものの心臓，あるいは，腎臓にもとづく疾患，浮腫，心臓性喘息．

◎ 生薬構成（g）

　防已 4.0，石膏 10.0，桂皮 3.0，人参 3.0．

◎ 一般的な使い方・使用目標

　木防已湯は『金匱要略』に「膈間支飲，其人喘満，心下痞堅，面色黧黒，其脈沈緊，得之数十日，医吐下之不愈，木防已湯主之」とある．横隔膜付近に水が溜まり，ゼーゼーと喘鳴があり，心下部を押すとカチカチに硬く痞えており，顔色は黒ずみ，脈は沈で緊，長いこと患っており，吐かせても下してもダメだ，というときに用いる．現代でいえば，慢性心不全による肺水腫のことであろうと見当がつく．当然，全身に浮腫があろう．

　慢性心不全では，現代は主に利尿剤で浮腫および心負荷を軽減するが，漢方薬でこれが可能であるとは知らない医師も少なくない[1,2]．

・私はこういうときに，こう使っている・

　慢性心不全に用いることがほとんどである．とくに，西洋医学は嫌いだけれども何とか咳を止めてほしい，という高齢者のケースによく用いる．本方で治療している間も，何度も西洋医学を勧めながら，ではある．

　そうはいいながらも，この処方はそこそこ効いてくれるので助かっている．

実際には，外来に歩いてこられる程度の NYHA 分類 II～III 度程度の方であれば，普通勧奨されている ACE 阻害薬やアンジオテンシン受容体拮抗薬では血圧が下がり過ぎてしんどい，というような場合には木防已湯が重宝する．

処方名とは違って，エキスでは木防已ではなくて防已が配合されているが，これは利水薬である．しかし，同じく防已配合処方である**防已黄耆湯**に木防已湯ほどの心臓への作用があるかといえば，ない．恐らく，人参・桂皮と配合することで初めて心臓に効くのであろう．桂皮には心陽を補う作用がある．人参は補気薬だ．これはわかる．

さて，清熱・生津作用のある石膏はなぜ配合されているのかというと，これには諸説ある．一番ストレートなのは「木防已湯証が熱証だから」ということになるが，慢性心不全で熱証なんてあるだろうか？　感染症でも起こせば別だが，普通はない．すると，石膏に肺水腫改善効果でもあるのだろうかという説が有力になる．これは，『金匱要略』の小青竜加石膏湯が参考になる．「肺脹咳而上気，煩燥而喘，脈浮者，心下有水，小青竜加石膏湯主之」とあるように，小青竜湯との比較で考えれば，心下有水に石膏を使っている．石膏は心下の水を取るのだとわかる．そう考えると，麻杏甘石湯や越婢加朮湯の石膏も，一般にいわれるような清熱・生津作用だけでは説明が不十分だ，ということに気づく．

あまり使うことはない処方だが，いろいろと漢方的には勉強になる処方である．

文献
1) 江崎裕敬, 井口貴文, 谷脇正哲, 他. 重症難治性心不全患者における木防已湯の有用性. 日本東洋医学雑誌. 2016; 67: 169-77.
2) 片寄　大. 漢方による心不全治療に木防已湯. http://www.ekisaikai.com/health_column/pdf/helth_h21_008.pdf

〈入江祥史〉

薏苡仁湯
よく い にん とう

ツムラ (52), クラシエ (52)

◎ 主な効果・効能

関節痛, 筋肉痛.

◎ 生薬構成 (g)

薏苡仁 8.0, 蒼朮 4.0, 当帰 4.0, 麻黄 4.0, 桂皮 3.0, 芍薬 3.0, 甘草 2.0.

◎ 一般的な使い方・使用目標

手足の流注, 疼痛, 麻痺不仁, 以て屈伸し難きを治す.

・私はこういうときに, こう使っている・

　肌肉やそれより深いところに溜まった慢性的な水（＝湿）かつ, 血虚がある者の疼痛に用いている[1]. これは, 一方では水が溜まっていて, 他方では血虚があるという一見矛盾した病態であるが, 臨床的にはよくみられる.

　単に水による関節痛であれば, **防已黄耆湯**を使えばよいし, 比較的急性期でそれに熱を伴ったものであれば, **越婢加朮湯**を使えばよい. 少し湿が深い位置にあれば, **麻杏薏甘湯**で対応するが, 薏苡仁湯の場合はさらに, 当帰と芍薬で, 血虚にまで対応してくれるので, 私は湿と血虚がある全身性の関節痛や, 筋肉痛に薏苡仁湯を好んで使っており, よく適応する印象がある.

　関節痛, 筋肉痛への血虚の関与は, ギシギシと軋むような痛みがあるかどうか,（起床時など）動き出しが一番痛くて動くと楽になるかどうか, またギックリ腰や, ギックリ首・背中を経験したことがあるかどうか, 足が攣りやすいかどうか, 経穴の状態が虚しているかどうかで判断している.

血虚が強ければ，一時的に**芍薬甘草湯**を併用することもある．また中期的な血虚および疼痛の改善には疎経活血湯を併用したり，根本的な改善として，**四物湯**もしくは**当帰芍薬散**などを併用したりしている．

薏苡仁湯の大きな特徴は血虚への対応が可能である事だと私は捉えている．多くの全身性の関節痛や筋肉痛がそのような状態にあるため，非常に重宝している．

また，水の関与が強い頭痛で，**五苓散**が無効な場合に（五苓散は雨降り前の頭痛に有効であることが有名であるが[2]），薏苡仁湯で良い場合がある．

文献
1) 松本克彦. 今日の医療用漢方製剤. 京都: メディカルユーコン; 2015. p.219.
2) 灰本　元. フィト. 1999; 1: 8-15.

〈長瀬眞彦〉

抑肝散
よくかんさん

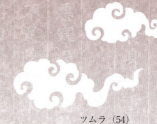

ツムラ（54）

◎ 主な効果・効能

虚弱な体質で神経がたかぶるものの次の諸症: 神経症, 不眠症, 小児夜なき, 小児疳症.

◎ 生薬構成（g）

蒼朮 4.0, 茯苓 4.0, 川芎 3.0, 釣藤鈎 3.0, 当帰 3.0, 柴胡 2.0, 甘草 1.5.

◎ 一般的な使い方・使用目標

気血両虚の肝陽化風. すなわち, いらいら, 怒りっぽい, 頭痛, めまい感, 眠りが浅い, 頭のふらつき, 筋肉の痙攣やひきつけ, 手足のふるえなどの肝陽化風の症候に, 元気がない, 疲れやすい, 食が細い, 皮膚につやがない, 動悸, しびれ感などの気血両虚の症候を伴うもの.

・私はこういうときに, こう使っている・

気血両虚の肝陽化風に対しての方剤なので[1], 例えば, 精神神経疾患であれば, 落ち込みとイライラが共にある病態に使っている. 気血両虚が優位に立てば落ち込み, 肝陽化風が優位に立てばイライラする. よって, この病態であれば, うつ病や認知症のみならず, あらゆる精神神経疾患に応用できる.

もし抑肝散一剤で効果が弱ければ, 精神神経疾患に対しては, 血虚, 肝陽化風への治療を補強するために, **加味逍遥散**の併用を行い[2], また強い肝陽化風（爆発的なイライラや突発的な動悸など）があれば, **柴胡加竜骨牡蛎湯**の併用を行っている. 柴胡剤の併用はある老中医にご教示頂いた方法である.

ストレスによる単純な不眠症（入眠困難）に対しては，就寝前に抑肝散1包もしくは2包を内服してもらうと中には著効例をみることがある．かつ，証が合えば restless legs syndrome にも有用である．

また月経前緊張症において，精神症状もあるが，倦怠感などより身体的な症状が中心である場合は，**当帰芍薬散**の併用を行っている．蒼朮，茯苓，川芎，当帰の4つの生薬は，抑肝散と当帰芍薬散に共通して含まれていることも興味深い．瘀血が目立てば**桂枝茯苓丸**を併用することもあるが，当帰芍薬散のほうがより相性が良い印象がある．

さらに同様に考え，肝陽化風が目立つ高血圧に対しては，**釣藤散**を併用することもある．釣藤鈎，茯苓は抑肝散と釣藤散の2剤に共通して含まれている生薬でもある．

最後に，この考え方はアトピー性皮膚炎にも応用でき，瘙痒感を突発的な風と捉え，**消風散**に抑肝散を併用している．この場合，証に合わせて消風散を**温清飲**や**柴胡清肝湯**に変更しても良い．抑肝散は証を外しても，特に adverse events などをみることもなく，きわめて使いやすい方剤の一つである．

文献
1) 高山宏世. 漢方常用処方解説. 泰晋堂; 1988. p.218-9.
2) 入江祥史, 編著. 漢方処方 定石と次の一手. 東京: 中外医学社; 2016. p.270-87.

〈長瀬眞彦〉

抑肝散加陳皮半夏
よくかんさんかちんぴはんげ

ツムラ（83），コタロー（83），クラシエ（83）

◎ 主な効果・効能

　虚弱な体質で神経がたかぶるものの次の諸症：神経症，不眠症，小児夜なき，小児疳症．

◎ 生薬構成（g）

半夏 5.0，陳皮 3.0，蒼朮 4.0，当帰 3.0，茯苓 4.0，柴胡 2.0，川芎 3.0，甘草 1.5，釣藤鈎 3.0．

◎ 一般的な使い方・使用目標

　比較的体力の低下した人で，神経過敏で興奮しやすく，怒りやすい，イライラする，眠れないなどの精神神経症状を訴える場合に用いる．抑肝散に比べ，より体力が低下して症状がより慢性化していることが多い．おちつきがなく，ひきつけ，夜泣きなどのある小児．眼瞼痙攣や手足のふるえなどを伴う場合．腹直筋の緊張している場合．

・私はこういうときに，こう使っている・

　抑肝散に陳皮と半夏を加えた方剤であり，本朝経験方である．江戸時代の，明の亡命者の馬命宇と長崎丸山の遊女の子という，非常に興味深い生い立ちである，北山友松子（1640 ごろ～1701）によって作られたと伝えられている[1]．

陳皮と半夏の 2 味の組み合わせによって，痰湿を除くことを目的としている．この方法は，**四君子湯**に，陳皮と半夏が加えられた**六君子湯**にも見られる．
　よって，抑肝散が適応し，痰湿があるものに用いている．私の抑肝散の使い方に関しては，抑肝散の項（p.286）を参考のこと．
　【一般的な使い方・使用目標】にある，抑肝散に比べ，より体力が低下して症状がより慢性化していることが多い，という根拠はどこからであろうか？　もしかしたら，痰湿を伴うという事をこのように言い換えているのだろうと思う．
　ちなみに陳皮と半夏の生薬の組み合わせは，エキス剤では**五積散**，**参蘇飲**，**釣藤散**，**二朮湯**，**二陳湯**，**半夏白朮天麻湯**，**六君子湯**などで見られる．

文献
1) 秋葉哲生. 活用自在の処方解説. 東京: ライフ・サイエンス; 2015. p.172-3.

〈長瀬眞彦〉

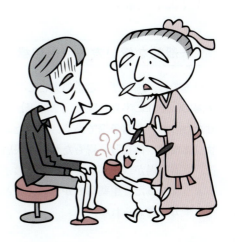

六君子湯
りっくんしとう

ツムラ（43），コタロー（43），クラシエ（43）

◎ 主な効果・効能

　胃腸の弱いもので，食欲がなく，みぞおちがつかえ，疲れやすく，貧血症で手足が冷えやすいものの次の諸症：胃炎．

◎ 生薬構成（g）

　蒼朮または白朮 4.0，人参 4.0，茯苓 4.0，半夏 4.0，陳皮 2.0，甘草 1.0，生姜 0.5，大棗 2.0．

◎ 一般的な使い方・使用目標

　日本では，補気薬の定番処方として用いられている．教科書的な定番は**四君子湯**で，それに半夏，陳皮（二陳湯）という痰飲を処理する二つの生薬を合わせたものが，六君子湯である．そのため，食欲不振，胃弱などのような脾虚症状（または"体質"），胃もたれ，不快感など痰飲の症状の両者が使用目標となる．六君子湯が"グレリン作動薬"のイメージで機能性胃腸症によく用いられるようになった．生薬構成から考えると，他の方剤にも"グレリン作動薬"候補は十分に考えられる．

・私はこういうときに，こう使っている・

　基本的な方剤なために，漢方を使い慣れているとかえって他の選択肢を考慮してしまうかもしれない．無駄なものの入っていない，寒熱も大きく隔たらずシンプルな構成となっているのが利点である．

　例えば，**補中益気湯**は，補気以外に昇堤作用といって，柴胡，升麻により気を上昇させる作用がある．日頃より，活動的で機敏さを好む方は，補中益気湯の昇堤作用を好む傾向がある．それは少し"テンション"が上がるからである．自分の設定した仕事の質を発揮できるからである．一貫堂で言えば，解毒症に同様の傾向がある．一方，補中益気湯よりも六君子湯を好む方もいる．それは，日本漢方では脾虚かつ"水毒"という浮腫しやすい傾向の方である．アーユルベーダでも類似した体質分類があり，カパと呼ばれている．この水毒の体質の方は，のんびりした安心感を好む場合が多い．その場合，補中益気湯の昇堤作用が本人には焦燥感として受け取られる．日本漢方では，水毒＋補気で，六君子湯がよく使用されるが，上記の体質分類に配慮して用いると適応がしぼりやすい．

〈田中耕一郎〉

六君子湯

立効散
りっこうさん

ツムラ (110)

◎ 主な効果・効能

抜歯後の疼痛，歯痛．

◎ 生薬構成 (g)

細辛 2.0，升麻 2.0，防風 2.0，竜胆 1.0，甘草 1.5．

◎ 一般的な使い方・使用目標

　立効散という名前の処方はいろんな文献に登場し，それぞれ構成が異なる．現在エキス製剤で用いられるのは，曲直瀬道三の『衆方規矩』を出典とし，「牙歯痛ンデ忍ビ難ク，微シク寒飲ヲ悪ミ，大イニ熱飲ヲ悪ミ，脈三部陰盛陽虚ス．コレ五臓内ニ盛ンニ，六腑陽道ノ脈微小ニシテ小便滑数ナルヲ治ス」が，これは李東垣の『蘭室秘蔵』口歯論にある「治牙歯痛不可忍，及頭脳項背痛，微悪寒飲，大悪熱飲，其脈上中下三部，陽虚陰盛，是五臓内盛六腑，陽道微，脈微小，小便滑数」から来たものである．つまり，歯痛がひどくて，頭～項背が痛み，冷たいものが凍み，熱いもので痛みが増強するのを治す．

・私はこういうときに，こう使っている・

　過去に歯痛の数例に用いたことがあるくらいである．

〈入江祥史〉

COLUMN ⑫

歯科と漢方

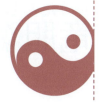

　もう10年以上前のことになるが，とある歯科医師会の依頼を受けて漢方の講演をしたことがある．内容は「舌診」についてであったのだが，聴衆は全員が歯科医の方々なので，冷え症とか疲労のお話をするわけにはいかないから，歯科口腔外科分野の漢方治療の話もかなり盛りこむ必要があった．

　浅学な私は，「歯医者さんが漢方薬を使うというシチュエーションある」とは知らなかったので，調べてみた．すると，いくつか歯科口腔外科分野で保険適用になっているものがあった（そんなのも知らない自分に，よく講演依頼が来たものだなと思うが…）．

　黄連湯，半夏瀉心湯，茵蔯蒿湯は口内炎へ，立効散は歯痛，抜歯後の疼痛へそれぞれ適応がある．

　白虎加人参湯や五苓散は口腔乾燥に使えるし，排膿散乃湯は歯周病（歯周炎）に使える．

　適応でないとしても，補気薬，補血薬などもどんどん使おうと思えば使える．あ，すでにお使いでしたか．これは失礼！

〈入江祥史〉

立効散

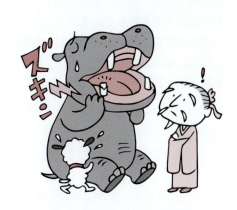

竜胆瀉肝湯
りゅうたんしゃかんとう

ツムラ（76），コタロー（76）

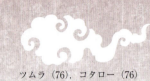

◎ 主な効果・効能

　比較的体力があり，下腹部筋肉が緊張する傾向があるものの次の諸症：排尿痛，残尿感，尿の濁り，こしけ．

◎ 生薬構成（g）

地黄 5.0，当帰 5.0，黄芩 3.0，山梔子 1.0，竜胆 1.0，沢瀉 3.0，木通 5.0，車前子 3.0，甘草 1.0．

◎ 一般的な使い方・使用目標

　竜胆瀉肝湯はいくつもの同名異方があるが，ツムラのエキスになっているものは『薛氏十六種』，コタローのものは『一貫堂』をそれぞれ出典としているとのことであるが，『薛氏医案』には次のようにある．「竜胆瀉肝湯．治肝経湿熱，或嚢癰，便毒，小便渋滞．車前子・炒木通・当帰尾・沢瀉各三分，甘草・黄芩・生地黄・山梔・竜胆草酒炒五分」．じつはこれが現在用いられている竜胆瀉肝湯の構成生薬と同じである．

　竜胆瀉肝湯は清熱利湿の処方であることが，一見してわかる．湿熱を解除する作用に優れているため，主に下半身，とくに泌尿器，生殖器，肛門などの諸病に用いられる[1]．

竜胆瀉肝湯

• 私はこういうときに，こう使っている •

　湿熱が下注しているような場合には，疾患を問わずよく用いている．【主な効果・効能】にある以外に，陰部の湿疹，女性の帯下，肛門周囲炎などにもよく処方し，効果が上がっている．

　また，男性不妊の人で飲酒やカロリー摂取過多によると思われる人にもよく用いており，妊娠成功例が少なくない．この場合は脾胃も同時に守る必要があり，**四君子湯**，**平胃散**などを適宜加えている．

　湿疹については，ジュクジュクと湿潤している場合はこれぞ湿熱であるから，陰部のものかどうかにかかわらずよく用いる．アトピー性皮膚炎に用いることが多い．それでもやはり，下半身の湿疹によく効くようではある．

　症例数は 10 例に満たないが，Behçet 病にもよく用いる[2]．Behçet 病には，基本は補血活血・清熱利湿の**温清飲**だが，竜胆瀉肝湯はその変方とも捉えられる．とくに陰部や口腔内潰瘍，皮膚の紅斑によいようだ．病勢が強い場合は，竜胆瀉肝湯に**黄連解毒湯**をプラスするのが常套手段である．

　このほか，潰瘍性大腸炎にもしばしば用いている．

　尿路系の疾患に戻ると，竜胆瀉肝湯以外に**五淋散**でもよいことがある．五淋散は地黄・当帰・芍薬・茯苓・黄芩・山梔子・滑石・沢瀉・木通・車前子・甘草と，竜胆瀉肝湯によく似た構成である．

文献
1) 関口由紀，畔越陽子，河路かおる，他．間質性膀胱炎/慢性骨盤痛症候群に対し漢方併用療法が効果的であった 4 例．日本東洋医学雑誌．2014; 65: 268-72.
2) 山本昇吾，藤東祥子．ベーチェット病のぶどう膜炎に対する漢方治療の有用性－眼科漢方 30 年の経験．日本東洋医学雑誌．2012; 63: 384-94.

〈入江祥史〉

苓甘姜味辛夏仁湯
りょうかんきょうみしんげにんとう

ツムラ (119), コタロー (119)

◎ 主な効果・効能

貧血，冷え症で喘鳴を伴う喀痰の多い咳嗽があるもの．気管支炎，気管支喘息，心臓衰弱，腎臓病．

◎ 生薬構成（g）

茯苓 4.0，甘草 2.0，乾姜 2.0，五味子 3.0，細辛 2.0，半夏 4.0，杏仁 4.0．

◎ 一般的な使い方・使用目標

比較的体力が低下し，冷え症で貧血傾向にある人の，喘鳴，咳嗽，喀痰，水様性鼻汁などを呈する場合に用いる．胃腸虚弱で，麻黄剤の服用により胃障害などを呈する場合．疲労倦怠感，動悸，息切れ，浮腫などを伴う場合．腹部が軟弱で，心窩部に振水音を認める場合．

・私はこういうときに，こう使っている・

花粉症，アレルギー性鼻炎，気管支喘息，また蕁麻疹などのアレルギー性疾患の本治に用いる重要処方として欠かすことのできない方剤である．

これらのアレルギー性疾患の背景に，脾陽虚が原因と推察される肺陽虚，および津液停滞（＝水毒）がある人がとても多い印象がありその場合によく適応する．アレルギー性疾患の人に脾陽虚が多い原因としては，冷蔵庫や自動販売機の普及により，季節を問わず冷たい飲料を多く飲むようになったからであるという説があり，確かに日常診療でもそういう印象を受ける[1]．

乾姜，細辛で肺と脾を温め，茯苓，半夏，五味子で水を捌きかつ収斂し，杏仁で咳を鎮める方意である．

よく言われているように，**小青竜湯**等の麻黄剤が適応するが，麻黄により胃腸障害を起こしそうな者に苓甘姜味辛夏仁湯が良いというのはその通りであると思うし[2]，また，構成生薬を見ると，苓甘姜味辛夏仁湯－（茯苓，杏仁）＋（麻黄，桂枝，芍薬）＝小青竜湯であるので，小青竜湯の裏の処方と言われるのもその通りだと思う．よって苓甘姜味辛夏仁湯はこれ単剤であれば，長期的な視点に立った（少なくとも半年以上）体質改善（＝本治）の目的でまず使っている．

しかしながらその一方で，急性期に，比較的標治の方剤にこれを加えるとより相乗効果が期待できる．

例えば，アレルギー性鼻炎や花粉症には，証に合わせて小青竜湯，**葛根湯加川芎辛夷**，**麻黄附子細辛湯**のいずれかに併用している．また，気管支喘息においては，これも証に合わせて，**柴朴湯**や**神秘湯**に加えている．

気管支喘息では稀に，脾陽虚かつ肺陰虚（水分の偏在）という場合があり，**麦門冬湯**と併用する事もある．

さらに蕁麻疹では，**越婢加朮湯**もしくは**茵蔯五苓散**のいずれかに併用する事が多い．

【主な効果・効能】の所にあるような，心不全やCKD（慢性腎臓病）で，西洋医学的治療の効果が期待したよりも得られない場合は，脾腎陽虚の証の頻度が高い印象がある為，私は苓甘姜味辛夏仁湯よりは**真武湯**をファーストチョイスにしていることが多い．真武湯で効果が弱い場合に苓甘姜味辛夏仁湯を被せている．

文献

1) 小高修司. 中国医学から見た「病気でない病気」. 東京: 講談社; 1993.
2) 金子幸夫. 金匱要略解説. 東京: たにぐち書店; 1996. p.304-5.

〈長瀬眞彦〉

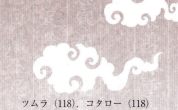

苓姜朮甘湯
りょうきょうじゅつかんとう

ツムラ (118), コタロー (118)

苓姜朮甘湯

◎ 主な効果・効能

腰に冷えと痛みがあって，尿量が多い次の諸症：腰痛，腰の冷え，夜尿症．

◎ 生薬構成（g）

茯苓 6.0，乾姜 3.0，白朮 3.0，甘草 2.0．

◎ 一般的な使い方・使用目標

腎著湯と言われ，足腰が冷えて，痛み，浮腫，頻尿，下肢を重く感じるという症状に用いられてきた．原典の『金匱要略』にあるように，「水の中に座っているような腰の冷え」「腰に五千銭をつけているように重い」というのも特徴である．

・私はこういうときに，こう使っている・

他に，条文には，「身体が疲れて汗が出て，衣服の裏は汗で湿って冷える」という記載もある．これは陽気不足により津液を固摂できず，漏れ出ている状態である．乾姜には回陽救逆という作用がある．これは急速に陽気に熱を与え，活気づける作用である．重症化した場合は，亡陽といって陽気が身体を離れてしまう．その兆候があるときには，**四逆湯**といって乾姜に加えて，附子も必要となる．発汗でも疲労により，発汗する場合は乾姜を使用する．

寒証で浮腫のある患者には，**真武湯**も選択肢となる．附子の方が，心，腎を中心に全身の十二経絡に作用し，温裏作用が強い．一方，乾姜は，脾を温める生薬であり，脾胃虚弱なものにも問題なく使え，副作用もまず見ることはないのが利点である．そのため，日頃から腎陽が虚している場合で，脾胃に問題がなければ**真武湯**がよい．陽虚，水滞の程度によって，真武湯と苓姜朮甘湯を併用するのもよい．

　また，普段は強い寒証はないものの，釣りや沢登りなど冷たい水の中に長時間浸かって，腰痛，下肢痛が生じた場合にも非常によい適応である．苓姜朮甘湯は下肢に病の中心がある．というのも，釣りや沢登りでは腰以下が水に浸かるからである．登山で急な温度低下に加えて雨に当たったという場合もよい．苓姜朮甘湯の場合，寒湿の邪は，身体の臓にまでは及んでいない．四肢の経絡，皮膚，肌，筋という組織と，膀胱という腑である．下肢が冷えることで，気の温煦作用が低下し，下肢の血，津液の運行が妨げられる．

　茯苓を人参に変えると**人参湯**となる．こちらは脾の陽気不足による運化作用（消化）が低下したもので，慢性的な下痢，または寒冷飲食による食欲不振，下痢となることが多い．人参湯証で下肢に湿を有する場合，苓姜朮甘湯を合わせることで，全体の生薬量を増加させることができる．証が合えば，生薬量に関係なく効果が期待できるが，乾姜の量を増やすことで，より早い効果が期待できる．

〈田中耕一郎〉

苓桂朮甘湯
りょうけいじゅっかんとう

ツムラ（39），コタロー（39），クラシエ（39）

◎ 主な効果・効能

めまい，ふらつきがあり，または動悸があり尿量が減少するものの次の諸症：神経質，ノイローゼ，めまい，動悸，息切れ，頭痛．

◎ 生薬構成（g）

茯苓 6.0，蒼朮 3.0，桂皮 4.0，甘草 2.0．

苓桂朮甘湯

◎ 一般的な使い方・使用目標

　苓桂朮甘湯は，出典の『傷寒論』に，「傷寒，若吐若下後，心下逆満，気上衝胸，起則頭眩，脈沈緊，発汗則動経，身為振振揺者，茯苓桂枝白朮甘草湯主之」とある．構成生薬の頭文字を取って，現在，および『金匱要略』では，ともに苓桂朮甘湯となっている．嘔吐・下痢または発汗後に起こるめまいによい．

　その『金匱要略』には，「心下有痰飲，胸脇支満，目眩，苓桂朮甘湯主之」とあるが，これが現代の用いられかたに一番近いと思う．痰飲というのは，水（津液）が溜まって病的な意味合いを持つようになったもので，日本漢方ではこういう状態を「水毒」という．『金匱要略』には「夫れ短気し微飲あり，当に小便より之を去らしむべし，苓桂朮甘湯之を主る」ともあり，動悸の原因が水毒である場合，これを利尿によって解除することがわかる．

　蒼朮は，メーカーにより白朮になっているが，原典では白朮になっている．

- 私はこういうときに，こう使っている・

　有名な五苓散とよく似た構成の処方で，温化寒飲・利水健脾の処方であるが，利水を目的とする場合は，私はもっぱら**五苓散**を使っている．なぜならば，五苓散のほうが猪苓，沢瀉といったより強力な利尿薬を含み，全体として利水効果がより高いからである．

　しかしそれでは苓桂朮甘湯の立つ瀬がない，というわけではない．五苓散は，茯苓が若干少ないぶん，精神的な作用が少ない（→後述）．また五苓散には甘草が入っていないので，脾を勘案すれば苓桂朮甘湯のほうがよい．

　苓桂朮甘湯は，私は**精神・心理的な色彩の強い水毒**に使っている．めまい，頭痛，吐き気，動悸，立ちくらみなどがあって，その訴えに執拗さというか，メンタルなものを感じるときに使っている．すなわち，"いわゆる**自律神経失調症**"である．とくに動悸がしてパニックになるような人によい．現代医学ではこういう場合の予防にはSSRI系抗うつ薬が用いられて効果をあげているが，SSRIでも効果がない人や，何らかの理由で使えない人には，苓桂朮甘湯がよいだろう．

　苓桂朮甘湯は茯苓・桂枝（桂皮）というペア（薬対）を含んでいるが，これは**桂枝茯苓丸**にもみられる．メンタルなものには，おそらく桂枝（桂皮）＋茯苓の薬対がよいのであろう．この組み合わせは**桂枝茯苓丸**や**柴胡加竜骨牡蛎湯**にもみられる．茯苓はその利水・補脾作用ばかりが注目されるが，寧心安神作用もある．苓桂朮甘湯はこの茯苓を6gも含むのである．これに桂枝（桂皮）を加えると，気の上昇が抑えられ，不安による動悸も治まる．耳鳴，不安による訴えに対する効果は，五苓散の比ではない．

　わずか4味の処方だが，こういうシンプルな処方のほうが切れ味がよいのは，漢方薬全般にいえることである．

　筆者はこういう患者に，外出する際は苓桂朮甘湯エキスを2包，カバンや財布に入れておくように指示している．薬の効果はもちろんだが，いざというときのための薬を持っている，という安心感も捨てがたい．

〈入江祥史〉

苓桂朮甘湯

六味丸
ろくみがん

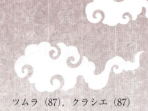

ツムラ（87），クラシエ（87）

◎ 主な効果・効能

疲れやすくて，尿量減少または多尿で，時に口渇があるものの次の諸症: かゆみ，排尿困難，頻尿，浮腫．

◎ 生薬構成（g）

地黄 5.0，山茱萸 3.0，山薬 3.0，沢瀉 3.0，茯苓 3.0，牡丹皮 3.0．

◎ 一般的な使い方・使用目標

宋代の小児科医銭乙が，六味丸を発達の遅い腎虚証の小児に用いたのが始まりである．『金匱要略』ですでに用いられている腎気丸という方剤から，温熱性の附子，桂皮の二味を除いた生薬構成になっている．六味丸の生薬構成上には，三補三瀉という考え方がある．この学説は，東洋医学，特に後世方，時方（中国における"後世方"），中医学など理論を用いる学派では，補腎の基本骨格となった．多くの補腎剤は，六味丸の変化形である．虚証では，代謝活動が低下するに伴って痰飲，瘀血の処理機能も低下する．これらの邪を沢瀉，茯苓，牡丹皮の三つで瀉しながら，地黄，山茱萸，山薬でそれぞれ，腎，肝，脾を補うものである．

腎虚では大まかに二つの病態が想定されている．一つは，相対的に陽気が衰えて冷えやすく，浮腫しやすく，全体に代謝が停滞する腎陽虚証である．もう一つは，相対的に陰気が衰えて，陽気が抑えられなくなり，虚熱が生じやすくなる腎陰虚である．後者に六味丸を用いる．ほてり，のぼせといった熱の亢進や，いらいら，不安などの精神の興奮症状が現れる．一見，熱に見えるものは，仮の姿で，機能低下の中でバランスのくずれである．そのため，六味丸にはいわゆる清熱薬は入っていない（牡丹皮は血熱を取る作用があるが，六味丸の主

作用としては扱われていない).

・私はこういうときに，こう使っている・

　補腎，なかでも腎陰を補う際には，不可欠な方剤である．また，他の季節は八味丸，**牛車腎気丸**を用いていても，日本の酷暑では逆上せてくることがある．その場合は，夏は六味丸に切り替えて，彼岸の頃にまた，八味丸，牛車腎気丸に戻す．患者さんご自身も，この匙加減によって安心して1年間過ごせるという訳である．

　腎陰虚は，他の臓腑系統の虚を生じ，虚火を生じやすい．そのため，補陰剤，清熱剤と非常に相性が良い．このような合わせ技は，中医学の方法論が得意とする分野である．

　六味丸は補腎陰だが，補腎陰に清虚熱の合わさった処方として，**滋陰降火湯**がある．目標とする病態が近いため，両方を合わせることも処方強化のためにとる対策である．

　腎虚咳嗽は，肺陰虚にもつながる．そこで六味丸加味方として，麦門冬と五味子を合わせて，**麦味地黄丸**がある．エキス製剤で合わせるなら，**麦門冬湯合六味丸**が一番近い．

　加齢に伴う更年期症状とは腎陰虚に肝血不足が重なり，気滞，鬱熱がひどくなった病態と考えられている．最もシンプルな組み合わせとして，**加味逍遙散**と六味丸がある．これも**滋水清肝飲**という有名な処方である．

　腎虚による虚火，目の症状に釣藤散と六味丸といったように組み合わせもよい．

　一貫堂の解毒証の方剤群との組み合わせも有効である．一貫堂の**柴胡清肝湯，荊芥連翹湯，竜胆瀉肝湯は四物湯，黄連解毒湯**をベースとしている．これらはいずれも血虚による虚熱証を使用目標にしている．腎陰虚では血虚も伴い，虚熱も生じる．加味逍遙散との合方と類似するが，解毒証体質で慢性化や，加齢によって虚証が進んだ場合の加味方として覚えておくとよい．一貫堂医学については，矢数格氏の『漢方一貫堂医学』に詳しい[1]．

文献
1) 矢数　格．漢方一貫堂医学．神奈川：日本の医道社；1964．

〈田中耕一郎〉

全体への参考文献

1) 稲木一元. 臨床医のための漢方薬概論. 東京: 南山堂; 2014.
2) 大塚敬節. 症候による漢方治療の実際. 東京: 南山堂; 1963.
3) 小山誠次. 古典に生きるエキス漢方方剤学. 京都: メディカルユーコン; 2014.
4) 黄煌, 著, 中田敬悟, 監訳. 張仲景50味薬証論, 京都: メディカルユーコン; 1998.
5) 中村　章, 林賢濱, 編著. エキス剤からはじめる中医産婦人科臨床. 東京: 医歯薬出版社; 1999.
6) 南京中医学院編, 島田隆司訳. 黄帝内経素問―現代語訳　千葉: 東洋学術出版社; 1991.
7) 許済群主編. 方剤学. 上海科学技術出版社; 2005.
8) 三浦於菟. 実践漢薬学. 千葉: 東洋学術出版社; 2011.
9) 矢数　格. 漢方一貫堂医学. 神奈川: 日本の医道社; 1964.

10) 頼　建守. 大承気湯合大柴胡湯による長期治療で妊娠および出産に至った二次性無月経の1例. 第61回日本東洋医学会学術総会; 2010.

生薬・処方一覧

あ	安中散 あんちゅうさん	**2**
い	胃苓湯 いれいとう	**4**, 149, 213
	茵蔯蒿湯 いんちんこうとう	**6**, 8, 129
	茵蔯五苓散 いんちんごれいさん	7, **8**, 129, 297
	茵薏五苓散 いんよくごれいさん	263
う	右帰丸 うきがん	91
	温経湯 うんけいとう	**10**, 13, 89, 117, 133, 215, 236, 237, 245
	温清飲 うんせいいん	**12**, 15, 107, 159, 175, 287, 295
え	越婢加朮湯 えっぴかじゅつとう	**14**, 79, 82, 107, 108, 129, 153, 159, 284, 297
お	黄耆 おうぎ	16
	黄耆建中湯 おうぎけんちゅうとう	**16**, 55, 159, 220, 223, 255
	オウギ末 おうぎまつ	220, 243
	黄芩湯 おうごんとう	**18**
	桜皮 おうひ	143
	黄連解毒湯 おうれんげどくとう	12, **20**, 95, 113, 115, 117, 159, 175, 204, 210, 215, 221, 243, 254, 295, 303
	黄連湯 おうれんとう	**22**, 215
	乙字湯 おつじとう	**24**
か	加工ブシ末 かこうぶしまつ	183, 185
	葛根加朮附湯 かっこんかじゅつぶとう	**26**
	葛根湯 かっこんとう	26, 27, **28**, 56
	葛根湯加川芎辛夷 かっこんとうかせんきゅうしんい	15, 29, **30**, 59, 107, 153, 167, 203, 297
	加味帰脾湯 かみきひとう	**32**, 114
	加味逍遙散 かみしょうようさん	13, **34**, 49, 81, 119, 120, 121, 124, 133, 175, 201, 219, 236, 286, 303
	栝楼根 かろこん	102
	甘草 かんぞう	137
	甘草湯 かんぞうとう	**36**
	甘麦大棗湯 かんばくたいそうとう	**38**

305

き	桔梗石膏 ききょうせっこう	36, 40, **40**, 42, 243, 273
	桔梗湯 ききょうとう	**42**, 242, 273
	帰脾湯 きひとう	**44**, 73, 109, 126, 133, 241, 271
	芎帰膠艾湯 きゅうききょうがいとう	**46**, 133
	芎帰調血飲 きゅうきちょうけついん	**48**, 218
	芎帰調血飲第一加減 きゅうきちょうけついんだいいちかげん	49
	玉女煎 ぎょくじょせん	61
	玉屏風散 ぎょくへいふうさん	61
	銀翹散 ぎんぎょうさん	40
く	九味檳榔湯 くみびんろうとう	**50**, 263
け	荊芥連翹湯 けいがいれんぎょうとう	13, 21, 40, **52**, 87, 159, 166, 175, 183, 184, 273, 303
	桂姜棗草黄辛附湯 けいきょうそうそうおうしんぶとう	275
	桂枝加黄耆湯 けいしかおうぎとう	**54**, 66, 220, 255
	桂枝加葛根湯 けいしかかっこんとう	**56**
	桂枝加厚朴杏仁湯 けいしかこうぼくきょうにんとう	**58**
	桂枝加芍薬大黄湯 けいしかしゃくやくだいおうとう	**60**
	桂枝加芍薬湯 けいしかしゃくやくとう	35, **62**, 71, 81, 133, 146, 222
	桂枝加朮附湯 けいしかじゅつぶとう	26, **64**, 68, 69, 71, 79, 233, 279
	桂枝加竜骨牡蛎湯 けいしかりゅうこつぼれいとう	**66**, 103, 179, 212
	桂枝加苓朮附湯 けいしかりょうじゅつぶとう	**68**, 69, 233
	桂枝湯 けいしとう	26, 54, 56, 62, 66, **70**, 72, 82, 136, 242
	桂枝人参湯 けいしにんじんとう	**72**, 260
	桂枝茯苓丸 けいしぶくりょうがん	24, 25, 34, 35, **74**, 76, 101, 105, 111, 125, 161, 175, 188, 189, 193, 203, 211, 215, 218, 225, 233, 247, 251, 287, 301
	桂枝茯苓丸加薏苡仁 けいしぶくりょうがんかよくいにん	**76**, 175
	桂芍知母湯 けいしゃくちもとう	**78**
	啓脾湯 けいひとう	35, **80**, 157
	桂麻各半湯 けいまかくはんとう	**82**
	血府逐瘀湯 けっぷちくおとう	125
	減桂五苓散 げんけいごれいさん	164

生薬・処方一覧

こ	コウジン末 こうじんまつ	16, 49
	香蘇散 こうそさん	35, 49, **84**, 125, 149, 169, 179, 253
	五虎湯 ごことう	40, **86**, 99, 109, 171, 181, 201, 235, 276
	五虎二陳湯 ごこにちんとう	235
	五積散 ごしゃくさん	11, **88**, 91, 236, 289
	牛車腎気丸 ごしゃじんきがん	**90**, 185, 199, 215, 247, 303
	呉茱萸湯 ごしゅゆとう	**92**, 183, 253, 257
	五淋散 ごりんさん	24, **94**, 95, 165, 213, 263, 295
	五苓散 ごれいさん	4, 50, 93, **96**, 105, 110, 149,
		164, 169, 209, 212, 239, 285, 301
さ	柴陥湯 さいかんとう	59, **98**
	柴胡加竜骨牡蛎湯 さいこかりゅうこつぼれいとう	35, 49, 67, 81, **100**,
		102, 124, 148, 286, 301
	柴胡桂枝乾姜湯 さいこけいしかんきょうとう	35, 81, **102**, 148
	柴胡桂枝湯 さいこけいしとう	**104**, 148
	柴胡剤 さいこざい	148
	柴胡清肝湯 さいこせいかんとう	13, 15, 21, **106**, 159, 166,
		175, 183, 204, 287, 303
	柴胡疏肝散 さいこそかんさん	125
	柴芍六君子湯 さいしゃくりっくんしとう	125
	柴平散 さいへいさん	263
	柴朴湯 さいぼくとう	59, **108**, 149, 170, 249, 277, 297
	柴朴湯合麻杏甘石湯 さいぼくとうごうまきょうかんせきとう	108
	柴苓湯 さいれいとう	50, **110**, 149
	三黄瀉心湯 さんおうしゃしんとう	20, **112**, 117, 221
	山梔子 さんしし	7
	酸棗仁 さんそうにん	32
	酸棗仁湯 さんそうにんとう	32, **114**
	三物黄芩湯 さんもつおうごんとう	**116**, 117, 159, 254, 255
し	滋陰降火湯 じいんこうかとう	118, **118**, 120, 201, 303
	滋陰至宝湯 じいんしほうとう	118, 120, **120**, 179, 201
	紫雲膏 しうんこう	25, **122**
	紫円 しえん	26

生薬・処方一覧

四逆散 しぎゃくさん	84, **124**, 148
四逆湯 しぎゃくとう	61, 231, 298
四君子湯 しくんしとう	33, 49, 119, **126**, 131, 140, 179, 181, 221, 237, 256, 263, 288, 290, 295
紫根 しこん	122
梔子鼓湯 しししとう	61
梔子柏皮湯 ししはくひとう	8, **128**
滋水清肝飲 じすいせいかんいん	303
七物降下湯 しちもつこうかとう	**130**, 209
四物消風飲 しもつしょうふういん	159
四物湯 しもつとう	12, 16, 67, 77, 91, 95, 118, 130, **132**, 141, 214, 220, 285, 303
炙甘草湯 しゃかんぞうとう	**134**, 177, 241
芍薬甘草湯 しゃくやくかんぞうとう	3, 71, 77, 125, **136**, 184, 202, 225, 232, 285
芍薬甘草附子湯 しゃくやくかんぞうぶしとう	**138**
十全大補湯 じゅうぜんたいほとう	49, 91, **140**, 159, 198, 199, 222, 229, 240, 241, 267
修治ブシ末 しゅうちぶしまつ	173
十味敗毒湯 じゅうみはいどくとう	**142**, 159, 167, 175, 205, 243
潤腸湯 じゅんちょうとう	**144**, 281
小陥胸湯 しょうかんきょうとう	61, 98
小建中湯 しょうけんちゅうとう	16, 60, **146**, 159, 223
小柴胡湯 しょうさいことう	13, 21, 24, 98, 110, **148**, 263, 271
小柴胡湯加桔梗石膏 しょうさいことうかききょうせっこう	59, **150**
小柴胡湯合五苓散 しょうさいことうごうごれいさん	110
小承気湯 しょうじょうきとう	61
小青竜湯 しょうせいりゅうとう	15, 29, 40, 82, 99, 107, 108, **152**, 155, 167, 171, 181, 203, 225, 275, 277, 297
小半夏加茯苓湯 しょうはんげかぶくりょうとう	**156**, 234
消風散 しょうふうさん	15, 107, **158**, 243, 269, 287
升麻葛根湯 しょうまかっこんとう	**162**

生薬・処方一覧

308

生脈散 しょうみゃくさん		61, 177
四苓湯 しれいとう		**164**
辛夷清肺湯 しんいせいはいとう		**166**, 181, 277
神仙太乙膏 しんせんたいつこう		123
参蘇飲 じんそいん		**168**, 234, 289
神秘湯 しんぴとう		58, 108, **170**, 277, 297
真武湯 しんぶとう		5, 27, 50, 81, **172**, 212, 227, 229, 261, 275, 279, 297, 299
せ	清上防風湯 せいじょうぼうふうとう	**174**, 184, 204
	清暑益気湯 せいしょえっきとう	**176**, 177
	清心蓮子飲 せいしんれんしいん	**178**, 215
	清肺湯 せいはいとう	99, 118, 120, **180**, 201, 277
	石膏 せっこう	14, 254
	川芎茶調散 せんきゅうちゃちょうさん	**182**, 184
そ	桑白皮 そうはくひ	86, 276
	続命湯 ぞくめいとう	79
	疎経活血湯 そけいかっけつとう	**184**, 203, 233
た	大黄 だいおう	194
	大黄黄連瀉心湯 だいおうおうれんしゃしんとう	113
	大黄甘草湯 だいおうかんぞうとう	145, **186**, 206, 281
	大黄牡丹皮湯 だいおうぼたんぴとう	**188**, 210
	大黄末 だいおうまつ	7
	大建中湯 だいけんちゅうとう	60, 147, **190**, 230, 261
	大柴胡湯 だいさいことう	148, **192**, 194, 269
	大柴胡湯去大黄 だいさいことうきょだいおう	**194**, 269
	大承気湯 だいじょうきとう	145, 187, **196**
	大青竜湯 だいせいりゅうとう	15
	大防風湯 だいぼうふうとう	91, 185, **198**, 247, 279
	丹梔逍遥散 たんししょうようさん	35
ち	竹茹温胆湯 ちくじょうんたんとう	118, 120, **200**, 234
	治打撲一方 ぢだぼくいっぽう	77, **202**, 205
	治頭瘡一方 ぢづそういっぽう	**204**
	調胃承気湯 ちょういしょうきとう	187, 196, 197, 269

生薬・処方一覧

309

	調胃承気湯 ちょういじょうきとう	**206**
	釣藤散 ちょうとうさん	131, **208**, 287, 289, 303
	腸癰湯 ちょうようとう	76, 189, **210**
	猪苓湯 ちょれいとう	50, 165, **212**, 214, 221, 243, 263
	猪苓湯合四物湯 ちょれいとうごうしもつとう	59, 94, 213, **214**, 221
つ	通導散 つうどうさん	25, 145, 187, **216**
と	桃核承気湯 とうかくじょうきとう	25, 187, 188, 189, 193, 206, **218**, 281
	当帰飲子 とうきいんし	159, **220**
	当帰建中湯 とうきけんちゅうとう	**222**, 225, 227
	当帰四逆加呉茱萸生姜湯 とうきしぎゃくかごしゅゆしょうきょうとう	161, 185, 223, **224**, 239
	当帰芍薬散 とうきしゃくやくさん	34, 101, 105, 111, 133, 161, 175, **226**, 228, 251, 285, 287
	当帰芍薬散加附子 とうきしゃくやくさんかぶし	**228**
	当帰湯 とうきとう	191, 227, **230**
に	二朮湯 にじゅつとう	185, **232**, 289
	二陳湯 にちんとう	**234**, 289
	女神散 にょしんさん	84, **236**
	人参湯 にんじんとう	72, 81, 191, **238**, 260, 275, 299
	人参湯合二陳湯 にんじんとうごうにちんとう	235
	人参養栄湯 にんじんようえいとう	**240**
は	排膿散及湯 はいのうさんきゅうとう	143, 167, **242**
	麦味地黄丸 ばくみじおうがん	303
	麦門冬湯 ばくもんどうとう	109, 119, 121, 153, 166, 179, **244**, 255, 277, 297
	麦門冬湯合六味丸 ばくもんどうとうごうろくみがん	303
	八味丸 はちみがん	11, 91, 157, 185
	八味地黄丸 はちみじおうがん	11, 90, 133, 161, 215, **246**
	半夏厚朴湯 はんげこうぼくとう	35, 58, 84, 99, 149, 156, 165, 171, 179, 197, **248**, 253, 258
	半夏瀉心湯 はんげしゃしんとう	22, 37, 81, 125, **250**

	半夏白朮天麻湯 はんげびゃくじゅつてんまとう	126, 177, 234, **252**, 263, 289
ひ	白虎加桂枝湯 びゃっこかけいしとう	79
	白虎加人参湯 びゃっこかにんじんとう	15, 177, 213, **254**
	白虎湯 びゃっことう	177
ふ	復脈湯 ふくみゃくとう	177
	茯苓飲 ぶくりょういん	49, 119, 131, **256**, 258
	茯苓飲合半夏厚朴湯 ぶくりょういんごうはんげこうぼくとう	
		119, 121, 196, 201, 234, **258**
	附子 ぶし	225
	ブシ末 ぶしまつ	11, 27, 71, 89, 93, 233
	附子理中湯 ぶしりちゅうとう	81, **260**, 275
へ	平胃散 へいいさん	4, 28, 35, 149, 165, **262**, 295
ほ	防已黄耆湯 ぼういおうぎとう	**264**, 269, 283, 284
	防風通聖散 ぼうふうつうしょうさん	193, **268**
	芒硝 ぼうしょう	206
	炮附子末 ほうぶしまつ	183, 185
	樸樕 ぼくそく	143
	補中益気湯 ほちゅうえっきとう	25, 126, 159, 179, 220, 255, 256, 267, **270**, 291
	ボレイ末 ぼれいまつ	67
ま	麻黄 まおう	56
	麻黄湯 まおうとう	15, 58, 71, 82, 87, 89, 97, **272**
	麻黄附子細辛湯 まおうぶしさいしんとう	26, 42, 89, 141, 153, 183, 225, **274**, 297
	麻杏甘石湯 まきょうかんせきとう	40, 86, 99, 109, 170, 181, **276**
	麻杏薏甘湯 まきょうよくかんとう	**278**, 284
	麻子仁丸 ましにんがん	144, 145, 187, 196, 206, **280**
も	木防已湯 もくぼういとう	263, **282**
よ	薏苡仁湯 よくいにんとう	273, 278, **284**
	抑肝散 よくかんさん	84, 115, 133, 185, **286**, 288
	抑肝散加陳皮半夏 よくかんさんかちんぴはんげ	35, 59, 234, **288**

生薬・処方一覧

311

り	六君子湯 りっくんしとう	35, 49, 81, 125, 126, 159, 179, 181, 208, 234, 252, 256, 289, **290**
	立効散 りっこうさん	**292**
	硫酸マグネシウム りゅうさんまぐねしうむ	206
	竜胆瀉肝湯 りゅうたんしゃかんとう	13, 15, 95, 107, 159, 165, 204, **294**, 303
	苓甘姜味辛夏仁湯 りょうかんきょうみしんげにんとう	153, 171, **296**
	苓姜朮甘湯 りょうきょうじゅつかんとう	**298**
	苓桂朮甘湯 りょうけいじゅつかんとう	69, 73, 105, 133, 149, 157, 209, 253, **300**
ろ	六味丸 ろくみがん	35, 90, 119, 121, 157, 201, 215, 247, **302**
	六味地黄丸 ろくみじおうがん	118, 247

生薬・処方一覧

事項索引

あ行

アーユルベーダ	264
浅田宗伯	23, 24, 271
浅田宗伯家方	170
アトピー性皮膚炎	295
雨降り前の頭痛	285
アルツハイマー型認知症	45
アレルギー性鼻炎	155
萎黄	227
胃気虚寒	92
一貫堂	52, 294
一貫堂医学	259, 303
一貫堂処方	107
胃熱	174
陰虚火旺	11
陰虚証	172
陰虚内熱	117
引経薬	185
咽頭痛	40
インフルエンザ	200
上馬塲和夫	269
鬱熱	8
温病条弁	128
温病理論	273
エチゾラム	33
黄耆大量療法	111
大塚敬節	130, 199
瘀血	3
尾台榕堂	242
瘀熱	8
温疫論	164

温煦作用	173, 229
温熱刺激	277

か行

潰瘍性大腸炎	46, 210
藿香正気散	169
鶴膝風	198
肩こり	56
化痰止咳薬	86
過敏性腸症候群	62, 81
花粉症	82
肝鬱	108
肝気横逆	34
肝実	193
関節痛	64
関節リウマチ	279
寒熱夾雑	99, 171, 277
寒熱挟雑	167
感冒	56
肝陽化風	286
寒冷刺激	153, 233, 275
偽アルドステロン症	137
気陰両虚	177
喜温喜按	92
気化作用	51
気血両虚	101, 286
気滞	3, 75
北尾春圃	127
北山友松子	288
ギックリ首・背中	284
ギックリ腰	284

事項索引

313

事項索引

キャラクター	23
急下存陰	196
急性胃腸炎	164
虚・実	192
胸脇苦満	108
虚の下痢	80
金匱要略	74, 78, 186, 188, 226, 248, 298, 302
駆瘀血剤	74
クレッチマー	264
呉鞠通	128
クローン病	46
経絡学説	104
外台秘要	170
厥陰病	224
血管透過性亢進	153
血虚	227
結熱	8
血熱証	117
解毒証	52
口渇	254
高血圧	130, 209
構成生薬	195
口内炎	7, 293
更年期	10, 237
合病	18
後鼻漏	166
呼吸器系分泌物	153
五積	88
五情	44
後世派	107
後藤艮山	211
固表止汗	54

こむら返り	136
五淋	94

さ行

済生方	44
三陰病	172
三叉神経痛	183
三補三瀉	91
自汗	55
止血	46
歯痛	292
失精	66
湿熱	123
実の下痢	80
湿痺	233
治熱入血室	149
治病必求於本	159
重鎮安神作用	3
衆方規矩	169, 292
朱丹渓	164
少陰病	196, 274
傷寒	272
傷寒直格	213
傷寒論	56, 177, 212
衝任虚損	132
生薬の帰経	183
食後内服	15, 273
自律神経失調症	301
脂漏性皮膚炎	204
腎陰虚	13, 247, 303
心肝火旺	101
鍼灸治療	179, 202, 232
神経症	236

神経衰弱	66
神経痛	64
心血虚	241
心神	3
心身一如	193
身体表現性障害	178
神農本草経	23, 37
心脾両虚	103
心不全	282
蕁麻疹	7
心陽	73
腎陽虚	247
親和性	125, 185
水滞	219, 227, 256
推動作用	51
水毒	96, 300
睡眠障害	114
頭痛	29, 56, 209
清虚熱	303
清熱祛湿	13
清熱燥湿	19
醒脾作用	262
西洋医学的治療	87, 167
薛氏医案	294
線維筋痛症	279
ぜんそく	170
疝痛	63
臓躁	38
燥熱	31
疏泄	73
即効性	184

た行

体質改善	202
太平恵民和剤局方	88
体力の有無	205
体力の有無の意味としての虚実	102
谷美智士	100
痰飲	75, 253, 256
痰結	248
痔	24
中焦	238
虫垂炎	188
腸間膜静脈硬化症	7
張景岳	215
長時間作用型 β_2 作動薬	181
長時間作用型コリン作動薬	181
張子和	164
張仲景	17
腸癰	188
陳皮と半夏	289
疲れ	161, 267
デトックス	268
癲癇	105
東医雑録	79
盗汗	55
動悸	300
倒経	245

な行

内外傷弁惑論	177
内科摘要	32
内視鏡所見	251
内湿	108
難経	89

事項索引

315

膠飴	146	標治	146
2剤併用	31	風湿	266
日本漢方	104	風湿熱	158
日本漢方（古方派）	172	腹部膨満感	230
入眠困難	114	藤平健	18
妊娠悪阻	156	不整脈	134
妊婦	41	勿誤薬宝方函口訣	211, 236
熱痰	180	便秘	144
のぼせ	11	方機	68, 186
		保険診療	111
は行		補腎	133
パーキンソン病	231	補腎陰	303
肺陰虚	245, 303	補中益気湯証	176
梅核気	251	ほてり	254
排尿痛	294	本朝経験方	30, 59, 98, 288
排膿	243	本治	146
肺陽虚	296		
迫血盲行	47	**ま行**	
八法	268	麻疹	162
パニック	301	マタニティ・ブルー	48
原南陽	24, 51	曲直瀬道三	169, 292
バリア機能	220	慢性前立腺炎	178
冷え	161	万病回春	144, 162, 174, 200
備急千金要方	200	脈結	134
鼻出血	113	夢交	66
痺証	79, 278	森道伯	107
脾腎陽虚	261, 297		
皮膚炎	162	**や行**	
皮膚瘙痒症	221	薬価	149
皮膚病	158	吉益東洞	68
脾約	280		
表寒証	70	**ら行**	
脾陽虚	296	蘭室秘蔵	292

事項索引

卵巣嚢腫	77
利咽喉	180
利水	212
李東垣	164, 270
林億	195
類聚方広義	242
ループス腎炎	111
レスポンダー	251
六病期	172

わ行

和剤局方	182
和田東郭	271

欧文

BAT（Bioactive Therapy）	28
Behçet 病	295
COPD	180
LABA	181
LAMA	181
Raynaud 現象	65, 225
restless legs syndrome	287
Sjögren 症候群	255

事項索引

漢方処方
保険で使える全種類まるごと解説 ©

発　行	2018 年 4 月 15 日　1 版 1 刷
著　者	長　瀬　眞　彦
	田　中　耕一郎
編著者	入　江　祥　史
発行者	株式会社　中外医学社
	代表取締役　青　木　　滋
	〒162-0805　東京都新宿区矢来町 62
	電　話　（03）-3268-2701 （代）
	振替口座　　00190-1-98814 番

印刷・製本/三報社印刷(株)　　　　　　　〈HI・MU〉
イラストレーション/内山良治
ISBN978-4-498-06924-4　　　　　　　Printed in Japan

JCOPY ＜(社)出版者著作権管理機構 委託出版物＞

本書の無断複写は著作権法上での例外を除き禁じられています.
複写される場合は，そのつど事前に，(社)出版者著作権管理機構
（電話 03-3513-6969，FAX 03-3513-6979，e-mail: info@jcopy.
or.jp）の許諾を得てください.